全国医药职业教育药学类规划

药品仓储与养护技术

（第二版）

（供中职使用）

主编 何　东

编者 （以姓氏笔画为序）

孔令杰（南宁市朝阳大药房）

李云兰（广西药科学校）

何柳艳（广西药科学校）

何　东（广西药科学校）

赵　颖（广西药科学校）

莫兰健（广西药科学校）

蔡　瑾（广西药科学校）

中国医药科技出版社

内 容 提 要

本教材根据职业岗位群能力的要求，将内容分为药品仓储实务、药品保管养护、仓库安全知识、现代仓储设备4篇，涵盖药品仓储与养护基本知识、药品的包装、药品的购进与验收、库藏药品的储存与养护、药品的出库和运输、不同剂型药品的保管养护、中药的保管养护、安全消防、安全用电、仓储现代化、现代仓储设备等11章。

本教材深入浅出，简明扼要，针对性、实用性强，可供药学类中等职业学校学生使用，也可作为药学生产一线职业岗位群在职员工培训教材。

图书在版编目（CIP）数据

药品仓储与养护技术/何东主编．—二版．—北京：中国医药科技出版社，2009.8

全国医药职业教育药学类规划教材．供中职使用

ISBN 978－7－5067－4269－6

Ⅰ．药…　Ⅱ．何…　Ⅲ．①药物贮藏－专业学校－教材②药品管理－专业学校－教材　Ⅳ．R954

中国版本图书馆CIP数据核字（2009）第082947号

美术编辑　陈君杞
版式设计　郭小平

出版　中国医药科技出版社
地址　北京市海淀区文慧园北路甲22号
邮编　100082
电话　发行：010－62227427　邮购：010－62236938
网址　www. cmstp. com
规格　787×1092mm 1/16
印张　18 1/2
字数　313千字
初版　2007年1月第1版
版次　2009年8月第2版
印次　2014年8月第2版第8次印刷
印刷　北京季蜂印刷有限公司
经销　全国各地新华书店
书号　ISBN 978－7－5067－4269－6
定价　33.00元

编写说明

随着我国医药职业教育的迅速发展，医药院校对具有职业教育特色药学类教材的需求也日益迫切，根据国发［2005］35号《国务院关于大力发展职业教育的决定》文件和教育部［2006］16号文件精神，在教育部、国家食品药品监督管理局、教育部高职高专药品类专业教学指导委员会的指导之下，我们在对全国药学职业教育情况调研的基础上，于2007年7月组织成立了全国医药职业教育药学类规划教材建设委员会，并立即开展了全国医药职业教育药学类规划教材的组织、规划和编写工作。在全国20多所医药院校的大力支持和积极参与下，共确定78种教材作为首轮建设科目，其中高职类规划教材52种，中职类规划教材26种。

在百余位专家、教师和中国医药科技出版社的团结协作、共同努力之下，这套“以人才市场需求为导向，以技能培养为核心，以职业教育人才培养必需知识体系为要素、统一规范科学并符合我国医药事业发展需要”的医药职业教育药学类规划教材终于面世了。

这套教材在调研和总结其他相关教材质量和使用情况的基础上，在编写过程中进一步突出了以下编写特点和原则：①确定了“市场需求→岗位特点→技能需求→课程体系→课程内容→知识模块构建”的指导思想；②树立了以培养能够适应医药行业生产、建设、管理、服务第一线的应用型技术人才为根本任务的编写目标；③体现了理论知识适度、技术应用能力强、知识面宽、综合素质较高的编写特点。④高职教材和中职教材分别具备“以岗位群技能素质培养为基础，具备适度理论知识深度”和“岗位技能培养为基础，适度拓宽岗位群技能”的特点。

同时，由于我们组织了全国设有药学职业教育的大多数院校的大批教师参加编写工作，强调精品课程带头人、教学一线骨干教师牵头参与编写工作，从而使这套教材能够在较短的时间内以较高的质量出版，以适应我国医药职业教育发展的需要。

根据教育部、国家食品药品监督管理局的相关要求，我们还将组织开展这套教材的修订、评优及配套教材（习题集、学习指导）的编写工作，竭诚欢迎广大教师、学生对这套教材提出宝贵意见。

全国医药职业教育药学类
规划教材建设委员会
2008年5月

第二版前言

《药品仓储与养护技术》是医药中等职业学校药剂、中药、药品营销等专业的核心课程之一。这门课程既有一定的理论性，又有一定的实践性，并与药品生产、流通管理领域紧密相关。本教材根据职业岗位群的能力要求，将内容分为药品仓储实务、药品保管养护、仓库安全知识、现代仓储设备等模块，涵盖药品仓储与养护基本知识、药品的包装、药品的购进与验收、库藏药品储存与养护、药品的出库和运输、不同剂型药品的养护、中药的养护、安全消防、安全用电、现代仓储设备管理等方面的理论知识和技能。学生通过学习本课程，能掌握药品仓储的基本知识与技能，对药品实施安全有效的保管和养护，并能规范地办理药品仓储的各项业务，为将来择业、就业打下一定的基础。

本教材依托教学科研立项，结合国家强制认证的药品生产、经营企业的质量管理规范和医药系列国家职业资格标准编写，全书图文并茂、深入浅出、简明扼要，使学生能够获得系统的药品仓储与养护知识，可供药学类中等职业学校师生教学使用。本次再版根据3年教学实践的总结，在第一版基础上对岗位能力模块按篇做了更明确的划分。除了在内容上进行了充实、提高外，在教材的体例上增加了互动模块，按项目教学要求编写实训模块，围绕实际工作中的需求，创设实训教学情景，以提高学生职业技能，方便师生在教学中灵活应用。

本教材的编写分工如下：第一章，何东编写；第二章，莫兰健编写；第三章，李云兰编写；第四章、第五章，蔡瑾编写；第六章，何柳艳、莫兰健、孔令杰编写；第七章，何东编写；第八章，赵颖编写；第九章、第十章，何东、赵颖编写；第十一章，赵颖编写。此外，何东负责全书的框架策划和最终定稿。

由于编写时间仓促、水平有限，书中有不妥之处，敬请广大师生和读者提出宝贵意见。

本教材的编写得到上级领导、出版方、兄弟院校、协作单位、本校教职工等的鼎力支持，一并表示衷心感谢。

编　者

2009年4月

目 录

第一篇 药品仓储实务

第二篇 药品保管养护

第三篇　仓库安全知识

第四篇　现代仓储设备

第一篇

药品仓储实务

第一章　药品仓储与养护概述

学习要点

1. 掌握药品仓储与养护的作用，理解药品储存管理工作职责、组织分工和业务流程，掌握药品质量的基本知识及外界因素对药品质量的影响，理解药品稳定性与性质变化的关系。

2. 能正确履行岗位职责，完成业务流程，合理利用仓库定额管理知识，正确判别和处理影响药品质量的因素。

第一节　药品仓储与养护

“仓储”是指通过仓库对物品进行储存和保管。“仓”就是“仓库”，存放物品的建筑物和场地，如房屋建筑、大型容器、洞穴或者特定的场地等，具有存放和保护物品的功能；“储”表示收存以备使用，具有收存、保管、交付使用的意思，也称为“储存”。

“养护”是指对储存物品所进行的“保养”和质量“维护”。

药品离开生产领域、未进入消费领域之前，在生产和消费之间往往存在一定时间和空间间隔过程的保养与维护。药品养护是指药品在储存过程中，根据药品本身的物理、化学及生物学性质，对药品质量进行科学保养与维护，保证药品质量的技术工作，是研究储存药品质量变化规律与科学养护方法的一门科学。

一、药品仓储与养护的作用

（一）药品仓储是适应市场、缓解市场供求矛盾的有效途径

药品是特殊的商品，药品的供求矛盾，与一般商品的供求矛盾相比，时间与空间上存在特殊差异。一般的商品供求矛盾通常只表现在数量与质量方面，如数量上的“供大于求”或“供不应求”；或者在质量方面，不能使所有的顾客满意等。而药品是自然消耗品，生产出来后，由于稳定性方面的限制，如果屯积不用，超过有效期，就失去了药品的基本属性，不能再供药用。另一方面，由于疫情流行或突发自然灾害，可能使某类药品需

求激增，如果药品生产与经营部门没有足够的药品储备，就没有能力应对突发事件，无法保证药品的正常供应。再者，药品的消费形式越来越多，为适应消费者的需要，有些药品要进行加工、拆零、整理后出售，这些工作导致一定数量的药品在售出前停留，从而形成药品售出前储存。因此，药品仓储是药品生产、流通过程中的重要环节，一方面，储存一定的药品，有利于根据药品生产与需求情况变化，在不同的时间或不同地区之间进行合理调拨，保障市场供应，解决产需矛盾；另一方面，储存一定的药品，有利于解决各种意外事件引发的供需矛盾，起到调节市场、稳定市场的作用。

（二）药品仓储是防止伪劣药品进入市场的重要环节

药品的生产与消费过程中，必然经历药品销售经营的环节。药品的仓储，则是药品经营环节的重要组成部分。药品经营企业从药品生产企业中购进的药品，首先进行仓储，然后才进行调拨与销售。药品入库与出库前都必须按规定经过严格的检验。这种法制化与程序化的操作过程，使药品仓储起到了“过滤器”的作用。不合格的药品，不能进入仓储，也不能进入销售。或经过检查，合格的药品入库，但出库再行检查时，发现不合格，也不能进入市场销售。这种层层把关、环环相扣的工作程序，可以有效地防止伪劣药品进入市场。

（三）药品在库养护是保证药品质量的必要措施

药品的质量是有时效性的。除少数中药材外，绝大多数药品的质量特性都会随着时间的延长而自然衰退。这种时效性不仅与药品的内在品质有关，还和储存条件密切相关。药品的在库养护，就是要根据药品的特性，设计合理的储存条件，科学地控制药品的库存结构与库存量，既保证药品市场的正常供应，又避免因库存量大，久贮而导致药品变质。而且应用科学合理的养护技术，还能延缓药品的变质速度，降低药品的自然损耗，保证药品质量。

小知识

储存保管新业务

1. 交易中介开展现货交易中介业务，同时加速仓储物的周转和吸引仓储。

2. 流通加工为满足消费多样化、个性化、变化快的产品生产的发展，又为了严格控制物流成本的需要，生产企业将产品的定型、分装、组装、装璜等工序留到最接近销售的仓储环节进行，使得仓储成为流通加工的重要环节。

3. 仓储配送业务的发展，有利于生产企业降低存货，减少固定资金投入，实现准时制生产；商店减少存货，降低流动资金使用量，且能保证销售。

4. 配载按照运输的方向进行分类仓储，确保配送的及时进行和运输工具的充分利用。

二、药品仓储与养护的工作职责

药品仓储管理工作职责是：对药品进行库存管理，研究并掌握药品流通机构的有关情况，研究与业务有关的问题，如确定购买药品的品种、计划、数量、方式以及进行质量管理。研究药品陈列场所、药品需求的季节性变动情况、运输方式等。做到安全储存、降低损耗、科学养护、保证质量、收发迅速、避免事故。按照药品不同自然属性分类进行科学储存，防止差错、混淆、变质；做到数量准确，账目清楚，账、货、卡相符等。

安全储存是指药品储存过程中不发生质量变化，防止燃烧、爆炸、倒塌、污损等现象发生，保证药品的安全。

科学养护是根据药品的性质和包装的质量、形状，正确地选择仓位、堆码和苫垫形式，合理使用仓库面积，对仓库温度、湿度、日光等外界条件加以控制，使其对药品质量不致造成影响，还包括做好仓库的清洁卫生，防蚊蝇、防虫鼠危害，防异物混入污染等项目。另外，坚持药品先产先出，先进先出，易变先出和近期先出，使库存不断更新，对药品养护工作十分有利。

在药品流通过程中，仓储是有“蓄水池”的作用。其工作的目标之一，就是利用库存药品，及时调节和缓和药品市场的矛盾。一方面，要根据市场的需要，结合药品的特点，及时拟定药品采购计划，组织采购，保障供应；另一方面，又根据库存情况，催拨催调，以降低药品损耗，推动药品销售。要完成这一任务，关键是合理控制药品的库存量。

药品库存量的控制方法有储存定额控制法和经济订货批量法。储存定额控制法是以最多储存定额和最低储存定额为依据，控制库存。药品库存不能超过最高储存量，否则会造成药品积压；但也不能低于最低储存量，否则会造成药品脱销。介于两者之间的储存量，就是合理的库存量。储存定额取决于药品的备运时间和每日的销售量。

经济订货批量法是指在保证药品销售的前提下，以总费用最小为目的，选择最佳进货数量的方法。库存费用与批量的关系，如图 1－1，图中 Q_E 即为最经济的批量，C_E 为库存最小费用。

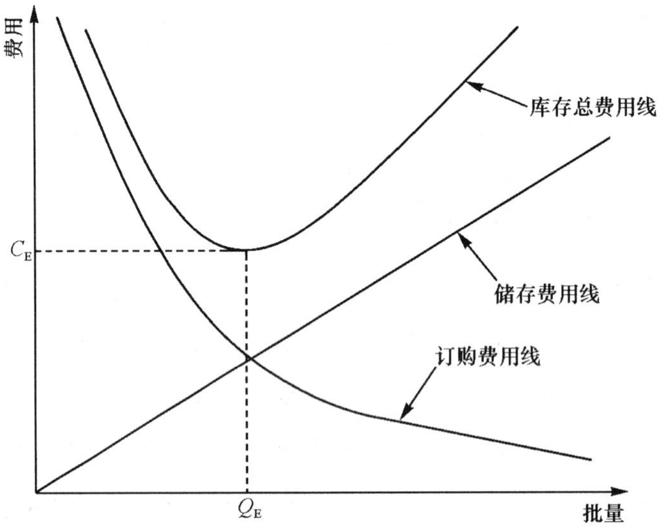

图 1－1　库存费用与批量的关系

几个容易混淆的概念：

库存——指仓库中处于暂时停止状态的物资。

储备——是一种有目的的储存，也是这种有目的的行动和其对象总体的称谓。

库存与储备的区别——停止的位置不同，停滞的原因不同。

三、仓品仓储的组织及业务流程

（一）仓库的业务组织

仓库的业务组织，是根据储存药品类别、性质、经营方式、技术设备、工作量等因素来确定的。如小型仓库，保管人员少，仓储业务集中，由保管员负责统办药品的收、发、管、记账、统计等工作。中型仓库面积较多，品种复杂，保管人员也较多，可实行小组互助的分工方法，既对各自核定范围内的药品保管负有专责，又彼此进行互助。大型仓库储存药品复杂，收、发、管等，任务繁重，一般有较细的分工。如按业务性质，设保管员、验收员、养护员、收发员等，由于岗位明确，工作人员容易熟悉本职业务，有利于劳动效率的提高。

（二）仓库业务的分工

仓库业务的分工，就是把仓库的收货、发货、养护等业务和管理工作，按照仓储作业与经营管理的客观要求，划分各项工作岗位。每个岗位都有自己的责任制度，每一项工作都落实到人。每个工作环节紧密衔接，相互协作，相互监督，达到有秩序地进行各项业务活动，保证仓库业务的全面完成。

仓库成员的职责分工，大致划分如下。

1. 仓库负责人

仓库负责人的职责是：

（1）根据药品经营质量管理规范（GSP）的有关要求，对仓库的人员、设施、设备等作出科学合理的安排，对仓库各岗位人员的工作提出明确的要求，执行贯彻企业有关制度，使仓库的各项工作规范化。

（2）对仓库安全和库存商品在储存期内的质量问题负具体领导责任。

（3）遵守有关药品质量法律和法规以及商品在仓储、养护等方面的有关规章制度，推动仓库的质量工作正常开展，保证储存期商品的质量。

（4）检查落实有关人员是否根据 GSP 的要求做好药品的入库验收、分类储存、保管养护、先进先出、账货管理、出库验发和记录、退货商品和报废处理等工作，并对职工进行工作考核。

（5）组织员工搞好仓库整体的环境卫生，保持库容库貌整齐清洁，保证各项设施与设备正常运转，实现作业的科学化与规范化。

2. 药品入库验收人员

入库验收人员是药品仓库收储药品质量检查的第一环节，其主要职责有以下方面。

（1）根据 GSP 的管理要求做好“十验四清一核对”工作。十验：验品名、规格、品质、数量、批号（或生产日期）、批准文号（或生产许可证号、药品进口注册证号、器械鉴定批准号、在产产品登记号）、效期、包装标志、注册商标、合格证；四清：品质情况记录清、包装情况数量清、批号期限标记清、验收手续清；一核对：核对化验证、合格证、说明书与产品质量标志是否相符。

对首次经营的品种，第一批交货时必须通知质管部门抽验。

（2）对所验收的商品负具体的质量验收责任。

（3）按本企业有关药品质量验收规定，对药品逐批进行验收，验一批记录一批，每月的后 5 天汇总上报并对其准确性负责。做好验收记录，并在验收记录单上签字，以示负责。

（4）发现质量问题要及时联系处理，并做好处理记录，记录保存5年，积累资料充实商品质量档案。

（5）进口药品的验收　要按照GSP的要求进行验收（必要时全面开箱验收），细致核对厂牌、国别、唛头、品名、规格、注册商标、批号、效期等内容是否与法定口岸药检所出具的进口药品检验报告相符，发现破箱、破碎、短缺、商品实物不符或有违禁的印制品或其他物品，要保持原状，逐级上报并通知主办进货部门迅速联系处理，查看商业单位提供的进口药品检验报告书复印件是否由该单位加盖（原始）红色印章。

3. 仓库保管人员

仓库保管人员是仓库的主要业务人员，其主要的职责有以下方面。

（1）负责保管药品，保持数量准确，包装完整。

（2）熟悉药品，认真实行进出仓操作规程，收、发货要准确及时，定期检查盘点，做到药品账卡相符。

（3）保持库藏药品质量完好，并根据药品性能掌握保管方法，做好温、湿度管理。

（4）保持货垛整齐，环境清洁，预防鼠咬、虫蛀、霉烂、变质等事故，降低药品损耗。

（5）负责所管货区、库场的安全，上班前下班后对仓库的门窗、货垛、电源等进行安全检查，雨汛时应有安全防备。

（6）合理使用仓容，积极挖掘潜力，提高单位面积储存量，充分发挥仓库、设备的使用效能。

（7）联系业务部门，及时清理仓库，反映并催促处理积压呆滞、残损、变质的药品。

4. 药品养护人员

药品养护人员是药品仓库中专业性的药品保养人员，其主要的职责有以下方面。

（1）商品养护工作应贯彻预防为主原则，辅导保管人员对商品进行合理储存及做好仓间温、湿度的调控管理。

（2）对库存商品质量进行循环抽查，一般商品每季度检查一次，效期商品、易变品种酌情增加检查次数；每季作出检查报表分送有关部门，对物理外观有变化、靠近厂负责期及储存日久的品种，应抽样送质管部门化验。

（3）发现质量问题要及时填制停销通知单，并分送质管及有关业务部门，做好处理过程的档案、台账。

（4）积极开展养护科研活动。

（5）建立和健全商品养护记录和档案。

5. 药品储运人员

药品储运人员主要的职责有：

（1）依照发货单据，认真清点件数，不遗留商品，准确交接清楚。

（2）发现商品和单据不符，应立即与保管员联系处理。

（3）发现包装破损、被污染或有影响商品安全运输的情况，应立即与保管员联系处理，未处理妥当前应拒绝接纳。

（4）注意装货安全，轻拿轻放，大不压小，重不压轻，商品不倒（侧）放，捆扎包装不牵带，防止污染、水湿和破损，按箱外标示要求做好商品运输保护工作。

（5）接运外地到货，必须注意检查包装质量，发现残破、短缺、污染等情况，要及时联系运输部门取得货运记录，以便分清责任，及时处理。

6. 其他成员

包括会计员、事务员、行政管理人员等。

想一想

影响药品仓储仓库人员配备和分工的因素是什么？

（三）药品进出库业务流程

仓储业务作业是指从药品入库到药品发送的整个仓储作业全过程，主要包括入库流程、出库流程和仓库管理等内容。药品入库与出库的作业流程见图 1－2。

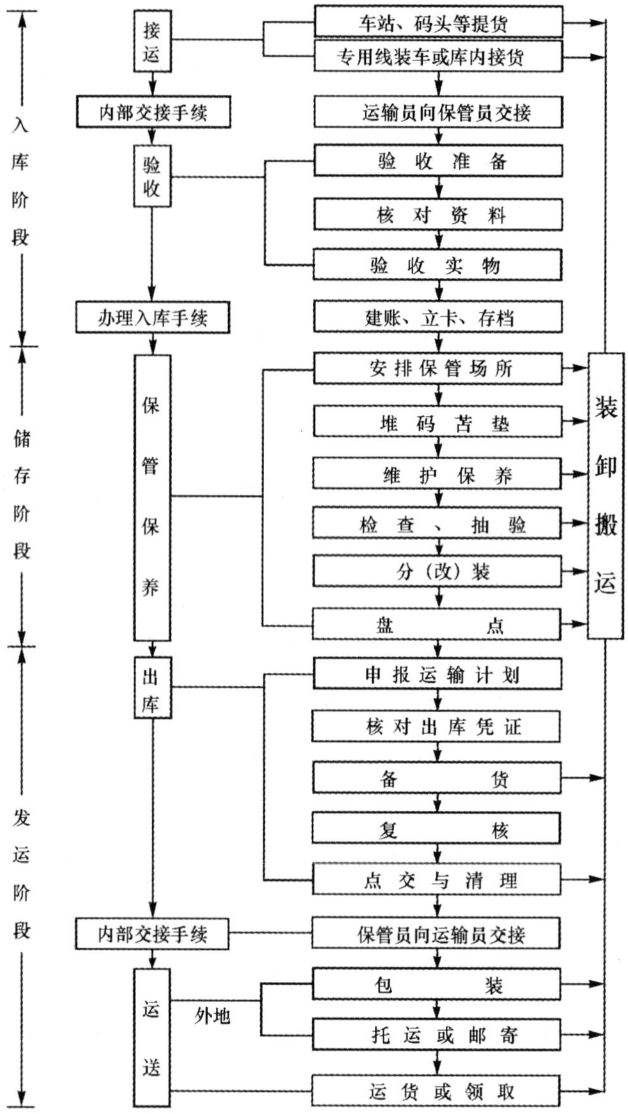

图 1－2　药库基本作业流程图

（四）仓储业务作业的要求

仓储业务作业是一项技术要求高、组织严密的工作，必须做到及时、准确、严格、经济。

四、仓库经济指标管理

作为经营实体仓库的经济指标是仓储业务管理的重要内容，常见的有储存量管理、保管损耗管理、保管损失管理等项目。

（一）商品储存量管理

储存量是以平方米计量的。一幢仓库的储存量取决于面积大小和高度，储存量的多少取决于对仓库的利用和使用情况。

储存商品应符合“安全、方便、节约”的原则，不能无限度地利用和使用仓库，要考虑到仓库结构的荷载能力，消防、养护作业的要求，机械设备的摆放，合格、不合格及待验区的划分等因素；也不能浪费仓容。因此，必须参考平均的先进指标制定储存量定额。

1. 仓库面积

与仓库面积有关的概念是仓库实际面积、仓库使用面积和仓库堆货面积。

（1）仓库实际面积　指仓库内墙与内墙之间的面积减去柱子、楼梯、隔断墙等固定障碍物占用的面积。如系货场，应减去地磅、消防设备、水沟等占用的面积；如系楼库，应逐层计算。

（2）仓库使用面积　是仓库实际面积减去库内走道、墙距占用的面积。

（3）仓库堆货面积　是仓库使用面积减去货位间距占用的面积，即仓库使用面积中可以实际堆货的面积。

2. 仓库面积利用率

仓库面积利用率指仓库内使用面积与实际面积的百分比率（%），它反映了库内实际面积可用于存放商品的程度。

3. 仓库面积使用率

仓房面积使用率指已堆货面积与使用面积的百分比率。

在保管工作中，由于商品进出周转间歇，面积使用率随商品调拨而发生变化，保管人员应妥善安排商品布局，在不违反批号管理、出库原则情况下，尽量减少空闲货位。

4. 仓库储存量

仓库储存量以“综合吨”为计量单位。综合吨是由重量吨和体积吨两种计算方法得出吨数相加而成。

（1）密度大的商品按实际重量计算，称为“重量吨”。商品毛重（带包装）达到1吨，体积等于或小于$2m^3$的，按重量吨计算。

（2）密度小的商品按实际体积计算，称为“体积吨”。商品体积达到$2m^3$，而毛重小于1吨，按体积吨计算。

实行储存量定额管理，不意味着储存越多越好。储存越多，向银行贷款及付息越多，占用企业资金越多，保管费用、损耗等也相应增加，储存量超过市场需求，就会造成积压。因此，经营企业应讲究科学储存、合理储存，才能提高经济效益。

（二）商品损耗管理

在商品仓储保管作业中，应保持每一品种的数量准确，达到账货相符。但在实际操作中总会出现数量上的减少，与商品正常存量相比，即出现损耗。

保管损耗是指商品从验收入库到出库点交的储存阶段产生的自然数量的减少。

1. 保管损耗的原因

保管损耗的原因是多方面的，集中反映了管理水平、技术能力方面的差距。

（1）水分减量　计入保管损耗的水分减量，是指入库时商品水分符合安全水分要求的情况下，经过储存后出现的水分减量。

（2）包装减量　以柳条、竹、木等为原料制成的商品包装都含有一定水分，其含水量是商品“毛重”计量部分。如同水分减量原因一样，包装皮重减量，从而影响“毛重”，若出库时仍按原皮重计量，则影响商品净重亏耗。

（3）检斤误差减量　用于商品检斤的计量器具都存在一定的允许误差，检斤人员在使用计量器具时也会出现个体误差，从而导致商品减量（或增量）。检斤误差减量应排除使用未经检定的计量器具及由于责任心不强造成的检斤误差。

（4）倒移、换包减量　商品在储存中，为了散潮、散热，腾转仓位需要倒移，为实行“先进先出”，对暂时混垛堆码的需要进行倒移；对陈旧、破损及不符合药用要求的包装需要进行更换。在商品倒移和更换包装的过程中，破损等会造成减量。

（5）拆零、分装减量　商品分批或拆零发出及分装都会造成减量。

2. 保管损耗率的计算

保管损耗的大小，以保管损耗率（%）表示。

$$保管损耗率（\%）=\frac{自然减量}{入库总量}\times 100\%$$

其中，自然减量 = 入库总量 - 出库总量

3. 保管损耗管理

保管损耗直接影响商品成本，必须加强保管损耗管理研究，降低损耗途径，提高管理水平。

保管损耗管理主要包括下列内容：

（1）保管损耗应真实反映损耗的原因和数字，实行批进批销、分批计算、分批报耗。年终尚未出清的，不得估算耗率，应进行盘点，根据实际情况办理报耗手续。

（2）对超定额损耗，要说明详细原因，以便主管部门核查后处理。

（3）相同品种分批入库且分属两个账卡的，如若分别出现损耗和溢余，不能相互抵冲，应分别上报。

（4）下列损耗不得列入保管损耗：运输途中至商品验收前出现的损耗；储存期间因加工及加工过程中更换包装出现的损耗；丢失短少出现的数量亏损等。

（5）针对损耗原因制定管理措施，是降低保管损耗的关键。要求做好水分测定工作，严格计量管理、包装管理，避免不必要的翻仓倒垛。文明装卸，轻拿轻放，禁止倒置。

（6）严格报批手续。在填写保管损耗报表前，应与保管会计的账核实，按实际情况填报。保管部门负责人应审核并及时批转，在得到主管部门批复意见后，方可注销该品种的保管卡片，损耗报表要妥善保存。

（三）保管损失管理

保管损失是指商品在储存中，因保管养护不善造成的商品霉变质、残损、虫蛀、鼠咬、丢失短少或不按规定验收、错付、多付而发生的数量减少。

在保管工作中，责任心不强、养护不善是造成保管损失的原因。因此，保管损失没有规定具体的定额，一旦发现损失，就要查明原因，追究有关人员的经济责任。

下列情况不应列入保管损失：

（1）标示有效期、失效期的商品，在规定的期限内经仓库预先催调过但未予解决而发生的损失。

（2）质量、包装不合格或其他原因判定为不合格商品，存放于不合格库（区）后，经仓库多次反映给货主单位未予解决而发生的损失。

（3）商品在储存期间，不属养护不当而属产品稳定性或生产工艺技术问题而发生的质量变异所造成的损失，在工商负责期内的，由生产企业承担。

第二节　影响药品仓储质量的因素

一、药品的质量

根据国际标准化组织的定义，质量是指一组固有特性满足要求的程度。

药品的质量，可以理解为药品所固有的特性满足要求的程度。

药品本身所固有的特性，可以称之为药品的质量特性。它包括物质作为药品使用所必需的所有性能，如有效性、安全性和稳定性等。药品是用于预防、治疗、诊断人的疾病，有目的地调节人的生理功能，并规定有适应证或功能、用法、用量的物质。有效、安全、稳定，是物质作为药品使用的基本要求。不可能将没有效的物质评价为好药。同样，也不应该把不安全或不稳定的药品评价为质量好的药品。

说一说

药品质量从广义上说具体有哪些内容？
我们说某某产品质量好包括哪些内容？

（一）药品的稳定性

药品的稳定性是指药品在规定的条件下，保持其质量特性的能力。稳定性是药品质量的重要特性。

保持性能的相对稳定，是物质商品化的基本条件，而变化却是物质存在的基本形式。因此，不可能要求药品性能不变。但许多药品可以通过人为地设计与控制，使其性能变化的速度减慢，从而适应商品生产与流通的需要。

影响药品稳定性的因素很多，人们一般会用有效期的长短来评价药品的稳定性。但只有将药物制剂进行比较时，有效期的评价才有意义。例如，对于有效性与安全性等基本特性相似的药物制剂，人们有理由认为有效期长的质量更好。但是，药品的有效期绝对不是药品的保险期。有效期的长短不仅是一个时间的概念，还和药品的储存条件有关。如果储存的条件不能满足规定的要求，则有效期也就发生相应的改变，即使仍在有效期内，但制剂的有效性与安全性可能已经无法保证。

药品的稳定性变化规律，是对药品实施养护的根本依据。

药品有效性、安全性和稳定性，前两者均是以稳定性为基础的。因此，如何使药品及其制剂在一定时期内保持稳定性，以符合药品质量规范的要求，并保证药品发挥应有的效应，是医药工作人员应掌握和必须具备的专业业务知识。

通过研究药品的稳定性，可以达到以下目的。

（1）可以控制药品制剂的质量，以保障病人用药安全和疗效的可靠性。

（2）保证药品质量的正常状态。通过采用正确的、科学的贮藏，养护，流转方式和质量控制，质量检验等手段，来确保投入应用的药品符合质量要求。

（3）保证经济效益，减少由于药品制剂的不稳定性而导致的经济损失。

由此可知，控制和保证药品的质量，必须建立科学的保管养护技术，而保管养护科学技术的理论基础，则是药品的稳定性研究，所以，学习和掌握药品及其制剂的稳定性的理论是做好药品养护工作的关键。

（二）药品的性质变化

药品及其制剂的种类很多，影响药品及其制剂稳定性的因素错综复杂。总结起来药品性质的变化，主要表现为以下 3 个方面。

1. 化学变化

药品的化学性质发生的变化称为化学变化。化学变化是药品受到外界物质，如空气、光、水分等的影响，产生水解、氧化、光化分解、变旋、聚合等化学的反应。此外，药品与药品之间，药品与辅料、溶剂、容器、催化剂共存物之间也都会产生化学反应，从而导致药品及其制剂的分解变质。

2. 物理变化

药品的物理性质发生的变化称为物理变化。物理变化主要表现为药品的物理性状发生变化，如吸湿、潮解、风化、挥发、蒸发、凝固、沉淀、结块、熔化、变形、分层等使药品的外观质量受到影响。

3. 生物学变化

由微生物的变化而引起的药品性质的变化称为生物学变化。如细菌、霉菌等微生物的滋生，引起药品的长霉、发酵、腐败或分解。生物学变化其本质是在生物的作用下发生的化学变化。

说一说

升华是属于物理变化还是化学变化？

（三）药品的性质变化所产生的后果

药品的化学、物理和生物学变化通常会产生以下几种后果。

（1）药品的疗效降低或副作用增加。

（2）产生有毒物质，使药品产生毒性或毒性增加，影响药品的安全性。

（3）使用不便，如药品产生沉淀、结块现象，使混悬剂使用困难；微晶粗化则影响药物的吸收；如药品风化、挥发则难以掌握准确的剂量。

（4）药品的色泽发生变化或输注液产生絮状等异物，从而使药品的澄明度不合格，不能供临床使用，造成经济损失。

药品的化学、物理和生物学变化中，以化学变化产生的后果最严重，亦最为常见。

二、药品的化学性质对药品质量的影响

药品稳定性取决于药品的理化性质。化学结构不同，药品的理化性质也不一样，其稳定性也有很大差别。因此，研究药品稳定性，了解药品结构与药品性质的关系，掌握其中的规律性，能更好地防止或延缓药品的降解。

（一）水解引起的药品不稳定性

水解是一类常见和重要的药品变质反应。水解的范围很广，包括盐类、酯类、酰胺类、苷类和其他水解。液体制剂和注射剂的药品水解反应，也是最为常见的影响药品化学稳定性的因素之一。

由于易水解药品的结构不同，故水解机制也不同，现分述如下。

1. 盐的水解

盐的水解系指盐和水作用产生酸和碱的反应。强酸强碱盐在水中只电离，不水解。

（1）无机盐的水解　弱酸强碱盐的水解，如硼砂水解后产生硼酸和氢氧化钠，使水溶液呈碱性反应；强酸弱碱盐的水解，如明矾分子中的硫酸铝钾水解后产生硫酸钾、硫酸和氢氧化铝，水溶液呈酸性反应，并析出氢氧化铝胶状沉淀物；弱酸弱碱盐的水解，如醋酸铝在水溶液中水解产生醋酸和碱式醋酸铝，由于醋酸有一定程度的电离，所以溶液呈微弱的酸性。

（2）有机碱盐的水解　有机碱是指含氨基的有机化合物，包括生物碱和合成的碱性药物。大多数有机碱是弱碱，通常和不同的酸结合成盐。因此，有机碱盐多为强酸弱碱盐。

大多数有机碱的溶解度很小，当有机碱盐在溶液中水解产生的有机碱量超过溶解度时就从溶液中析出。如盐酸地巴唑在水溶液中受热可析出地巴唑沉淀。

（3）有机酸盐的水解　有机酸一般都是弱酸，它们与碱金属结合的盐是弱酸强碱盐。因此，大多数有机酸盐在水溶液中可水解。当生成的游离有机酸量超过溶解度时，则从溶液中析出。如苯妥英钠遇水立即产生苯妥英，呈白色浑浊，加热即产生白色沉淀。

2. 酯的水解

酯类包括无机酸酯、脂肪酸酯、芳酸酯、芳链烃酸酯、杂环羧酸酯及内酯等。这一类

药品很多，如阿司匹林、阿托品、普鲁卡因、硝酸甘油、丙胺太林、葡萄糖醛酸内酯、毛果芸香碱以及大环内酯类抗生素等。

酯类药品水解的难易程度也不一样，有的较易水解。如阿司匹林在湿空气中就可以缓缓水解生成水杨酸和乙酸。

有些酯类药品则比较稳定，可以制成比较稳定的水溶液制剂（如注射液），但在偏碱性的溶液中以及热压灭菌处理或久贮后亦容易水解。如普鲁卡因的水解速度与溶液 pH 的关系很大，在碱性溶液中不稳定，故《中国药典》(2005 年版）规定该药品注射液的 pH 应为 3.5 ~5.0。

3. 酰胺及酰肼的水解

一般来说，酰胺类药品比其相应的酯类药品稳定，如普鲁卡因比普鲁卡因酰胺易水解。但酰胺在一定条件下，可水解成羧酸和胺基化合物，可水解的酰胺类药物有巴比妥类、青霉素类、头孢菌素类、氯霉素等。

酰肼类药品与酰胺类药品一样也会被水解，如异烟肼水解后生成异烟酸和肼。

4. 苷的水解

苷广泛存在于植物体内，具有多方面的生理活性，是一类重要的中草药有机物质，为临床上广泛应用。

结构属于苷类的药物如洋地黄毒苷、毒毛旋花子苷，均易水解。苷类化合物水解后产生苷元和糖。

（二）氧化引起的药品不稳定性

氧化反应是药品分解失效的重要因素之一。大多数药物的氧化分解，是包含自由基的自氧化的键反应，结果使药品变质，颜色变深，形成沉淀物，或产生有毒物质。如有机砷剂氧化后，颜色变暗，毒性增加；麻醉乙醚氧化后生成有毒的过氧化物等。

药品的氧化反应过程实际是氧化还原反应过程。具还原性的药物是指易被空气中的氧气或化学氧化剂氧化的药品；具有氧化性的药品即能被还原试剂还原的药品。具有还原性的药品数量较具氧化性的药品多，而且重要。

1. 无机药物

（1）具还原性的无机药物　一般是指易被空气中的氧或化学氧化剂氧化的无机药物，具还原性的无机药物很多，如硫酸亚铁、碘化钾、硫代硫酸钠等。

（2）具氧化性的无机药物　即是指能被还原试剂还原的无机药物，如硝酸银、高锰酸钾等。

2. 有机药物

氧化作用也是引起有机药物变质的重要原因。药品的氧化，一般可分为自动氧化和化学氧化两类。前一类是由于药物制剂暴露在空气中，由空气中的氧气自发引起的游离基链式反应。这类氧化常常使药品变质失效，是影响药品稳定性的重要原因；后一类多为化学氧化剂引起的氧化反应，常用于药品分析中。

影响药品自动氧化的因素是复杂的，氧化浓度（氧分）、溶液的 pH、光、温度、水分、附加剂以及金属离子等，具还原性的有机药物类型有以下几种。

（1）醇、醛、醚类药物　醇可以氧化成醛；醛可以氧化成酸；醚可以氧化成过氧化物；如苯甲醇、甲醛、乙醛、水合氯醛、麻醉乙醚等。

（2）酚类药物　酚类属于易被氧化的物质。凡具有酚羟基，尤其是含多元酚羟基的药品，均易被氧化变质。在光的催化作用下，可被空气中的氧氧化，生成有色的醌类化合物。属于酚类药品的有：苯酚类、对氨基水杨酸钠、肾上腺素类、吗啡、左旋多巴、乙烯雌酚、维生素 E、维生素 B_6、维生素 C、叶酸等。

（3）芳胺类药物　含芳伯氨基的药物，具一定的还原性，亦很容易氧化。尤其是它们的水溶液。此类药物有盐酸普鲁卡因、磺胺类等。

（4）吡唑酮类药物　此类药物如氨基比林、安乃近等，性质不稳定，极易氧化变色。开始时微带黄色，然后色泽变深。

（5）吩噻嗪类药物　此类药物包括异丙嗪、氯丙嗪、奋乃静、三氟拉嗪等。此类药物对光敏感，遇光渐变色。

（6）含巯基药物　脂肪性或芳香性巯基均具一定还原性。如二巯基丙醇、二巯基丁二钠、二巯基丙磺钠、谷胱甘肽、巯基嘌呤、丙基巯氧嘧啶和半胱氨酸等较不稳定。接触空气或遇光易氧化生成二巯化物等。

（7）含不饱和碳链的药物　含双键较多的药品易被空气中的氧或化学氧化剂氧化，如维生素 A、维生素 D、亚油酸、油脂等，尤其是具共轭双键的药物及含萜烯的挥发油等，受光、空气、水、重金属离子（Cu^{2+}、Fe^{3+}）、微生物、氧化酶、过氧化物等的影响。均易被氧化、酸败，产生具有臭味的、对人体黏膜有刺激作用的低级醛和羧酸及低级酮等物质，不宜供药用。

（8）硫胺药物　盐酸硫胺（维生素 B_1）有引湿性，无水物露置于空气中，能迅速吸水，在酸性介质中较稳定，当 pH 增至 5 时，稳定性渐渐变差。在碱性溶液中迅速分解，与空气中的氧接触，易被氧化成具有荧光的硫色素，即失功效；遇光或与 Cu^{2+}、Fe^{3+}、

Mn^{2+} 等金属离子接触，均能加速氧化作用。

（三）异构化引起的药品不稳定性

1. 药品的异构化

异构主要是指立体化学构型不同的异构现象。异构化的药品不仅在生理生化活性方面有差别，如生成生理活性较小甚至全然没有生理活性的异构体，并且能产生生理生化效应差异很大的异构体。如奎宁（左旋性）和奎尼丁（右旋性）。

异构化可分为光学异构化和几何异构化两种。

在药品稳定性中，光学异构化的作用较大。光学异构化主要是在药品的溶液中进行，但固体药剂吸湿后受其他因素影响也可产生此种变化。光学异构化又分为外消旋化和差向异构化。

药品发生光学异构化使其生理活性或毒性发生改变。如 D（－）肾上腺素在水溶液中，受氢离子催化部分消旋化，由 D（－）型转变成 L（＋）型，而使效用降低。莨菪碱完全消旋化后（即无旋光性）称为阿托品，阿托品的疗效及毒性均较莨菪碱低。

差向异构化与外消旋化相似，但其特点为结构中具有多个不对称碳原子，其中一个不对称碳原子的基团发生立体异构化。差向异构化反应达到平衡时，两个异向异构体的量不相等，其光学活性不等于零。

药品发生差向异构化亦可影响其效用。如四环素类抗生素、利血平等均可因发生差向异构化，使其效用降低。

2. 药品的聚合

由同种药品的分子互相结合成为大分子的反应，称为聚合反应。如多个甲醛分子相互结合成大分子的多聚甲醛。很多药品在产生聚合反应的同时也可能还会伴有其他变化。药品发生聚合反应，往往引起药品产生沉淀或变色，影响药品作用。

三、药品的物理性质对药品质量的影响

药品的物理性质是指药品的形态、颜色、气味、溶点、沸点、密度、溶解度、吸湿性、风化性、挥发性等。每一药品都有其固定的物理性状。

药品的不稳定性常常表现在物理性状方面的改变。而物理性状的变化又与药品稳定性密切相关。因此，要做好药品的保管养护工作，除了必须了解药品的化学性质外，还必须知道物理性质对其质量的影响。

（一）色、臭、味

药品都有一定的色、臭、味，但亦有许多药品是无色、无臭和无味的。

药品的色、臭、味主要是由药物的性质决定的，与药品的化学结构有密切的联系。所以，药品的色、臭、味一方面可显示出该药品的外观特征，另一方面又是药品稳定性的一项重要标志。

变色、异臭、异味是指药物的色、臭、味发生了变化。药物色、臭、味发生变化也意味着药品本身性质发生了变化。

（二）熔点

即晶体物质熔融时的温度，也是该物质的固态和液态可以平衡共存的温度。大多数原料药都有其固定的溶点。若药品中含有杂质，则熔点就会下降，所以熔点不仅反映了药品的物理性质，也能反映出药品的纯度和质量。

对于一些熔点较低的药品，如可可豆脂（熔点为 30 ~ 34℃）、羊毛脂（熔点为 36 ~ 42℃），在炎热季节或遇热时，当温度超过它们的熔点时，就会熔化成液体而影响其使用。

此外，某些分子间引力微弱的药物，如氨基比林、阿司匹林、氨茶碱、咖啡因、薄荷脑、樟脑、水合氯醛、维生素 C 等，当两种或更多药品进行混合时，常由于混合物的熔点及湿润点降低，在室温下即呈现湿润甚至液化，这种现象称为低共熔。药品的共熔现象会影响药品的质量，如某些复方散剂可形成低共熔混合物，保存不当，易出现湿润或产生团块。

（三）沸点

即液体沸腾时的温度。每一种纯净的液体药品都有其固定的沸点。测定药品的沸点可作其纯度的鉴别，同时也能反映该药品的挥发性。一般来说，沸点低的液体药品其挥发性越大，沸点愈高则挥发性越小。如麻醉乙醚的沸点低，极易挥发；而氯乙烷的沸点更低，则更易挥发。这些低沸点的液体药品，在气候炎热或强烈日光照射下，由于温度的增高致使其蒸气压急剧增大，可引起容器膨胀而发生碎裂，甚至产生爆炸。

（四）相对密度

各种物质在一定温度时均具有一定的相对密度，药品纯度变更，相对密度亦随改变。因此相对密度也能反映药品的纯度和质量的变化。例如各种浓度的乙醇都具有固定的相对密度，相对密度的改变也标志着乙醇浓度的变化。我们可以利用这一特性，按照《中国药典》乙醇量测定法测得含乙醇制剂中乙醇的相对密度，然后由乙醇相对密度表查出实际乙醇的含量，以便了解这些制剂中所含乙醇的体积百分浓度是否符合规定量。

（五）溶解度

溶解度是药物的重要物理性质之一，大多数固体药物的溶解度随温度升高而增大，增大的幅度随药物而异；少数药物的溶解度反而随温度升高而减少或影响不大，个别药物还有时升时降现象。

溶解度对药物的提取，分离、分析、调剂、制剂和使用等都有一定影响。药物的溶解度在一定的程度上也能反映药品的纯度。由于溶解度有随温度变化而改变的特点，故了解和掌握药物的溶解度，对做好药品的保管养护工作，具有一定的意义。

药物的真溶液类剂型中，溶液的浓度大多小于其溶解度，即为未饱和溶液，它们能耐受一定范围内的温度变化而无溶质析出；少数的为饱和溶液，如漂白粉溶液、氢氧化钙溶液等；也有个别是过饱和溶液，如 20% 甘露醇注射液，甘露醇在 14℃时水中的溶解度约为 1∶7.7，20℃时约 1∶5.5，故其注射液浓度为 20% 时系过饱和溶液，在储存温度较低时或振摇时均可析出结晶。又如葡萄糖酸钙在水中的溶解度为 1∶30，其注射液的浓度 10% 系过饱和溶液，虽内加有助溶剂；但在储存中若遇冷仍可析出结晶，此时即使加温亦不易溶解，致使不可供药用。因此，在药品养护中，对属于饱和溶液或过饱和溶液的制剂，均不应在低温下储存。

此外，某些固体药物在水中的溶解度尚能反映其潮解性。如氯化钙、盐酸羟嗪等极易溶于水、在潮湿空气中则较易潮解；硫酸钡、苯佐卡因等不溶于水，则不易潮解。

（六）吸湿性

药品在放置过程中，吸附空气中水蒸气的性质，称为吸湿性（或引湿性）。吸湿性是药物的重要特性之一。药品吸湿后，可以引起结块（如枸橼酸铁铵、碳酸氢钠）、潮解（如氯化钙、水合氯醛）、稀释（如甘油、乳酸）、发霉（如葡萄糖、胃蛋白酶）、水解（如青霉素、洋地黄）、氧化（如维生素 C、卤素盐类）等变化，致使某些药品在调配时产生困难或难以掌握准确的剂量，甚至使某些药品的药效降低或产生刺激性、毒性。

药品的吸湿性，决定其在恒温下的吸湿平衡。当空气中的水蒸气分压大于药品粉末（结晶水或吸咐水）所产生的饱和水蒸气压时，则发生吸湿或潮解。因此，不仅水溶性药品会产生吸湿，而且某些高分子药品和水不溶性药品也同样可以吸湿。

无机盐类药品（如氯化钙、硫代硫酸钠、碘化钠、亚硝酸钠等）的吸湿性主要是药品中的金属离子与水蒸气分子之间形成离子－极性分子的结合而吸湿。该结合愈强的药品吸湿性愈强，钠盐药品较钾盐药品更易吸湿。含结晶水药品较无水物更易吸湿。

有机盐类药品的吸湿性由两方面因素决定：一是有机盐类药品的游离体（有机酸或有机碱）能与水蒸气形成氢键而吸湿；二是由于离子与极性分子间的结合而吸湿。因此，一般来说，有机盐类药品的吸湿性较其游离型有机酸或有机碱的吸湿性强，如苯巴比妥钠比苯巴比妥吸湿性强。若都是游离酸，则酸性强者易吸湿，如三氯醋酸比冰醋酸易吸湿。

低分子有机药品的吸湿性主要是因为结构中具有能与水分子形成氢键的基团。羟基易与水结合成氢键，故与水分子形成氢键的能力愈强的药品吸湿性愈强，如甲醇、乙醇、甘油、葡萄糖等的吸湿性都较强。

一般来说，高分子有机药物的吸湿性主要是由于结构中具有能与水形成氢键的基团，如羟基易与水结合成氢键，因此含羟基愈多的高分子有机化合物则愈显吸湿。如淀粉（直链淀粉及支链淀粉）的吸湿量达自身重量10%以上时，仍未发现外观发生变化；结晶纤维素能吸收其自身重量的2～3倍的水量，且外观仍无变化。

淀粉酶、胰酶等药品，由于所含蛋白质的胺基、胍基等易与水分子形成氢键，亦极易吸湿。

在水不溶性物质中，氧化镁、硅胶、硅酸铝、活性炭等，亦是常见的吸湿性药品。

此外，药品纯度不纯或经混合后，其吸湿性能增加。如纯粹的氯化钠吸湿性较小，但当含有少量氯化镁等杂质时，则呈现显著的吸湿性。复方散剂亦比单一成分的散剂容易吸湿。药物的晶型不同，吸湿性也可不同，如盐酸金霉素有 α 和 β 两种晶型，若露置在潮湿空气中，α 型稳定，而 β 型则有吸湿性。

因此，在药品养护中，应充分考虑各种药品吸湿性的特点和对稳定性的影响，并采取相应的养护措施。

（七）风化性

含结晶水的药品在干燥的空气中失去部分或全部结晶水，并有晶型改变或被破坏的现象叫风化。许多含有结晶水的药品都易发生风化，如硫酸钠、咖啡因、磷酸可待因等。药品风化后，药效虽未变，但因失去水分子，且失水量不定，故其分子量发生改变，因而可影响使用剂量的准确性，尤其是有毒和剧毒药品，可因此而造成严重的不良后果。

（八）挥发性

液态或固态物质转变为气态的现象叫做挥发。如乙醇、麻醉乙醚、挥发油、樟脑、薄荷脑、碘仿等，在常温下即有强烈的挥发性，其挥发性一般随温度升高而增强。

具有挥发性的药品，如果包装不佳，封口不密，或储存温度过高时，除可因挥发而失量外，有的还能引起串味或燃烧。

写一写

药品的物理性质主要包括哪些内容?

四、影响药品仓储质量的外界因素

使药品发生变质的外界因素很多，如空气、光线、温度、湿度、包装、微生物和昆虫等；这些因素均对药品的质量产生影响。往往是几种因素同时或交叉进行的，它们互相促进、互相作用，而加速药品失效变质。因此药品保管养护，应根据其性质和影响它的各种因素综合考虑。

（一）温度

温度对药品的质量影响很大。过冷或过热都能促使药品变质失效。尤其是生物制品、脏器制剂、抗生素等贮藏温度的要求更高。因此，每一种药品在储存保管中都要求在一定的温度范围内，《中华人民共和国药典》以下简称(《中国药典》)以及其他各国药典也都对此做了专项规定。

此外，温度对药品质量的影响还与湿度密切相关。干燥的固体药品受温度的影响远比受潮的药品或其溶液为小。

温度对药品质量的影响，大致有以下两方面。

1. 温度过高的影响

（1）致使药品变质　一般来说，温度升高，化学反应速度加快，故温度升高可加速药品发生氧化、分解、水解、差向异构化等反应，造成药品变质。如酚类药品受热可加速被氧化；抗生素类药品受热后会加速分解、效价下降致使失效；酯类药品受热后会加速其水解；麦角生物碱类药品受热后能加速其差向异构化；蛋白质类药品遇高温发生变性；硝酸甘油遇高热可立即分解甚至发生爆炸；软膏剂长期受热易酸败变质；糖浆剂温度过高易发酵变酸；动物脏器制剂遇潮热易霉变虫蛀；生物制品置于室温下易失效；过氧化氢溶液遇高温可加速分解，以致爆炸等。这些变化都造成了药品的变质失效。

（2）促使药品挥发　温度过高可使具有挥发性的低沸点药品加速其逸散，致使其含量发生变化而影响疗效，如挥发油、樟脑、薄荷脑、乙醇、乙醚、氨水、盐酸、氯仿等；含结晶的药品受热可加速风化；也可使含芳香性成分的外用敷布剂失去芳香性成分并失去黏性或胶黏在一起影响药效和使用。

（3）致使剂型破坏 室温过高易使糖衣片熔化粘连，胶囊剂、栓剂粘连变形，软膏剂熔化分层等，致使失去原有剂型的作用或难以使用。

2. 温度过低的影响

一般药品均适宜储存于阴凉处，但温度过低能使一些药品产生沉淀、冻结、凝固、聚合等变质失效。低温也能使容器易破裂，造成微生物侵入药品而被污染，而不可再供药用。温度过低，使药品聚合速度增加。如15℃以下时，甲醛溶液极易聚合。

（1）遇冷致使药品变质 生物制品应冷藏，如发生冻结则会失去活性，如胰岛素注射液久冻后可发生变性；葡萄糖酸钙注射液等过饱和溶液久置冷处易析出结晶而不再溶解。

甲醛溶液在9℃以下时能聚合生成多聚甲醛而呈现浑浊或生成白色沉淀；乳剂、凝胶剂等冻结后可发生分层，解冻后往往不再恢复原状。

（2）冻结使容器破裂、药品污染 注射液及水溶液制剂在0℃以下的低温时会发生冻结，体积膨胀，致使玻璃容器破裂。特别是装液体制剂的大容量玻璃容器易发生破裂。此外，甘油、冰醋酸等在0℃或0℃以下久置亦能凝结成晶块，也会使玻璃容器破裂。

容器破裂或出现裂缝，均会影响药品的密封性能，受细菌污染的机会增大，尤其是无菌和灭菌制剂，易氧化的药品或含有营养成分的药品。故容器破裂后的药品，一般均不应再供药用。

（二）湿度

空气中水蒸气的含量叫湿度。湿度是空气中最易变化的部分，是随着地区的不同或气候的变化而波动的。通常我国南方的湿度比北方大，夏季的湿度比冬季高。

水分是化学反应的媒介，湿度增大能促进药品分解变质甚至产生毒性，所以湿度对药品质量的影响很大。湿度过大能使药品吸湿而发生潮解、稀释、分解、发霉、变形等；湿度太小又可以促使药品风化。

1. 潮解

某些易溶于水的药品，能逐渐吸收潮湿空气中的水分，使其部分溶解呈现液状的现象称为潮解。如氯化钙、水合氯醛、枸橼酸钠、硫代硫酸钠、氯化物与溴化物盐类、干酵母等都易吸湿潮解，以致影响药品使用时剂量的准确，甚至使药品无法使用。

2. 稀释

某些具有吸水性的液体药品，能吸收潮湿空气中的水分，使其原有的浓度发生改变，影响其使用时剂量的准确，如甘油、无水乙醇、浓硫酸、浓盐酸、乳酸、单糖浆等。

3. 分解

许多药品置于潮湿的空气中，吸收水分后容易造成分解变质。如碳酸氢钠吸湿后缓缓分解生成碳酸钠，并放出二氧化碳气体，使其碱性增强；阿司匹林吸湿后逐渐水解为醋酸和水杨酸，对胃黏膜的刺激性加大；抗生素类、强心苷类药品吸湿后加速分解，致使疗效降低；维生素 B_1 吸湿后，缓缓分解变色等。

4. 发霉

某些药品受潮吸湿后易滋生霉菌，造成发霉变质，如葡萄糖、胃蛋白酶以及某些生物制剂等。

5. 变形

药品吸湿受潮后，可使一些制剂的剂型发生形态改变。如片剂受潮后可因崩解剂的膨胀而使片形发胖、疏松碎裂或产生粘结、变硬，造成不易崩解；糖衣片吸潮后可溶化粘连；胶囊剂受潮可软化变形；甘油栓剂受潮后变为不透明，若吸水过多还会软化变形等。

6. 风化

许多含有结晶水的药品在湿度过低的干燥空气中容易发生风化。如硫酸钠、硫酸锌、酒石酸锑钾、磷酸可待因、硫酸阿托品、盐酸奎宁、咖啡因等。药品风化后并不改变化学性质和疗效，但因失水后后含量不定，可影响其使用剂量的准确性。

（三）空气

空气是由许多气体组成的混合物，在一定的空间范围内其组成成分受环境的影响虽略有差异，但其主要成分是氮（78.095%）、氧（20.95%）、二氧化碳（0.03%）以及稀有气体（0.93%）等。此外，在空气中还含有水蒸气及灰尘等固体杂质和微生物。在工业城市或工厂附近还混杂有二氧化硫、硫化氢、氯化氢和氨等有害气体。

空气中主要以氧及二氧化碳对药品的影响最大。

1. 氧

氧的化学性质非常活泼，露置空气中的药品常易受氧的作用而变质、失效、甚至产生毒性，许多药品，如低价铁盐、碘化物，亚硝酸盐及硫代硫酸盐类、醇、醚、醛类、酚类、芳胺类、吡唑酮类、吩噻嗪类以及含巯基，含不饱和碳链、肼基结构等类有机药品，都可被空气中的氧缓慢氧化。药品氧化后，可以发生变色、异臭、分解、变质失效等。有的还可以产生毒性。此外，还应注意氧的助燃性，可促使易燃药品燃烧，甚至爆炸。

2. 二氧化碳

某些药品可与空气中的二氧化碳结合，造成变质失效。如氨茶碱露置空气中吸收二氧化碳后，析出茶碱而不溶于水；磺胺类钠盐、巴比妥类钠盐、苯妥英钠等与二氧化碳作用后，分别生成游离型磺胺类药品、巴比妥类药品、苯妥英等且皆难溶于水；某些氢氧化物、氧化物和钙盐等药品都可吸收空气中的二氧化碳而生成碳酸盐。

此外，空气对药品尚可发生一些其他影响，如具有吸附性的药品（药用炭、白陶土等），长期露置于空气中能吸附空气，使其本身吸附力降低而影响药效；过氧化氢受空气中尘埃的沾染能加速其分解变质；许多药品还能受空气中水分、微生物的影响而发生质量变化。

（四）光

在光的作用下进行的反应称为光化反应。光由各种波长的电磁波组成，除了可见光（波长在 390～770nm）外，还有肉眼看不见的红外线和紫外线。红外线亦称红外光，波长在 770nm 以上，有显著热效应。紫外线亦称紫外光，波长约为 40～390nm，能量较大。光线照射物质引起化学变化主要是因紫外线的作用，它能直接引起或促进（催化）药品的氧化、变色、分解等化学反应。

各种药品对光的敏感程度是不相同的，有的遇光变化较快，有的变化则较慢，有的仅受直射光的影响，而有的甚至仅受散光照射亦可引起变化。

光对药品的影响在很多情况下并不是孤立地起作用，而常常是伴随着其他因素如氧气、水分、温度等，共同起作用的。如酚类药品及维生素 A、D 等是在光和氧的共同影响下，被氧化而失效；升汞溶液在水分参与下受光的作用分解出甘汞沉淀，维生素 C 在光照射下易被氧化，当加热使温度增高时可加速其被氧化，从而变色而失效；碘化钾在碳酸参与下进行的受光照易被氧化并析出游离碘等。

另一方面，日光对药品在储存、保管和养护中可能产生有利的作用。如杀灭微生物、干燥驱潮湿、防止发霉、防止生虫等。但是，其有害作用远远超过其他有利作用。光对药品的影响大小不一，方式各异，引起药品变质的原因有些很复杂，且许多变化过程尚不清楚。因此，目前要概括光对药品影响的规律尚有困难。在储存保管中对一些药品的避光要求大多根据经验得出，《中国药典》中对许多药品的贮藏都有明确规定，应予认真执行。

（五）时间

药品储存时间对其质量也会有影响。有些药品即使储存条件适宜，但储存过久，亦会引起变质失效。如抗生素类药品、生物制品、脏器制剂以及某些化学药品都规定有一定的有效期限，过期或效力降低。或毒性增加，或两者兼有。有些制剂的剂型，如乳剂、水剂、栓剂等即使无有效期规定，但时间过长也会影响质量，不能长久保存使用。

药品储存时间还可以影响片剂的生物利用度。如阿司匹林片久贮后崩解时限延长，溶出速度下降，造成的原因可能是因水解生成的酸使崩解剂淀粉糊化所致。辅料采用阿拉伯胶或明胶浆制成的片剂在储存中也可使崩解时间延长。此外，包衣片久贮后也会影响药物的体内释放度。如肠溶阿司匹林片储存 2 年后，该药在体内的释放度尚可达到有效的血药浓度，但储存 3 年后则未能达到有效血药浓度。这表明包衣材料也有一定的有效时限。若长期储存，虫胶其理化性质也可能发生明显的变化，水溶性被降低。另一种常用的包衣材料 CAP（邻苯二甲酸醋酸纤维素）具有吸潮性，久贮有可能发生水解，这些变化均会影响它们的肠溶性能。

药品储存时限与外界因素（如空气、光、温度、湿度等）有一定关系。若储存不当，又受外界因素的影响，虽储存时间不长或未过有效期，但也有可能发生变质失效；若保管妥善，如果久贮而已到有效期，外观虽然正常但不能再检测，不可延长使用期限，应该作假药销毁。一般说来，药品储存皆不宜过久。应注意先生产的产品先用，以免久贮后影响药效。

（六）微生物和昆虫

药品在储存期间若暴露于空气中，微生物（细菌、霉菌、酵母菌等）和昆虫极易混入。由于微生物的繁殖可引起药品发霉、腐败从而造成变质失效，特别是含有营养性成分的药物制剂（如含淀粉、糖类、蛋白质类等）更易遭受污染、霉变或虫蛀。若温度适宜，空气中湿度又较高，则更有利于微生物的生长繁殖。

药品受微生物和昆虫的侵袭后，如长霉、虫蛀、染菌都不能再供药用。

（七）其他因素

药物制剂的酸碱性、共存物、电离辐射、激光可引发化学反应以及包装容器制品等，对药物及其制剂的稳定性都会产生一定的影响。由于制剂工艺的发展，现代科学技术新工艺的不断引入，新问题的产生也将会随之增多，影响药物及其制剂稳定性的因素也将会增加和扩大，所以扩大和加深对药品稳定性知识方面的认识，对搞好科学养护工作将会带来很大的益处。

思考题

1. 药品仓储管理工作的职责是什么？
2. 药品性质变化有哪些种类？
3. 药品理化性质与药品稳定性的关系是什么？
4. 影响药品稳定性的外界因素有哪些？

第二章　药品的包装

学习要点

1. 了解包装的分类和作用。
2. 理解包装的标识和说明书的知识。
3. 能够判别包装的作用和包装对药品质量的影响。
4. 了解条形码的概念及应用，能理解和熟悉条形码技术。

药品包装是指根据药品的需求，采用适当的材料和技术，便于药品的运输、储存与销售，而进行的一系列准备工作。药品经过生产及质量检验后，都需要妥善包装，无论在储存运输以及分发使用等过程中，都必须有适当而完好的包装。随着科学技术的发展，新包装材料的不断开发和应用，药品包装已不仅是单纯地作为盛装药品的附属工序和辅助项目，而已成为方便临床使用的重要形式。研究和革新药品包装，是一项与保证药品质量和配合临床治疗密切相关的重要课题。

想一想

想想为什么药品需要包装？包装有什么作用？

一、包装的作用与要求

1. 包装的作用

（1）保护作用　药品从生产、流通到使用，需要经过多次装卸、运输、储存、销售等多个环节，容易发生碰撞、磨擦、振动甚至跌落，还会受光线、空气、水分、温度变化及微生物与昆虫等因素的影响，使药品质量发生变化，甚至失效。因此良好的包装，可以防光、防热、防潮、防霉、防虫蛀、避免与空气接触等，可以提高药品的稳定性，延缓药品变质。

（2）便于流通　药品在流通过程中要经过多次的交接、搬运和销售等环节，将药品按一定的数量、形状、尺寸规格、大小相互配套包装并标明数量、规格、价格等，有利于在流通过程的管理中对商品进行识别和销售统计，加速药品的流通。

（3）促进销售　包装可称“无声的推销员”，由于包装能够起到宣传、美化、推销自身的作用，特别是新颖别致的药品包装设计与造型，能诱导和激发消费者的购买欲望。

（4）方便消费　药品包装上介绍了药品的成分、性质、功能主治和使用方法，对消费者起指导作用。包装大小适宜，形式多样，对消费者来说，使用方便，携带方便，保管方便。

2. 包装的要求

（1）药品包装应与药品的临床应用要求相配合，如与各类剂型的使用要求和使用方法配合，与用药疗程配合（如疗程单元规格包装），与用药剂量配合（如单剂量包装、计划生育用药的计日、计数包装等），且应方便使用，便于病人按剂量准确使用，防止待用过程的药品污染、减效、变质、减少浪费。

（2）药品包装应便于分发和账务统计，并应符合贮运要求，方便搬运，能耐受运输过程中的撞击震动，保护药品不致破碎损失。

说一说

常用的药品包装包括哪些？请举几例说明并分类？

二、包装的分类及对药品质量的影响

（一）包装的分类

1. 内包装

是直接盛装药品的容器，如玻璃瓶、塑料瓶、安瓿、纸袋、纸盒、软膏管、牛皮纸、金属听等。此外，包括帽盖、塞子、内衬、瓶内填充物、标签等。

2. 外包装

是直接可进行装发贮运的内包装外面的包装物。如瓦楞纸箱、木箱、金属桶、塑料桶、夹板桶、麻袋、布袋、尼龙袋、蛇皮袋等。

在内包装与外包装之间有隔垫护衬物，此隔垫护衬物可用来保护药品免受碰撞挤压，常用的有纸屑、木屑、瓦楞纸板、塑料板、塑料模压块、塑料充气小泡膜、草套、草垫等。

（二）包装对药品质量的影响

包装不仅影响药品的贮藏和运输，而且还直接影响药品的质量。如果包装不妥，虽然药品出厂时符合药品标准，但在贮藏、运输过程中，很容易发生损坏而变质。在实际工作中，往往由于包装不妥而造成药品变质损耗的比例较大，因此必须高度重视包装的质量，特别要注意包装容器、材料、辅料对药品质量的影响。

1. 常用药品包装容器对药品质量的影响

（1）密闭容器　能防止尘埃、异物等混入的容器。适用于装防止尘埃混入或药品损失且受空气中二氧化碳、氧气、湿度影响不大的药品。比如玻璃瓶、纸袋、纸盒、塑料袋、木桶及纸桶等。

（2）密封容器　能防止药品风化、吸湿、挥发或被异物污染的容器。适用于装易挥发的液体药品及易风化、潮解、氧化的固体药品。如带有塞子的玻璃瓶、软膏管、铁罐等。

（3）熔封和严封容器　能防止空气、水分进入与细菌污染的容器，指用适宜的材料把容器熔封或严封。适用于装注射剂、血清、血浆及各种输液，比如玻璃安瓿、输液瓶等。

（4）遮光容器　能防止药品不受紫外线透射的容器。适用于装遇光易变质的药品，如棕色玻璃瓶，黑纸或不透明纸盒包裹的普通玻璃瓶。

说一说　举例说说日常生活中你常见的包装容器有哪些？

2. 常用的包装材料对药品质量的影响

（1）玻璃　具有良好的化学稳定性、防潮、易密封、透明、价廉、美观的特点，因此玻璃容器是药品最常用的包装容器之一。但玻璃也有较重、易碎，易受水溶液的侵蚀而释放出碱性物质和不溶性脱片的缺点。常用的玻璃有普通玻璃、中性玻璃、含钡玻璃、含锆玻璃等。《中国药典》规定，安瓿、大输液的玻璃瓶必须采用硬质中性玻璃；遇光易变质的药品，应储存于棕色玻璃瓶容器内。

对玻璃容器主要应注意它的透光性和耐酸、耐碱性。琥珀色棕色玻璃料瓶，料中含有铁盐，能阻止波长为470nm以下的光透过。光的波长愈短，其能量愈大，也就愈容易对光敏感物质发生光化降解反应。波长为470nm以上的光，能量较低，所以棕色玻璃容器能起到避光、降低药品光化降解作用。普通的无色玻璃具有透光性，若用以盛装对光敏感的药品，又不加黑纸或纸盒外套遮光，则会使盛装的药品发生分解变质而失效。蓝色和绿色玻璃容器仍能透过很大一部分的紫外光，若用它们来盛装对光敏感的药品，则不能避免药品的光化降解。因此，盛装药品一般多采用琥珀色的玻璃容器。但亦须注意，制造棕色玻璃容器时加入的铁盐（氧化铁）能渗入制剂中，所以药品中含有能为铁所催化的成分时就不宜用棕色玻璃容器盛装。

（2）塑料　是一种合成的高分子聚合物，具有质轻，耐碰撞，不易破碎，即使碎裂也不会造成伤害及危险等优点。塑料可以用来制造刚性或柔软的容器。但塑料容器在透气性、透湿性、化学稳定性、耐热性等方面则不如玻璃。所有塑料都具有一定的透气、透湿性，遇热易软化，有的还可受溶媒的影响。此外，塑料容器可因受冷热挤压的影响发生变形，影响容器封口的紧密性；塑料组成成分中的一些添加剂，如稳定剂、增塑剂、抗氧剂、润滑剂、填充剂、着色剂等，可以迁移进入溶液，而溶液中的物质（如防腐剂）也可被塑料吸着，从而影响制剂的稳定性和药品的作用等。由于塑料容器对药品的影响是多方面的，因此，在确定应用某种类型的塑料容器之前，必须仔细考虑所盛装药品的物理性质、化学活性以及对透气、透湿、透光等所造成的影响。必要时还需进行物理、化学、生物毒性等试验。同时，亦应注意，由于塑料容器生产厂的不同，可能处方组分、工艺等不同，其产品的性质亦不尽相同，所以塑料容器不宜随便换用。

（3）纸质包装材料　优点是成本低廉、体积和重量较小、加工性能好、便于成型，适合大规模机械化生产；易于印刷，图案、字迹清晰牢固；具有一定的弹性和强度，能满足各类包装需求，有效保护药品；无毒、无味、对包装物品不产生污染；来源广泛，可以回收进行二次利用，不会造成环境污染；可与塑料薄膜、铝箔等复合，成为性能更优良的包装材料，可以满足不同药品商品的包装需要。缺点：耐水性差，强度较低，易变形。常见的有各型黄板、瓦楞纸箱、纸盒、纸袋及纸桶等，是当今使用最广泛的包装材料之一。

（4）金属　金属作包装材料已有很长的历史了，常用的是黑铁皮、镀锌铁皮、马口铁、铝箔等。一般用于盛装需要密封的软膏、液体药物、化学危险品、压缩气体等。该类包装耐压、密封性能好，但成本比较高。

（5）木制品　木制品具有耐压性能，是常用的外包装材料，主要有木箱、胶合板箱、木桶、木格箱等。但由于木材资源短缺，有逐步被纸和塑料制品取代的趋势。

（6）复合材料　复合材料是和塑料、纸、铝箔等进行多层复合而制成的包装材料。

常用的有纸－塑复合材料、铝箔－聚乙烯复合材料、铝箔－聚氯乙烯复合材料等。这些复合材料具有良好的机械强度，生物腐蚀性能、保持真空性能及耐高压性能等。复合材料是包装材料中的新秀，是药包材今后发展的主要趋势。

（7）橡胶制品　药用包装上使用橡胶制品最多的是各种瓶塞，主要用于严封包装抗生素粉针剂、冻干粉、输液、血浆等瓶装药品。由于与药品直接接触，故要求具有非常好的生化稳定性及优良的密封性，以确保药品在有效期内不因空气及湿气的渗透而变质。用于输液瓶的药用橡胶塞应采用丁基橡胶而不用天然橡胶。

现在药品包装材料向“以纸代木、以塑代纸”或向以纸、塑、铝箔等到组成各种复合材料的方向发展。特种包装材料，如聚四氟乙烯塑料、有机硅树脂、聚酯复合板或发泡聚氨酯等都处于上升趋势。

（8）软包装　软包装是近年来发展较快的一种包装形式。由于这种包装性能好，安全方便，所以在药品包装上被广泛采用。

软包装的材料主要是塑料膜，包括单层膜和复合膜。复合膜由纸、塑料、铝箔等组成。用作包装材料的薄膜一般要求无臭、无味、无毒，透明、柔软、化学性质稳定、强度大、防潮、防水、避气性好，而且要具有耐腐蚀、耐油、耐热、耐寒，并能热粘合，重量轻，适应气温变化等特性。如果单层膜不能达到要求，则可将几种薄膜复合而成或采用涂层的办法。

软包装时，必须注意封口的密封性。应选择正确的热封温度、压力与热封时间，以保证封口严密。包装封口后必须进行检查，检查封闭性能，塑料膜是否变形、变薄，是否容易破裂，铝箔有否穿孔等。

3. 填塞物和衬垫物对药品质量的影响

瓶包装容器大多采用橡胶片或圈作塞子或帽盖的内衬垫片，《英国药典》已制订了其质量标准，并规定不能采用再生胶。与塑料相似，橡胶密封也有氧气与湿气的穿透，组分的被浸提以及制剂中的组分被吸着等问题；橡胶制品配料中的有机物、硫化物、锌等对药品也会产生影响；天然橡胶中由于含有蛋白质，对人体可引起过敏反应等。此外，对针头穿刺胶塞的用力参数与落屑数也应有规定；对盛放多剂量药品的容器上用的塞子还应评估它的再封闭性以及用于青霉素制剂等的橡胶塞应有其特殊的专用配方。

帽盖内垫或塞子等也常采用塑料薄膜、锡箔、铝箔和塑料塞、软木塞、胶粘碎木塞等，一般可视药品的性质来选用。

某些制剂（如片剂、胶囊剂等）为防止容器内留有空隙，因振荡等原因，可使药品碎裂或破损，因此常用纸片、纸条、泡沫塑料及棉花等作为填塞物，如果填塞不紧，填塞物未经消毒处理或不够洁净干燥，则会促进这些药品的发霉变质。

有时，对容易吸潮的片剂、胶囊剂，可在瓶内装入一小袋干燥的硅胶以防潮，同时也起到了填塞作用。

此外，外包装之间的衬垫物对药品也有很大的影响，如瓶隔、垫、盖板质量差、太薄或瓶套隔板低于商品，或纸箱内部填充不足空隙大，都可造成纸箱变形和容器破损；衬垫物不够清洁干燥或有发霉、虫蛀等，都会影响药品的内在质量。

写一写

1. 常见的药品包装容器有______、______、______、______。
2. 写出六种不同的药品包装材料。

三、包装的标识

包装的标识是为了方便运输、仓储、货物交接、销售和使用，而做成的简单图案，包括三种类型。

（1）运输标识　也叫唛头，由一个简单的几何图形及字母、数字等组成。内容主要有：目的地或代号、收货人或发货人的代号、件号、体积（长×宽×高）、重量（毛重、净重、皮重）、生产国家或地区等（图2－1）。

中铁快运 货运专用标签			
发站	北京	到站	南宁
收货人	李世伟	收货人电话	1387886850
品名	仪器配件	总件数	3
货号	7666277	承运人编号	063874521-2
全中统一客服电话	400-650-1118		

图2－1　商品的运输标识

（2）指示性标识　按药品的特点，对于易碎、防湿、防颠倒等在包装上用醒目的图形或文字，标明“小心轻放”、“防潮湿”、“此面向上”等（图2－2）。

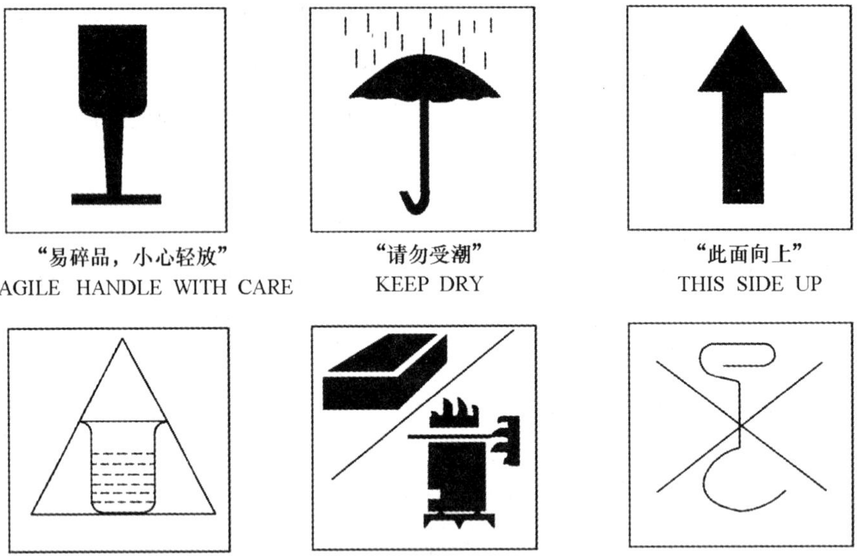

图2－2　商品包装上的操作指示性标识

（3）警告性标识　对于危险物品，比如易燃品、有毒品或易爆炸物品等，原国家质量技术监督管理局于1992年发布了国家标准《常用化学品的分类及标志》（GB13690－1992），按主要危险特性把危险化学品分为八类，在外包装上必须醒目标明（标识中的数字表示类别），以示警告（图2－3）。

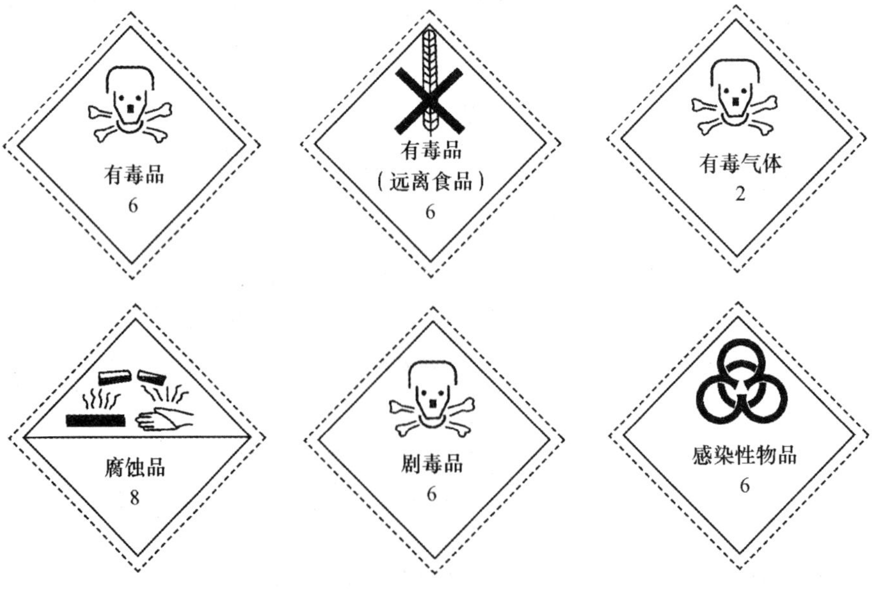

图2－3　危险品的警告性标识

（4）特殊管理药品标识　国家食品药品监督管理局规定的毒、麻、精、放、药品标识（图2－4）。

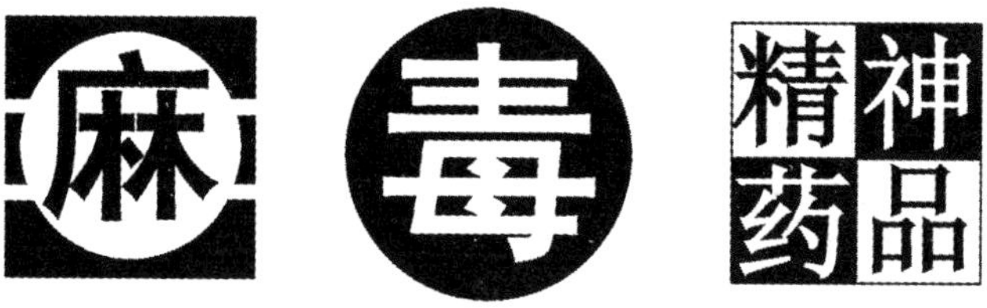

图2－4　特殊管理药品麻、毒、精的外包装标识

四、药品说明书

（一）药品说明书的内容

药品说明书是药品包装内容之一，是随药品与标签一起放入包装内的有关该药品的详细资料。药品说明书应当包含药品安全性、有效性的重要科学数据，结论和信息，用以指导安全、合理使用药品。药品说明书主要有以下内容。

1. *药品名称*

药品名称又分为通用名、商品名、英文名、汉语拼音及其化学名称等，是药品标签及说明书上的重要内容之一。

（1）通用名　药品的通用名是指世界各国通用的名称，也叫“法定名称”。《中华人民共和国药品管理法》（以下简称《药品管理法》）中规定，凡列入国家药品标准的名称就为药品的通用名，在药品的包装、标签及说明书上必须用中文显著标示药品的通用名。

（2）商品名　药品的商品名也叫商标名，是经国家药品监督管理部门批准的特定企业使用的商品名称。药品生产企业为了树立自己的形象与品牌，给自己的产品注册商品名。比如，广西桂林集琦药业的“琦月”，上海现代浦东药厂的“浦虹”，扬子江药业的“仁苏”。哈药集团制药六厂的“严迪”，法国罗素优克福公司的产品名为“罗得力”等，其通用名都是罗红霉素。

（3）英文名　即药品的国际非专利名称（INN），是按药品销售的活性物质起一个世界范围内都可以接受的惟一名称。目的是便于识别药品，有利于药品的监督管理，便于国际协作和交流。

（4）化学名　是根据药物的化学结构，按一定的命名原则对药物制定的名称。主要是方便医药工作者了解药品的结构，判断药品的性质、作用和分类。例如解热镇痛药阿司匹林化学名为乙酰水杨酸钠，其化学名为4－氨基－2－羟基苯甲酸钠盐二水合物。

2. 药品的有效期

指在一定的贮藏条件下，能够保证药品质量的期限。《药品管理法》规定，未标明有效期或更改有效期的药品按劣药论处。因此，所有药品在药品说明书及标签上都标明该药品的有效期。

药品有效期的表示方法有：

（1）直接标明有效期为某年某月，这种表示很易辩认，国内生产的药品多数都采用这种表示法。

（2）直接标明失效期为某年某月，这种表示须与第一种加以区别，如批号：960803，失效期：1999年9月，即表示此产品是1996年8月3日生产的可使用到1999年8月31日为止，有效期限为3年。

（3）直接标明有效期或失效期为某年某月某日，此种也易辨认，其识别原则上同第一、二种表示法。如失效期2003年6月30日，系指可使用到2003年6月29日；有效期2003年6月30日，则指可使用到2003年6月30日。

（4）只标明有效期×年，此种表示须根据批号推算，如批号：990514，有效期3年，系指可使用到2002年5月14日。

（5）进口产品失效期限的标示很不统一，各国有自己的习惯书写法。大致而论，欧洲国家是按日－月－年顺序排列的（如8/5/98）；美国产品是按月－日－年排列的（如Nov. 1，98）；日本产品按年－月－日排列的（如98－1－5）；俄罗斯产品有时用罗马数字代表月份（Ⅵ. 87）。在标明失效期的同时，一般尚注有制造日期，因此可以按制造日期来推算有效期限为多长。例如制造日期：15/5/92，即表示1992年5月15日生产。失效日期：Five years from date of manufacture，即表示由制造日起5年内使用，亦即表示可用到1997年5月14日。

3. 药品的批准文号

批准文号是国家食品药品监督管理局发给生产企业批准药品生产的证明文件编号，是药品生产合法性的标志。每种药品的每一规格发给一个批准文号，同一药品的不同生产企业发给不同的药品批准文号。

我国现行的药品批准文号格式为：国药准字＋1位字母＋8位数字，质量标准试行期的药品生产批准文号为：国药试字＋1位字母＋8位数字。字母表示的意义为：H——化学药品，Z——中药，B——保健药品，S——生物制品，T——体外化学诊断试剂，F——

药用辅料，J——进口分包装药品等。

4. 药品的商标

商标，是指生产者、经营者为使自己的商品或服务与他人的商品或服务相区别，用文字、图形、字母、数字、三维标识和颜色或几个要素互相组合的特定标志。商标一经获准注册，注册人就享有该商标的专用权，注册商标有效期为10年，注册符号为：®。

（二）药品标签

药品标签是指药品包装上标明与药品相关内容的文字。一般用纸张印刷粘贴或储存在包装的容器上。标签分内包装标签与外包装标签（包括中包装标签与大包装标签）。

药品的内标签应当包含药品通用名称、适应证或者功能主治、规格、用法用量、生产日期、产品批号、有效期、生产企业等内容。

包装尺寸过小无法全部标明上述内容的，至少应当标注药品通用名称、规格、产品批号、有效期等内容。

药品外标签应当注明药品通用名称、成分、性状、适应证或者功能主治、规格、用法用量、不良反应、禁忌、注意事项、贮藏、生产日期、产品批号、有效期、批准文号、生产企业等内容。适应证或者功能主治、用法用量、不良反应、禁忌、注意事项不能全部注明的，应当标出主要内容并注明“详见说明书”字样。

用于运输、储藏的包装的标签，至少应当注明药品通用名称、规格、贮藏、生产日期、产品批号、有效期、批准文号、生产企业，也可以根据需要注明包装数量、运输注意事项或者其他标记等必要内容。

原料药的标签应当注明药品名称、贮藏、生产日期、产品批号、有效期、执行标准、批准文号、生产企业，同时还需注明包装数量以及运输注意事项等必要内容。药品的生产批号指用于识别“批”的一组数字，可用来追溯和审查该批产品的生产历史，保证用药安全。一批，指具有同一性质和质量，并在同一连续生产周期中生产出来的一定数量的药品。每批药均应编制生产批号，并将其印在药品包装上。生产批号一般由6位数字表示，前2位表示年份，中间2位表示月份，后2位表示产品在当月的批次。比如，生产批号：080305表示该种药品是在2008年3月生产的第五批药品。

练一练

练习自己制作药品说明书与药品标签。

五、条形码技术及应用

条形码技术属于自动识别范畴。它是随着电子技术的进步，尤其是计算机技术在现代化生产和管理领域中的广泛应用而发展起来的一门实用的数据输入技术。从系统看，条形码技术涉及编码技术、光传感技术、条形码印刷技术以及计算机识别应用技术。

条形码是由一组宽度不同、反射率不同的条和空按规定的编码规则组合起来的，用以表示一组数据和符号，条形的技术是研究如何把计算机所需要的数据用一种条形码来表示，以及如何将条形码表示的数据转变为计算机可以自动采集的数据。因而，条形码技术主要包括：条形码编码原理及规则标准、条形码译码技术、光电技术、印刷技术、扫描技术、通信技术、计算机技术等。具体来说，条形码是一种可印制的机器语言，它采用二进制数的概念，经1和0 表示编码的特定组合单元。直观看来，常用的条形码由一组字符组成。

条形码是一种信息记录形式，根据不同规定的编码规则所提出的条形码编号方案，多达40 余种，目前应用最为广泛的有：交叉二五码、三九码、UPC 码、EAN 码、128 码等。近年来又出现了按矩阵方式或堆栈方式排列信息的二维条形码。若从印制条形码的材料、颜色分类，可分黑白条形码、彩色条形码、发光条形码（荧光条形码、磷光条形码）和磁性条形码等。不论哪一种条形码，都有的共同点是：①条形码符号、图形结构简单；②每个条形码字符由一定的条符组成，占有一定的宽度和印制面积；③每种编码方案均有自己的字符集；④每种编码方案与对应的阅读装置的性能要求密切配合。

标准的商品代码由 13 位数字构成，其中头 3 位是国别码，中间 4 位为制造商号，随后 5 位是实际产品代码，最后 1 位是校验码。如 00 - 09 代表美国、加拿大；45 - 49 代表日本。690 - 692 代表中国大陆，471 代表中国台湾地区，489 代表香港特区。制造厂商代码的赋权为各个国家或地区的物品编码组织，中国由国家物品编码中心赋予制造厂商代码。商品代码是用来标识商品的代码，赋码权由产品生产企业自己行使，生产企业按照规定条件自己决定在自己的何种商品上使用哪些阿拉伯数字为商品条形码。

条形码系统是由条形码符号设计、制作及扫描识读组成的自动识别系统。条形码识读装置是条形码系统的基本设备，它的功能是译读条形码符号，即把条形码条符宽度、间隔等信号转换成不同时间长短的输出信号，并将该信号转化为计算机可识别的二进制编码，然后输入计算机。识读装置由扫描器和译码器组成。扫描器又称光电读入器，它装有照亮被读条形码的光束检测器件，接收条形码的反射光，产生模拟信号，经放大、量化后送译码器处理。扫描器可以是一支光笔或激光枪，由人手持作业；也可以是一种安装在某部位的自动扫描器，典型的有固定光束扫描器、直线扫描器、逐行扫描器和全方位扫描器。译码器存贮有需译读的条形码编码方案的数据库库译码算法。早期的识别设备，扫描器和译码器是分开的，近年推出的设备大多已合成一体，整个设备完整、方便、灵巧。

当计算机配置了网络控制器之类的接口软、硬件时，这个条形码系统就能同时处理多个条形码识读装置输入的条形码信息。

条形码系统的识读性能，即条形码系统能否成功地应用，在技术上主要取决于系统的识读能力和条形码标签的印制质量，两者密不可分。

条形码功能强大，输入方式具有速度快、准确率高、可靠性强、成本低廉等特点，在商品流通、工业生产上及仓贮标证管理、信息服务等领域获得了广泛的应用，所以利用条形码可以广泛应用于商品的分类保管、发货运输、销售统计等。条形码技术的应用对开发我国商品标识系统，使其规范化、标准化，并实现与国际标准兼容，推进我国计算机应用和现代化管理，促进国内商品经济的繁荣，增强中国产品在国际市场的竞争力具有深远的意义。商品条形码的诞生极大地方便了商品流通，现代社会已离不开商品条形码。据统计，目前我国已有50万种产品使用了国际通用的商品条形码。我国加入世贸组织后，企业在国际舞台上必将赢得更多的活动空间。

试一试

商品条形码上头3位上分别是690、046、471、489、008的商品，试区别这几个商品产自哪个国家？

思考题

1. 药品包装有哪些作用？
2. 药品包装对药品质量有哪些影响？
3. 药品运输的标识有哪些？
4. 药品的说明书包括哪些内容？
5. 药品的条形码可应用于哪些方面？

第三章 药品的购进与验收

学习要点

1. 掌握药品购进验收的质量管理程序，理解熟悉签订购销合同中应明确的质量条款。
2. 能正确完成和处理药品购进和验收业务流程中的技术问题。

想一想

1. 企业购进药品应把________放在选择药品和供货单位的首位，坚持________原则。
2. 保证药品质量的购进程序有哪些？
3. 购进的药品应符合哪些基本条件？

第一节 药品的购进

一、药品购进的原则和程序

（一）药品购进的原则

药品经营企业应当把确保药品质量放在选择药品和供货单位条件的首位，购进药品应当以满足人们预防、治疗、诊断疾病的需要为目标，以市场需要为导向，坚持“以质量为前提，按需进货，择优选购”的原则，最大限度地保证社会的需求和企业业务经营活动的健康发展，不断提高企业整体质量管理水平。

（二）保证药品质量的购进程序

（1）确定供货企业的法定资格及质量信誉。

（2）审核所购入药品的合法性和质量可靠性。

购进的药品应符合以下基本条件：①合法企业所生产或经营的药品；②具有法定的质量标准；③除国家未规定的以外，应有法定的批准文号和生产批号等；进口药品应有符合规定的、加盖了供货单位质量检验机构原印章的《进口药品注册证》和《进口药品检验报告书》复印件；④包装和标识符合有关规定和储运要求；⑤中药材应标明产地。

（3）对与企业进行业务联系的供货单位销售人员，进行合法资格的验证。

（4）对首营品种，填写“首次经营药品审批表”，并经企业质量管理机构和企业主管领导的审核批准。

（5）签订有明确质量条款的购货合同。

（6）购货合同中质量条款的执行。

（三）药品购进流程

药品购进流程可简单归纳为如下步骤：①确定供货企业的法定资格及质量信誉⟶②审核购进药品的合法性和质量可靠性⟶③审核供货单位销售人员合法资格⟶④审核首营品种⟶⑤编制药品购进计划⟶⑥订立购货合同⟶⑦执行合同⟶⑧购进记录。

想一想

1. 什么是首营品种？
2. 从药品经营企业首次购进的药品要做首营品种审核吗？

二、首营品种的审核

首营品种：向某一药品生产企业首次购进的药品（含新规格、新剂型、新包装等）。

首营企业：购进药品时，与本企业首次发生供需关系的药品生产企业或经营企业。

从经过“首营企业审核”批准的药品，经营企业首次购进某一药品时，必须进行首营品种审核。

（一）审核内容

首营品种合法性及质量情况的审核包括以下内容。

（1）核实药品的批准文号和取得的质量标准。

（2）审核药品的包装、标签、说明书等是否符合规定。

（3）了解药品的性能、用途、检验方法、储存条件以及质量信誉等内容。

写一写

请写出采购员需要索取首营品种相关资料的名称，并写出这些资料分别证明什么？

（二）审核程序

（1）首营品种的药政合法性与质量可靠性，应参照《购进药品合法性审核准则》与《购进药品质量可靠性评价办法》进行审核。

（2）首营品种的筛选工作主要由采购部负责。

（3）采购部的采购员根据首营品种的筛选拟定情况，负责索取所选品种的相关资料，主要包括：①该品种生产企业法定资格的证明材料（供货企业的营业执照、药品生产许可证、GMP 证书复印件）；②该品种合法性的证明材料（药品的生产批准文号批件复印件）；③该品种质量可靠性的证明材料（药品质量标准的复印件）；④药品最小包装标签实样；⑤说明书实样；⑥样品。

（4）采购部负责填写《首营品种审批表》（表 3 – 1），并附相关资料及同一批号足够 3 次检验量的样品，交质量管理科进行审核。

（5）质量管理部依据《首营品种审批表》及所附材料先进行资料审核。

（6）根据资料审核情况，如需对该品种生产企业实地考察，应由采购部会同质量管理部共同进行。

（7）对资料审核符合规定的品种，质量管理科抽样检验，并出具检验结果是否符合法定质量标准的检验报告书。

（8）质量管理部依据资料审核结果在《首营品种审批表》上签注审核意见：“资料齐全，同意购进，”并交主管领导进行审批。

（9）主管领导审批同意的首营品种，即可由采购部安排进货试销。

（10）《首营品种审批表》原件相关资料作为档案留存于质量管理部。

领导签字批准后，质量管理部填写《药品质量档案表》连同《首营品种审批表》和资料建档保存，同时将首营品种要素录入计算机，形成《首营品种档案台账》，确认后供查询、应用。采购部编制向生产企业购货的采购计划时要以《首营品种档案台账》为依据；验收员验收从生产企业购进的药品时要查询《首营品种档案台账》，作为首营品种验收的依据。

表 3－1　首营品种审批表

<table>
<tr><td>填报部门及填表人</td><td colspan="3"></td><td>填报日期</td><td>年　月　日</td></tr>
<tr><td>药品通用名称</td><td colspan="2">商品名</td><td>英文名或汉语拼音</td><td>规格剂型</td><td>生产企业</td></tr>
<tr><td></td><td colspan="2"></td><td></td><td></td><td></td></tr>
<tr><td>GMP 实施情况</td><td colspan="5"></td></tr>
<tr><td colspan="6">药品性能、质量、用途、疗效情况</td></tr>
<tr><td colspan="6"></td></tr>
<tr><td>批准文号</td><td colspan="2"></td><td>质量标准</td><td colspan="2"></td></tr>
<tr><td>装箱规格</td><td></td><td>有效期</td><td></td><td>储存条件</td><td></td></tr>
<tr><td>正常出厂价</td><td></td><td>收购实价</td><td></td><td>批发价</td><td></td></tr>
<tr><td>申请原因</td><td colspan="5"></td></tr>
<tr><td>采购员意见</td><td colspan="5"></td></tr>
<tr><td>业务部门主管意见</td><td colspan="5"></td></tr>
<tr><td>物价部门意见</td><td colspan="5"></td></tr>
<tr><td>质量管理部门意见</td><td colspan="5"></td></tr>
<tr><td>主管领导审批意见</td><td colspan="5"></td></tr>
<tr><td colspan="6">注：请附以下加盖供货单位红色印章的资料。
（1）药品生产企业许可证复印件。
（2）营业执照复印件。
（3）GMP 证书复印件。
（4）药品生产批准文号批件的复印件。
（5）质量标准。
（6）药品最小包装标签实样。
（7）说明书实样。
（8）首营品种样品等。</td></tr>
</table>

说一说

首营品种审核流程简单归纳有哪些步骤？

由________部门索取相关资料。

（三）审核流程图

首营品种审核流程图（图 3－1）。

首营品种审核流程简单归纳有如下步骤：①采购部的采购员索取相关资料──→②采购部的采购员填写《首营品种审批表》（表 3－1）──→③采购部经理进行业务审核──→④质管部的质管员进行质量审核──→⑤主管领导审批──→⑥质管部建档保存。

做一做

请自己动手制作《首营品种审批表》，进行一次审核首营品种的操作。（实训一）

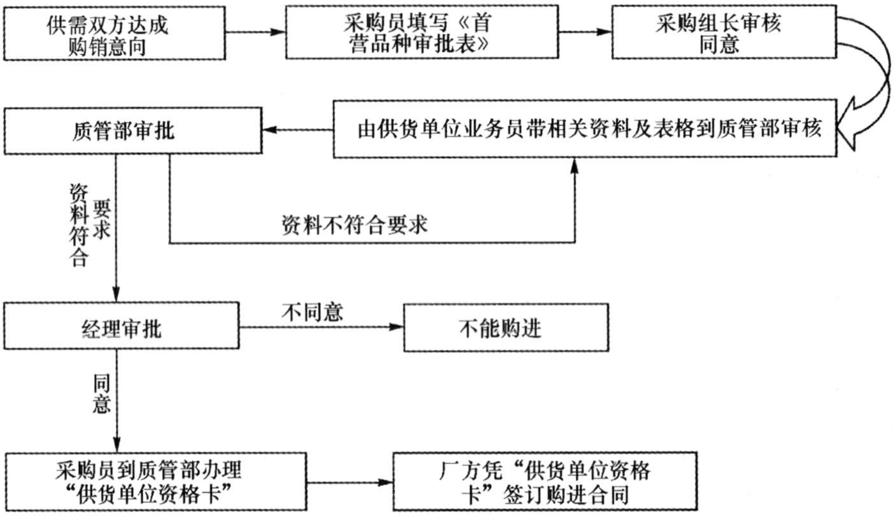

图3－1　首营品种审核流程图

写一写

首营品种的试销期为________年。试销期满后，由部门________部门作出首营品种试销总结报告。

（四）试销期的质量监管

（1）首营品种的试销期为1年。

（2）首营品种试销期间，销售组应做好市场需求调查，了解市场发展趋势，收集顾客评价意见及有关不良反应等情况，并填写药品质量信息反馈单交所在部门，汇总后送交质量管理部存档。

（3）质管部应建立首营品种的质量档案，收集用户评价意见，做好查询处理记录，定期分析、研究其质量的稳定性和可靠性。

（4）仓储部应考查该首营品种包装是否符合储存运输要求。

（5）试销期满后，由销售部门作出首营品种试销总结报告，经采购进货、检查验收、仓储保管、经营销售、财务、质量管理等有关部门进行综合评价后，由主管领导作出是否转正式经营的批示。

三、药品采购的管理

药品是用于预防、治疗、诊断人的疾病，有目的地调节人的生理功能，并规定有适应证或者功能主治、用法和用量的物质。药品质量的合格与否，关乎人的生命，关乎企业的美誉度和知名度。药品质量是药品生产企业生产出来的，而非检验出来的，因此，严把药品采购关，确保供货渠道合法是至关重要的一环。药品采购管理是对药品采购业务进行的计划、组织和控制活动。药品采购是药品经营企业经营活动的起点，也是药品销售的制约点。它不仅是为企业经营活动提供物质基础的前提条件，也是企业经营成败、效益高低、人民群众用药是否安全有效的关键环节。没有好的药品采购，企业就无法保证药品质量，就无法做到适销对路、满足消费者需求和提高企业经济效益有目的。因此，企业要把好采购关，就必须加强药品采购的管理。具体要求如下：

（1）药品购进应先重质、再重价，按需进货、择优采购，注重采购的时效性和品种结构的合理性。

（2）药品购进应确定供货企业的法定资格及质量信誉，同时对供货单位销售人员进行合法资格的验证，以确保企业购进的药品为合法企业所生产或经营的药品。

（3）药品购进应审核其合法性，除国家未规定的以外，应核实法定的批准文号，中药饮片应有产地。

（4）对首营企业和首营品种应按照《首营企业与首营品种审核制度》的规定进行首营审核。

（5）药品购进应编制购货计划并有质量管理部参与，以保证计划以质量为重要依据。

（6）药品购进应订立购货合同，明确质量条款并执行。

（7）购进进口药品应有符合规定的、加盖了供货单位或供货单位质量管理机构原印章的《进口药品注册证》和《进口药品检验报告书》复印件。

（8）购进药品应有合法票据，并建立购进记录，做到票、账、货相符。

（9）每年应对进货情况进行质量评审，评审结果存档备查。

（10）禁止经营特殊管理的药品包括中药饮片中的毒性药品和麻醉药品。

（11）直调药品按《直调药品管理制度》执行。

（一）采购计划

根据市场需求合理设计药品库存结构，提出购进计划；根据“以质量为前提，按需进货，择优选购”原则和市场需求，确定药品采购计划；具体要求如下。

（1）采购药品必须先会同质量管理部编制药品购进计划，经批准后实施。编制药品年度购进计划、月度计划和临时计划，包括确定供货单位，拟定购进的药品品名、规格、生产厂家、单位、计划购进数量等。

（2）采购部编制药品购进计划要以质量为依据，质量管理部应参与计划编制并签写质量审核意见，对不符合规定的、供方履约能力差的，近期出现过重大质量事故的，质量管理部有质量否决权。

（3）药品购进计划经主管领导批准后交采购部执行，并按月装订存档。

（二）供应商选择

药品经营企业要制订药品采购计划，在组织进货的过程中，必然面临供应商的选择问题。选择好供应商是保证药品质量的重要环节。药品购进应确定供货企业的法定资格及质量信誉，同时对供货单位销售人员进行合法资格的验证，以确保企业购进的药品应为合法企业所生产或经营的药品。

1. 对供应商的要求

（1）供应商必须是经相应的国家药品监督管理部门审核批准的，具有《药品生产许可证》或《药品经营许可证》和《营业执照》的合法企业。

（2）是该品种的合法生产或经营者，与所生产、经营的范围相适应。

（3）能提供符合质量要求的药品。

（4）能履行合同，按时、按质、按量交货。

（5）药品价格适宜，服务周到。

2. 对供应商的调查

供应商应有保证药品质量的能力、生产规模、人员、设备条件、质量控制能力以及质量管理水平等，对其应做以下调查。

（1）法定资格的调查。

（2）生产过程的调查。

（3）管理能力的调查。

（4）技术能力的调查。

（5）人员素质的调查。

（6）新药品效果的调查。

（7）药品质量稳定性的调查。

3. 对供应商的评价

可以计算4个率：

（1）收购率　收购率＝（某供应商收购额/收购总额）×100%

（2）毛利率　即一定时期内将某供应商收购药品销售后的毛利率与平均毛利率进行比较，其计算公式：毛利率＝（销售价－收购价）×销售量；某供应商毛利率＝（某供应商收购药品销售毛利率/各供应商收购销售总额）×100%。

（3）履约率　即一定时期内将某供应商签订购销合同的履约率与平均履约率进行比较，其计算公式：某供应商履约率＝（某供应商收购金额实际数/某供应商签订合同金额数）×100%；平均履约率＝（各供应商收购金额实际总数/各供应商签订合同金额总数）×100%。

（4）退货率　即一定时期内将某供应商收购药品退货和售后退货的比率与平均退货率进行了比较，其计算公式：某供应厂商退货率＝[（向某供应厂商收购药品的验收退货＋售后退货）/向某供应厂商收购额]×100%。

凡收购率高、毛利率高于平均毛利率、履约率高于平均履约率（当然还要分析履约品种结构），退货率低于平均退货率的供应商，就是优化的供应商。

4. 对“首营企业审核”的确定

新建立关系的供货企业的法定资格及质量信誉通过“首营企业审核”确定。

已经取得供货资格的企业的法定资格及质量信誉通过每年一次的进货情况质量评审再确定。

5. 动态评审

除进行定期质量评审外，在经营过程中发现供货企业质量信誉、履约能力等问题，由采购部及时会同质量管理部对供货企业进行质量评审，确定是否取消或保留其供货资格。

（三）合同的签订

审核批准的药品购进计划由采购部负责实施——订立购货合同（合同形式包括合同书、传真要货、电话要货等）。合同书的供方签字人必须是通过合法资格验证的供货企业销售人员或法定代表人。

签订的购销合同中应明确下述质量条款：①药品质量必须符合质量标准和有关质量的

要求；②整件药品附产品合格证。；③药品包装符合有关规定和货物运输要求；④进口药品除上述 3 条外，还应有供应方提供的符合规定的证书和文件。

通过传真、电话等订立购货合同的依据是双方签订的长期限的购货合同书或质量。合同由采购部内勤分类按时间顺序分期装订存档。

1. 工商间购销合同中应明确的内容

（1）药品质量符合质量标准和有关质量要求。

（2）药品附产品合格证。

（3）药品包装符合有关规定和货物运输要求。

2. 商商间购销合同中应明确的内容

（1）药品质量符合质量标准和有关质量要求。

（2）药品附产品合格证。

（3）购入进口药品，供应方应提供符合规定的证书和文件。

（4）药品包装符合有关规定和货物运输要求。

3. 药品购进合同的内容

购销双方应围绕合同的各项条款逐项进行谈判，达成一致意见，并以文字的形式表达出来。药品购进合同主要内容有以下几点。

（1）品名　指药品的通用名称，一般以《中国药典》收载品种为准，《中国药典》未收载的中成药用商品名，如党参、白术、牛黄解毒丸等。一般不用别名签订采购合同，这是因为我国药品的品种较多，许多品种都有别名。同物异名和异物同名的现象会给采购和发货带来困难。

（2）产地与商标　产地是指药品的生产地名或生产厂家名称的简称。由于药品的产地不同，其价格、疗效和质量也不相同，因而在签订采购合同时，一定要把药品的产地、规格详细地注明，以便在收货时进行监督和检查，如浙江产的麦冬、玄胡、白术，河南产的地黄、菊花、牛膝、山药，山东产的金银花、全蝎、酸枣仁。中成药一般还要注明注册商标，如北京同仁堂制药集团产的同仁堂牌大活络丹等。

（3）规格与等级　一是指药品的含量及包装规格，如中成药的几克 × 几丸，几克 × 几片，多少毫升等；二是指药材品种质量的要求，是划分质量、分级分等的具体标准。

（4）单位　指合同药品的计量单位。常用的有千克、瓶、盒、大盒、袋、大袋、桶、箱等。

（5）数量　指购方所需要的具体数量。采购数量的确定要注意其单位和规格。

(6) 单价　指经供需双方同意后的协商价格。一般地说，药材价格随行就市，主产区的价格低于销售地价格，但也有时销售地价格低于主产区的价格。

(7) 金额　指每份合同的每个品种的价格与数量乘积的总和。若几个品种共用1份合同时，先将每个品种的金额算出，再将各个品种的金额合计，就是该合同的金额。

(8) 质量要求　购货方对药品质量提出的要求。对药材的要求是：正品，符合《中国药典》规定，身干无杂、无虫、无霉。对中成药的要求是符合《中国药典》或地方药用含量标准。

(9) 约定损耗　指经购销双方共同协商所规定的药品在途中的自然损耗和破损部分。这是因为药品在流通中，要经过装、卸、过磅（指药材）、入库等过程，还要经过长途运输的颠簸，这些都容易造成在途商品的损耗和破损。因而在药品的购销过程中，一定数量的在途损耗是正常的，关键是如何确定合理损耗占商品总量的百分比例。为了使购销双方有章可循，有关部门曾制定了有关医药商品在途损耗的规定，凡在规定之内的，由购方负责，规定之外的（即超耗部分）由销方负责。

(10) 包装方式　指合同规定的外在包装。一般地说，包装不计价，由销方负担。中成药和西药多为纸箱包装。中药材则根据其质地的不同而要求各异。最常用的有麻袋、编织袋等，也可由采购方提出要求进行包装。

(11) 验收方式及提出异议期限　指甲方接到药品后对药品质量、规格、包装等方面的验收办法，有购方仓库验收；有销方仓库验收；有抽样验收；有全数倒包验收（指对中药材的贵重品种，如三七、红参等）等；如有问题和异议应在什么期限内提出。

(12) 运输方式、到达港站及费用负担　指药品运输的方法和形式，并注明到达的港站及费用由甲方还是由乙方负担。具体的运输方式有火车快件、火车慢件、汽车送货、汽车零担、邮寄、自提等。

(13) 交货日期　指从签订合同之日起到购方收到货物为止的日期和时间。

(14) 结算方式及结算期限　结算方式一般有托收承付、委托银行收款、汇兑、信用卡、限额结算、票汇结算等几种结算方式。而最为常用的有托收承付、委托银行收款、汇兑、票汇4种形式。另外，还有现金付款的方式，但实际采用的极少，只有在销方没有开设账户的情况下，才可酌情使用这种结算方式，但数量金额不可过大。使用现金结算容易造成被盗！丢失或出现其他方面的漏洞，企业应当慎用。

结算期限是指采购合同中所规定的具体的承付货款的时间和日期。一般根据发货凭证托收承付。有的是先付款再发货，也有的是货到验收托收承付、货到1个月托收承付、货到2～3个月或更长时间付款，货到代销、销完后付款等，要根据所采购药品的不同情况分别确定。

（15）违约责任　甲乙双方的违约责任及赔偿办法。

（16）解决合同纠纷的方式。

（17）其他约定事项。

4. 药品购进合同的签订

双方对合同各项条款无异议后，加盖双方单位公章，由双方代表签字。必要时可请公证部门给予公证。

5. 药品购进合同的履行

履行合同是指购销双方按合同上的各种规定与条款执行合同的过程。虽然合同的履行是由购销双方来共同完成的，但作为采购方，应尽最大力量履行合同，以树立企业的形象，树立企业信誉，为今后的业务往来打下良好的基础。同时要加强与供应方的联系，敦促合同的履行。

6. 药品购进合同文本格式

药品购进合同

供方：　　　　　　　　　合同编号：

需方：　　　　　　　　　签订时间：　　　年　月　日

签订地点：

（1）药品品名、产地、规格及包装、单位、数量、单价、金额及交货时间：

药品购进合同中的药品名称

品名	产地	规格及包装	单位	数量	单价	金额	交（提）货时间
合计人民币（大写）							

（2）质量要求：

（3）验收方式及提出异议期限：

（4）交提货地点及方式：

（5）运输方式、到达港站及费用负担：

（6）结算方式及期限：

（7）违约责任：

（8）解决合同纠纷方式：

（9）其他约定事项：日期、购销双方的单位全称、法人、委托办理人、详细地址、电报挂号、电话号码、开户行、银行账号、邮政编码等。

（10）注意事项

签订合同时，特别注意购销双方要注明合同签订的日期，购销双方的单位全称、法人、委托办理人、详细地址、电报挂号、电话号码、开户行、银行账号、邮政编码等，以便在业务往来中及时进行联系。

药品购进合同中其他约定事项

<table>
<tr><td colspan="2">对供方资格的认证意见：

经办人：　　　　　认证部门（章）
　　　　　　　　　年　月　日</td><td colspan="2">对需方资格的认证意见：

经办人：　　　　　认证部门（章）
　　　　　　　　　年　月　日</td></tr>
<tr><td>供方
单位名称（章）
单位地址：
法定代理人：
委托代理人：
电话：
电报挂号：
开户银行：
账号：
邮政编码：</td><td colspan="2">需方
单位名称（章）
单位地址：
法定代理人：
委托代理人：
电话：
电报挂号：
开户银行：
账号：
邮政编码：</td><td>鉴（公）证意见

经办人：
鉴（公）证机关（章）
　　　　　　　年　月　日
（注：除国家另有规定外，鉴（公）证实行自愿原则）</td></tr>
</table>

有效期限：　　年　月　日至　　年　月　日

7.《合同法》及相关内容

合同法是调整民事主体之间合同关系的法律。其目的是为了保护合同当事人的合法权益，维护社会经济秩序。合同法中的合同是指平等主体的自然人、法人、其他组织之间设立，变更，终止民事权利义务关系的协议。

合同法以调整转移财产的经济合同为主要内容；同时调整提供劳务、提供技术和承包工程的经济合同，对于投资、信托、联合经营等其他经济合同，合同法规定的一般原则也完全适用。

合同法适用于平等民事主体的法人，其他经济组织、个体工商户、农村承包经营户相互之间为实现一定经济目的和明确相互权利义务关系而订立的合同。内容包括总则和分则，其中总则部分包括合同的订立、合同的效力、合同的履行、合同的变更和转让、合同的权利义务终止、违约责任、其他规定。

（1）合同订立的程序 合同的订立，一般包括要约和承诺两个阶段。

要约：是指当事人一方向另一方提出签订经济合同的建议。作为一项有效的要约，应当具备以下条件：要约人必须清楚地表明愿意按照要约内容订立合同；要约原则上必须向一个或一个以上的特定人提出；要约内容必须明确、具体、肯定；要约必须传达到受要约人才生效。

当事人发生要约后，并不是永远对其具有约束力，在下述情况下，要约不再具有效力：有承诺限期的要约，期限界满；没有承诺期限的要约，如果是口头形式的，对方没有当面立即承诺，要约失效；如果是书面形式的，超过一定的合理期限，要约也失去效力；对方不同意要约内容，即使承诺期限未满，要约也不起任何作用。

要约的方式有书面和口头两种方式。书面方式通过寄发书信、电报、订货单等方式提出；口头方式可由一方向另一方当面口头提出，也可以通过电话提出。

承诺：是受要约人对要约人提出的订立合同的建议表示完全同意的答复。承诺应符合以下条件：承诺是被要约人对要约同意的意思表示，非被要约人所做的答复不是承诺；承诺必须是不附带任何条件，完全同意要约内容的意思表示。如果被要约人对要约的主要内容不是全部接受，而是有条件同意要约的条款，则其意思表示不是承诺，而是一个新的要约；承诺必须是在要约的有效期限内作出。如果承诺超过了要约规定的期限，这种承诺对要约人就没有约束力。

承诺一经成立，就发生法律效力，其效力在于要约人收到承诺时，合同即告成立。

（2）合同的主要内容 根据《合同法》的规定，合同主要内容应具备以下主要条款。

标的（指货物、劳务、工程项目等）：标的是合同当事人双方权利义务共同指向的对象。合同标的必须明确具体，标的不明确或没有标的，合同就不能成立，也就无法去履行合同。合同的标的因合同种类不同而有所差异。有的是财产，如购销合同中的产品；有的是劳务，如货物运输合同承运方提供的劳务；也有的是完成一定的工作，如加工承揽合同承揽方所完成的工作。

数量和质量：数量和质量是标的的具体条件，是使合同标的得以相互区别的具体特征。数量可以确定双方权利义务的大小，合同数量必须明确具体。质量是标的适应一定用途、满足生产、生活需要的自然属性。签订合同时质量条款必须符合国家法律、法规的规定，国家没有规定的，可以由双方协商解决。

价款或报酬：合同中的价款或报酬，是当事人一方向另一方支付的用货币表示的代价。价款是对提供财产的当事人支付的货币，而报酬则是对提供劳务或完成一定工作的当事人所支付的货币。合同用货币履行义务时，除法律或者行政法规另有规定的以外，必须用人民币计算和支付：除国家允许使用现金履行义务的以外，必须通过银行转账或者票据结算。价款的确定，要依据国家的有关规定。

履行期限、地点、方式：履行期限是指合同当事人双方履行义务的具体时间；履行地点是指当事人依照合同完成自己义务的场所。就具体合同而言，履行地点要根据标的性质和当事人双方协商一致而确定；履行方式是指当事人完成经济合同义务的方法，如货物的交付方法、运输方法、计量方法、结算方法、验收方法等。当事人应按照约定的期限、地点和方式履行，不得擅自改变。

违约责任：违约责任是指经济合同当事人因过错而不履行或不完全履行经济合同时应承受的经济制裁，其目的在于维护经济合同的严肃性，督促当事人切实履行经济合同。承担违约责任的方式一般有支付违约金、赔偿金等形式。

（3）无效合同的认定　无效合同是指国家不予承认和保护的、没有法律效力的合同。其中，无效合同是指当事人所从事的主要经济行为为国家法律、法规所禁止。

《合同法》规定，下列情形之一的合同无效：①一方以欺诈、胁迫的手段订立合同，损害国家利益；②恶意串通，损害国家、集体或者第三者利益；③以合法形式掩盖非法目的；④损害社会公共利益；⑤违反法律、行政法规的强制性规定。

合同一旦被确认无效，合同规定的权利义务关系即属无效，对无效合同中涉及的财产关系及当事人的违法行为必须及时加以处理，包括返还财产、赔偿损失、追缴财产以及行政责任和刑事责任。

（4）违反合同的责任　合同依法成立，即具有法律约束力，当事人必须全面履行合同规定的义务，任何一方不得擅自变更或解除合同。如果当事人一方或双方不履行或不完全履行合同，没有合法依据单方面变更或解除合同，就应当承担相应的责任。

违反合同的责任，就是指合同当事人由于自己的过错造成合同不能履行或不能完全履行，依据法律规定或合同约定，必须承担的法律制裁。承担违约责任，要有违约事实和主观上的过错。承担违约责任的方式主要有支付违约金、支付赔偿金、继续履行和单方解除合同等。

对当事人无法预知或无法防止的事故，在当事人没有过错情况下的不履行或不完全履行合同的行为，不能要求义务人承担责任。

8. 药品采购中常见的欺诈手段

（1）虚构标的物的欺诈　对方并没有可供出卖的药品（标的物），同样没有履行合同的意愿，但是却采用各种手段制造其有履行能力的假象，骗取合同，伺机进行诈骗。

（2）品质欺诈 对方在合同中故意使用含糊、模棱两可的词句，对药品品质作不清楚甚至不利于我方的表述，或者在样品上作手脚，骗取合同。

（3）假冒“名优”欺诈 对方谎称其药品商品具有“专利”或“名优产品”，或者提供通过不正当手段获取的甚至伪造的产品“名优”证书，或许以广告配合的承诺，使采购人以高价购买其药品。

（4）履行欺诈 对方在履行合同时以假充真、以次充优，特别是在中药材的采购中更容易出现这种情况。有的在同一包装的表层和深层分装质量不一的药材或直接以伪品、掺假品、次品充优。中成药中的有些品种，不同生产厂家的同种药品因质量、品牌和是否CMP认证企业价格不同，采购中也可能出现以低价品种充高价品种的现象。

（5）索赔欺诈

利用违约责任欺诈：卖方的手段主要是订立各种不利于买方主张违约责任的合同条款，如对违约请求的时间限制、品质检验条款等，从而使买方无法及时提出质量异议或在合同约定的索赔期内提出请求而遭受损失。

利用违约金、定金欺诈：与前一种方式相似，当事人一方故意诱使另一方订立其根本无法履行的合同，从而利用违约金或定金条款获取利益。

9. 防止欺诈行为的方法

（1）提高采购人员的责任心和防范能力 一般的来讲，采购人员是具体执行采购计划的最后执行者，采购人员的素质如何直接关系到客户的确定、合同条款的制定及采购计划的实施，因此采购人员要有高度的责任感和良好的职业素质。在整个采购过程中要大公无私、不吃请、不受贿、不徇私情，并熟悉药品采购业务及药品质量鉴别，以具备一定的欺诈防范能力。

（2）严格审查合同对方当事人的主体资格和履约能力 为避免与无相应履行能力的公司签订买卖合同，在合同订立前或订立后履行前，认真审查对方当事人的主体资格及履约能力是防止因合同陷阱受害的有效措施。审查的内容主要包括：①对方当事人的注册登记情况；②对方主体性质是否为法人；③签订合同的人是否有合法授权；④当事人使用的印鉴、证明等是否真实；⑤对方的商业背景情况。

在未弄清对方真实情况以前，不要轻易与对方签约，要尽可能杜绝仅凭对方的一张名片就与之订立合同的情形发生。特别在涉外买卖合同中，由于涉及跨国交易，风险性更大，因而更要对对方的真实性做必要调查。其手段可以是：①通过银行查询；②通过行业查询；③通过特殊机构如进出口商会等查询；④直接要求对方当事人提供相关情况证明。

（3）采用货到验收付款 因目前我国药品市场处在买方主导市场的时期，一般供货企业大都可提供货到验收付款的办法，所以在签订定货合同时要尽量使用货到验收付款的办法，这样在大多数情况下可以争取主动。

（4）利用担保条款保障权益 在防止合同风险的各种措施中，利用合同担保保护自已的利益是当事人最经常采用的手段。担保方式有保证、抵押、质押、定金等，在涉外买卖合同中则更多地采用备用信用证、保函方式。在利用担保时，应当同时注意防止担保陷阱与风险。

（5）签订合同时应严格把关 除了在主体方面要认真审查外，还要在合同条款上注意防漏补缺，以免给对方留下可乘之机。在签订合同时，应力求合同内容完备，特别是用语准确、清晰。如为买方，对货物交付时间、地点、方式等应力求清楚、准确。特别是对药品质量等级及产地有特殊要求时，更要在合同中明确约定。如果对于合同质量不能用语言做准确描述，可以根据情况采取封存样品的方法。在封存时，应对样品质量情况做周到细致的检查，防止隐蔽瑕疵存在，并应规定提出质量异议的合理时间。

（6）避免心理弱点，慎重签订合同 当事人要力求避免贪小便宜、急功近利等心理弱点，以免他人利用该心理弱点而设置合同陷阱。如不要盲目从众，或贪图价格优惠及其他诱惑，以免购买假冒伪劣药品。

（7）严格质量验收制度 货到入库时，要严格进行质量验收。中药材要进行倒包抽查验收。中成药除检查包装及外在质量外，应索要药检报告单，对药品质量有怀疑时一定要进行内在质量的抽检，防止质量欺诈现象的发生。

（8）增强权利意识，及时主张权利 在发生合同陷阱后，应当及时主张权利，特别是要及时保全索赔时效。索赔时效，又称索赔期限，指对违约方主张违约责任的期限。索赔时效与诉讼时效不同，后者为法定期间，该期间经过，一般仅产生对方的抗辩权。但索赔时效则为索赔请求权的有效存续期间，性质上为除斥期间，该期间经过，当事人将根本丧失索赔权利。因此，当事人应当及时在索赔期限内提出索赔请求以保全索赔请求权。作为买方应及时组织验收，对不符合合同约定质量要求的标的物及时提出质量异议。

（四）购进药品质量责任的划分和处理

药品经营企业购进药品在签订合同时应注明质量条款，经营活动中出现药品质量问题，按合同规定的质量条款处理，同时可根据《医药商品购销合同管理及调运责任划分办法》进行处理。

1. 供应方的责任及处理方法

药品在入库验收时发现的质量问题：药品在入库之前，必须按照入库验收的有关规定和技术方法进行质量检查，在检查中发现的一切有质量问题的药品，均应由供应方负责。已向供应方付款的，应于到货后 1 天内向供应方提出查询；未向供应方付款的，应立即通知财会部门暂停付给该药品所需款项，并将有关情况在当天内通知对方，最长时间不应超过 1d。供应方接到查询当天内，应作出具体答复，在 1 个月内结案，逾期所造成的费用损失，由供应方负担。

药品查询以查询单作为购货方向供应方发出的有关药品出现质量问题的调查或追询的书面公函。查询单一般分为一式六联：第一联，仓库存查联；第二联，主办单位待处理联；第三联，发货单位处理联；第四联，发货单位回复联；第五联，财会代账联；第六联，通知业务联。查询单内容应详细填写发货单位、发票号码、开票日期、运输工具、到货日期、货号、品名、规格、厂牌、批号、数量、金额、质量情况等，并提出处理意见。反映情况应实事求是，在联系处理过程中，切忌未经对方同意就擅自将货退回，给处理工作带来不便。

药品入库验收后，要结合盘点进行定期质量普查，在普查或临床使用中发现的质量问题，如果药品是在按规定的技术条件下进行储存保养的，有以下是供应方责任的情况。

直接从药品生产企业购入的药品，发现质量问题时，药品属生产企业负责期内的，由药品生产企业负责；从其他药品经营企业购入的药品，发现质量问题时，药品在该药品生产企业负责期内，同时又在这个药品经营企业负责期内的，由这个药品经营企业负责；从其他药品经营企业购入的药品，发现质量问题时，在这个药品生产企业负责期内，但超过了药品经营企业负责期限的，由药品生产企业负责，但供应方应协助进货单位向生产厂家联系，购货方应及时将情况通知供应方；根据供购双方合同中的保证药品质量及质量负责期限等质量条款，出现质量问题的时间在供应方负责期内的，由供应方负责；凡属供应方负责的药品质量问题，有关人员应及时向供应方进行查询。供应方经核实，对确有质量问题的药品应负责换货或退货，结案时间最迟不得超过 1 个月。此类查询函件内容应列事由、附件、品名、规格、厂牌批号、数量、金额等。查询时根据需要，可一式二联，一份存查，一份发货方；也可一式三联，一份存查，一份发货方，一份通报药品监督管理等部门。

2. 购入方的责任及处理方法

药品入库以后，有以下情况之一的药品质量问题属购入使用方责任：药品入库时，未按入库验收手续及技术方法验收，药品包装质量出现严重破坏以及因包装破坏而导致药品内在质量和外观质量发生变异的；药品入库后，未按有关储存保管技术条件保养，药品因此而出现质量问题的；药品经过验收入库，在库储存、出库使用等环节中到达有效期、贮藏期或规定使用期时间，同时又超过了供应方负责期限而过期失效的；药品在使用时出现物理、化学、生物配伍禁忌而造成药品质量变异的；药品入库后，超过药品生产企业负责期和供应方负责期而出现的药品质量问题；药品入库后而国家药品监督管理部门公布淘汰的药品；从药厂直接进货，药品无厂负责期，同时供需双方又未签订质量保证协议而出现药品质量问题的；违反国家法律法规和方针政策，擅自从非正常渠道购入药品。凡属购入使用方责任的药品质量问题，应由企业质量管理部门负责人会同有关领导，做报损处理。

但有以下情况之一的，应送药品监督管理药品检定部门鉴定后再做处理：药品发现质量可疑而外观质量检查难以判定的；供需双方在药品质量查询过程中有分歧的；有贮藏期或使用期的药品超过其规定期限而库存量较大或存量虽小但价值较高的；没有规定贮藏期或使用期，也未见外观质量变异，但药品的实际储存时间已超过 3 年的；药品性质不稳定，储存条件不符合规定要求，外观又不能判定其质量变异情况的；药品包装质量出现严重破坏以及药品包装破坏而导致药品内在质量和外观质量发生变异的。

四、药品购进记录的建立

购进药品，应按国家有关规定建立完整的购进记录。合同执行后，计算机依据《采购入库单》自动生成药品购进记录。

（一）购进记录的内容

应注明药品的品名、剂型、规格、有效期、生产厂商、供货单位、购进数量、购货日期等项内容。

（二）购进记录保存的时间

应保存至超过药品有效期 1 年，但不得少于 3 年。

五、特殊管理药品的购进

购进特殊管理的药品，应严格按照国家《药品管理法》、《医疗用毒性药品管理办法》、《精神药品管理办法》、《药品经营质量管理规范》、《药品经营质量管理规范实施细则》等有关规定进行。

国家对麻醉药品、精神药品、医疗用毒性药品、放射性药品实行特殊管理。企业禁止经营麻醉药品、一类精神药品、放射性药品。在销售二类精神药品前，首先报药监部门核准并取得销售资格。

购进毒性药品、二类精神药品、危险药品的，先报质量负责人核准，采购时有两人以上进货、押运。

严格把好入库验收、出库复核关，建立双人验收、保管、发货、核对等制度。严防发错、流散、丢失，严禁与其他药品混放，做到专柜双锁，双人负责保管，做好药品验收记录，账物必须相符。

第二节　药品的验收

药品质量验收员质量责任制：做好药品验收工作，做到“十验四清一核对”；十验：验品名、规格、质量状况、数量、批号、生产日期、批准文号、有效期、包装标志、合格证。四清：质量情况记录清、包装情况数量清、批号效期标记清、验收手续清。一核对：核对药品检验报告书、合格证、说明书与产品质量标志是否相符。药品包装必须有封条、封签。药品质量验收工作的意义对于进库的药品来说，是药品进库作业的一个重要环节，是堵住伪劣药品进入药库的第一道关卡，而且通过对质量的评定，为如何保管养护提供了依据。对于社会来说，是保障用药安全，堵住伪劣药品进入流通渠道的关卡。

一、药品验收前的接收工作

药品验收前的工作是药品的接收，收货员依据收货凭证，逐一核实药品的名称、规格、生产企业、数量等，同时检查大包装。若货与单不符，或大包装有质量问题，应拒绝收货并立即报告采购部处理。

采购的药品到达后，收货员将“送货凭证”（指供货企业的随货同行凭证等）送采购部确认是否为购进的药品，确认签字后交收货员作为收货的依据。

收货员依据收货凭证，逐一核实药品的名称、规格、生产企业、数量等，同时检查大包装。若货与单不符，或大包装有质量问题，应拒绝收货并立即报告采购部处理。

确认采购品种且货与单相符的，将药品下货到待验区；对到货数量大的品种，可临时设置动态待验区——直接下货到存放垛位上，悬挂黄色的“待验药品”标识。

将收货凭证交验收员请验。

药品发运形式决定着接收形式。由铁路发运，一般在到站或专用线接收；由公路发运，一般在本库接收。接收的操作步骤如下。

1. 到站接收操作

（1）前期准备 仓库运输（或业务）部门收到铁路承运“领货凭证”后，或者收到发货方发运预报后，应及时与承运到站方核实车次、到达时间、接收的货场、仓库，并通知仓库有关部门做好商品接收准备工作，其中包括计划仓位、堆码形式、安排劳务等工作。

“领货凭证”是铁路承运部门“货物运单”的组成部分，是运输契约，表示发货单位已与承运单位办妥运输手续，商品到达后，即可凭“领货凭证”办理接收。

（2）查验异常 凭领货凭证在到站指定的货场、仓库进行接收时，首先查验商品有无异常，如系零担发运，查验包装有无散破、雨淋、污染及损坏情况；如系整车、集装箱发运，查验车厢铅封是否为原封，开箱查验有无散破、雨淋等情况。

（3）点收商品 商品如无异常情况，按货物运单开列的品名、件数逐件点收。点收无误方可装载运回仓库。

（4）分唛 唛即唛头，指印刷或粘贴在商品包装上指示发货单位、收货单位、药品种类、合同代码等的标志。发运的商品品种较多时，应将不同唛头的商品分别堆放，卸载于商品所属的待验库（区）。对于零担，合装整车发运无唛头的商品，应进行“分色”，即将相同品名、相同规格的包装堆放在一起，分别装载。

（5）异常情况交涉 接收查验中发现铅封更换、被撬，数量短失、污染货损等异常情况，接收人员应做详细记载并向到站方索要“货运记录”。货运记录已登载商品在途发生的异常情况（运输事故），说明承运方已经承认违约责任；无记录的，应要求到站方立即填写货运记录，详细记载货损、短失情况，以便收货方（或发货方）进行索赔。

（6）到库 交接商品抵运仓库后，应与收发部门进行交接，当面点收，有异常情况的，应如实告之。

2. 专用线接收操作

（1）没有铁路专用线的仓库，接收整车或合装整车到达的商品，必须要有铁路到站方的有关人员到现场进行拆封，监卸。

（2）如系特殊管理药品，还应有发货单位的押解人员在现场拆封、监卸。

（3）点收查验同到站接收方式。

3. 本库接收操作

发货单位送货或本地地产药材、生产企业送货到库，即在本库接收。接收操作步骤如下。

（1）收发人员接到送货预报后，与保管人员联系商品抵卸的待验库（区）。

（2）商品到达后，应监卸，避免乱堆乱放。

（3）为便于清点，按一定件数叠高整齐有序排放。

（4）点收查验核实，无异常情况在送货单上签字，并将收到的商品品名、件数、存放地点、到货日期填写在“商品到达通知单”上，签章。通知单一式三份，一份交验收部门，一份交保管部门，一份留底备查。

（5）点收时发现数量短失、污染等异常情况，应让运送人员验看、认同，将异常情况记录在商品到达通知单上，收发人员与运送人员共同签章后，交业务部门处理。

说一说

药品验收标准有哪些？验收时严格按什么规定进行？

药品验收的场所一般在________；货量大的品种可临时设置________。

二、药品验收的标准及药品验收人员的职责

（一）药品验收的标准和要求

《中华人民共和国药典》和《国家食品药品监督管理局国家药品标准》是国家药品标准，药品验收的标准应执行国家药品标准，严格按照《药品管理法》、《药品经营质量管理规范》及相关法律、规范规定的条款、合同（含质量保证协议）中的质量条款的规定，具体要求如下。

（1）严格按《药品入库质量验收的管理规定》、按照法定标准和合同规定的质量条款对购进药品、销后退回药品的质量进行逐批验收。做好验收记录，并对其准确性负责。

（2）验收时应同时对药品的包装、标签、说明书以及有关要求的证明或文件进行逐一检查。

（3）验收抽取的样品应具有代表性。

（4）验收首营品种，还应进行药品内在质量的检验。

（5）验收应在符合规定的场所进行，在规定时限内完成。

（6）验收合格后，应在验收记录单上签字，对该批药品负具体的质量验收责任。

（7）验收记录应保存至超过药品有效期1年，但不得少于3年。

（8）对特殊管理的药品，应实行双人验收制度。

（9）对验收不合格的药品，若为药品外在质量不合格，应填写药品拒收报告单，报质量管理部门审核确认后直接拒收。

（二）药品验收人员的职责

药品验收人员对下列情况有权拒收或提出拒收意见：

（1）无出厂合格证的。

（2）进口药品、首营品种首次供货、生物制品无药品检验报告单的。

（3）说明书、包装及其标志内容不符合规定要求者。

（4）药品包装内有异常响动或液体渗漏。

（5）标志模糊不清或脱落。

（6）无购入方采购人员签字的收货通知单。

三、药品验收的方式和程序

（一）药品验收的方式

药品验收的方式有下产地（或者下厂）验收和入库验收两种方式。

仓库必须设置有待验区，并有明显的黄色标识，验收的场所一般在待验区进行；但单次到货量大的品种可临时设置动态待验区。大包装等的检查和抽样工作在待验区按规定进行。必须设置有符合要求的验收养护室，中包装标签和说明书的检查、药品外观质量的检查等在验收养护室完成。需要冷藏的药品可以在冷柜处即时验收、存放。

（二）药品验收的程序

药品验收工作的简单程序：首先是收货员在接货现场进行大数点收和包装外观检查，然后是验收员在库内进行细数验收、质量验收，验收员根据供货单所列的各项要求进行检查，按规定抽样、化验；最后做好验收记录并且签字保存。库内药品验收具体操作程序如下。

1. 取得请验凭证

采购部签字的送货凭证（随货同行凭证）为购进药品请验凭据；销售部签发的《药品销后退回通知单》为销后退回药品的请验凭据。验收员以请验凭证为依据按照《药品质量验收的管理制度与程序》的规定对药品进行验收。（以下工作在待验区进行）

2. 一般项目的核对

对照实物核对请验凭证，包括：日期、供货单位、品名、剂型、规格、生产企业、批号、有效期、数量、批准文号（或进口药品注册证号）等应一致。

3. 大包装质量检查

药品大包装应牢实、无破损、无变形、无污染、封口完好。

4. 开箱检查与抽样

查验整件包装中有无产品合格证，并按本制度所规定的原则抽样。（以下工作在验收养护室进行）

5. 合格证、包装的标签、说明书检查

包装内应该有产品合格证，包装的标签、说明书应符合《药品包装、标签和说明书管理规定》的要求，中药饮片包装的标签按《中药饮片的管理制度》中的规定检查。

6. 中包装与内包装质量检查

药品的中包装与内包装应完好、无破损、无变形、无污染。

7. 药品的外观质量检查

在不破坏药品内包装的前提下检查药品的性状应符合要求，注射液还必须做澄明度检查并记录。中药饮片的外观质量按《中药饮片的管理制度》中的规定检查。

8. 药品有关要求的证明或文件检查

验收首营品种，应检查该批号药品的质量检验报告书，并在验收记录的备注栏注明；

验收进口药品，应检查《进口药品注册证》、《进口药品检验报告》、《进口药材批件》复印件并在验收记录中注明。

9. 签发药品验收（收货单）

上述工作完成后，在计算机上录入验收的数据，购进药品打印《药品验收（收货单)》，销后退回药品打印《销售退回单》，签字后连同收货凭证交仓管员签收。

10. 发现质量问题的处理

（1）购进药品验收发现质量问题，验收员填写《药品拒收通知单》一式3份，报质量管理部确认。质量管理部签写确认和处理意见后返回给验收员，确认合格的，打印《药品验收（收货单)》；确认不合格的，仓管员在《药品拒收通知单》上签字，确认对药品的临时保管责任。

（2）销后退回药品验收发现质量问题，验收员填写《药品质量问题报告、确认单》1份，报质量管理部确认。质量管理部确认为不合格的，按《不合格药品管理的制度与程序》处理。

11. 填写相关的记录

（1）验收使用了仪器设备的，填写《仪器设备使用记录》。

（2）做了澄明度检查的填写《澄明度检查记录》。

（3）验收员留存的《药品验收（收货单）》为《药品验收记录》的纸质凭证，可以证明计算机自动生成的《药品验收记录》的真实性和有效性。

（三）抽样的原则

抽样的原则是要有一定的代表性和足够的数量。在待验区按批号从原包装中抽取样品，抽样的方法是：每批在50件以下（含50件）抽取2件，50件以上每增加50件多抽1件，不足50件以50件计，每件从上、中、下不同部位抽3个以上小包装进行检查。如外观质量有异常现象需复验时应加倍抽样。

写一写

1. 抽样的原则是________和________。

2. 抽样方法中，对50件以下的包件应抽取________件，每件从上、中、下不同部位抽取________个以上小包装。

说一说

1. 药品验收的内容有________、________和________。

2. 药品质量验收的内容有药品的________和________及________的检查。

四、药品验收的内容和方法及注意事项

（一）药品验收的内容

药品验收的内容包括药品质量验收、数量验收、验收记录。

1. 药品质量验收

药品质量验收是对药品和销后退回药品质量进行逐批验收，进库的药品必须符合法定的标准和合同规定的质量条款。

药品质量验收的内容包括药品的外观性状和内外包装及标识的检查。

包装、标识主要检查的内容如下：

（1）包装应完好无破损，每件包装中，应有产品合格证。

（2）药品包装的标签和所附说明书应该符合规定。有生产企业的名称、地址，有药品的品名、规格、批准文号、产品批号、生产日期、有效期、药品的成分、性状、适应证或功能主治、用法、用量、禁忌、不良反应、注意事项以及贮藏条件等。

（3）特殊管理药品、外用药品包装的标签或说明书上有规定的标识和警示说明。处方药和非处方药按分类管理要求，标签、说明书上有相应的警示语或忠告语；非处方药的包装有国家规定的专有标识。

（4）进口药品，其包装的标签应以中文注明药品的名称、主要成分和注册证号，并附有中文说明书。进口药品应有符合规定的《进口药品注册证》和《进口药品检验报告书》复印件；进口预防性生物制品、血液制品应有《生物制品进口批件》复印件；进口药材应有《进口药材批件》复印件。以上批准文件应加盖供货单位质量检验机构或质量管理机构原印章。

说一说

进口药品包装标签应以中文注明药品的________、________和________，并附有________。

（5）中药材和中药饮片应有包装，并附有质量合格的标志。每件包装上，中药材标明品名、产地、供货单位；中药饮片标明品名、生产企业、生产日期等。实施文号管理的中药材和中药饮片，在包装上还应标明批准文号。

说一说

1. 中药材质量验收方法有________、________和________。

2. 包装检查特别注意是否注明________。

2. 药品数量验收

以检斤计件准确、数据真实可靠为工作目标，实现货、卡、账三相符。

3. 药品验收记录

验收记录的内容包括：供货单位、数量、到货日期、品名、剂型、规格、批准文号、批号、生产厂商、注册商标、有效期、质量状况、包装、验收结论、验收员、备注和签章等。进口药品的验收记录还应包括有无证书和中文说明书。验收结论根据验收具体情况写合格或不合格。凭验收员、保管员签章的入库凭证办理入账手续，保持与货、卡记载数据相一致。

（二）药品验收方法

1. 中药材验收方法

（1）包装检查　①检查包装是否注明品名、产地、日期、调出单位，特别注意产地，并附有质量合格标志。②检查包装是否符合药用要求。在药材产区，药农交售的药材有使用化肥、饲料袋盛装的，或者用铅丝捆绑茎枝类药材，这是不允许的。③检查包装是否符合合同规定的材质，包装应符合品种的质量要求。合同应明确规定对怕压易碎品种要使用箱、筐等包装；细小的种子、粉状药材要使用双层包装；易风化、吸潮、挥发或异物污染的品种应密封包装。④检查包装有无破损、水痕、异物污染，属于部分包件的，应挑出单独检查。⑤实施文号管理的中药材（饮片），检查包装是否注明批准文号，如化学合成麝香、牛黄、冰片、樟脑、薄荷脑及阿胶、轻粉、红粉等。

（2）性状鉴定　中药材验收工作，在核对发货单位、品名、件数无误，检查包装符合要求的情况下，应对中药材性状进行鉴定，中药材性状鉴定方法是一种经验鉴别，以确定是否与中药标准相一致，防止伪劣药材进库。

性状鉴定主要是检查药材的形状、大小、颜色、表面、质地、断面、气、味、水试及火试的变化等特征。

经验鉴别——火试法　是中药材验收工作的常规检验技术手段，火试法是凭经验鉴别的辅助鉴别方法。

火试法是在不加任何实验用试剂的情况下，通过观察某些药材在加热或燃烧过程中发生的一些变化，来判断药材真伪及品质的一种传统鉴别方法。火试对某些药材可以达到快速鉴别、定性准确、操作简便的效果。

火试操作方法可分为直火燃烧和隔火灼烧。直火燃烧：点燃酒精灯，将样品撒于火焰上，观察样品在燃烧的瞬间产生的变化。

隔火灼烧：以坩埚、锡纸、纸、铁片等为导热介质，用酒精灯或电加热设备对样品进行灼烧，观察样品产生的变化。

观察样品火试现象，实际对样品进行定性检验过程。一般观察的现象有以下几种。

嗅气：琥珀略有松香气，檀香、沉香有特异香气，雄黄有大蒜臭气，珍珠无臭、无味等。

观色：自然铜产生蓝色火焰，芒硝产生黄色火焰，猴枣产生黄色结晶，麝香灰化残渣呈白色或灰白色，紫草受热产生红色气体等。

听响：珍珠产生爆裂声，海金沙产生爆鸣声，麝香灼烧初起产生迸裂声等。

看烟：青黛产生紫红色烟雾，松香脂产生多烟火焰，马勃熄后产生白烟等。

辨异物：人工制作的冬虫夏草灼烧时产生淀粉的焦糊味，塑料扣膜制作的羚羊角、穿山甲燃烧时有塑料特异气味等。

其他：金礞石火试可膨胀 2～5 倍，熊胆、生石膏熔化有气泡，白矾加热变为液态，冷却后变为固态（枯矾）等。

经验鉴别——水试法　即将药材样品置于水中，在不加入实验用试剂的情况下，观察药材的溶出液及膨胀、分解、溶散、沉浮现象，根据药材在水中应有的变化特征来辨别真伪优劣的一种经验鉴别方法。

水试法操作通常有以下几种。

水浸法：通过冷水浸泡，观察药材样品溶解、溶散、沉浮、膨胀等情况。

加热法：通过加热水、沸水或者煮沸，观察样品变化情况。

隔水加热法：即通过蒸汽加热，观察样品的变化。如天麻隔水蒸后，产生类似马尿臭的腥臭气味，经验鉴别认为是真品。

水试法鉴别中药材的方法很多，如利用浸出黏液质使药材表面润滑、发黏的车前子、葶苈子、土茯苓、土荆皮等，浸出皂苷成分经振摇产生大量泡沫的柴胡、猪牙皂、知母肉、远志、木鳖子等，经水浸泡使药材体积定量膨胀的胖大海、蛤蟆油等。水试法特别对细贵药材的鉴别有独到的经验，如熊胆粉粒撒于水面，可见粉粒在水面上迅速旋转并使水面灰尘散开；牛黄投入水中湿而不变形，西红花浸于水中，可见黄色直线下沉等。

水试法和火试法作为中药材验收工作中的两种常用鉴别技术，对把好质量验收关起到了重要的作用。某些药材的水试或火试法，已列入《中国药典》鉴别项下。我们必须不断总结经验，结合其他鉴别技术和方法，才能使中药材验收工作更有成效。

（3）中药材验收记录　验收记录是对工作程序和中药商品质量状况的真实记载，反映验收工作的质和量。

一般按规定的表格填写，所列项目逐项记录，不得空项。“验收日期”、“发站”、“产地”、“发货单位”按实际情况填写。“品名”按发运单所列品名填写。“确定品名”应按验收确认的品名填写，其中包括规格等级。所以因发运单位地域的不同就有可能造成品名的不同。有的发运单位使用地方称谓，如发运品名为“巴岩香”，验收确定品名应是“海风藤”，发运品名为紫参或草河车，验收确定品名应为拳参，即应按《中国药典》名称填写。“质量状况”按检品实际状况填写，有合格证、批号、批准文号的要加以标明，有水分、含量等测定数据的据实填写。验收结论按验收综合情况填写“合格”或“不合格”，“验收员意见”可以填写退货、换货、加工、去秤（如杂质）或交质量主管部门处理，“验收员签章”应签名、盖章。

说一说

中成药质量验收与中药材质量验收区别点是：

一般不做________；验收方法有________、________和________。

包装检查包括________和________。

2. 中成药验收方法

中成药质量验收，与中药材的区别是：一般不做内在品质检查。内在品质合格与否，以生产、经营企业提供的药品检验报告书为准，但对首次经营品种，必要时做内在品质检查，或者向生产单位索要质量检验报告书或药品检验所出具的药品检验报告书，以确定药品生产的合法性和质量可靠性。

（1）包装检查

包装外观检查：检查包装的牢固程度和包装是否符合药品性能和储存要求，为堆码、保管提供依据，同时可把包装性能、牢固程度反馈给生产企业，以利于改进包装技术。

检查包装有无损坏、变形、水渍、污染现象。损坏、变形的包装应进行更换；商品损坏的应记录数量和原因；有水渍说明曾被雨淋或受潮，应开箱检查有无发霉或质量变异现象。对变质、污染、无产品合格证等不符合药品包装规定的，一律拒收。

包装标签检查：《药品管理法》、GSP 对药品标签明确规定了应标示的内容，凡不按规定标示及缺项标示的，验收人员有权拒收。

（2）药品外观性状检查　各类制剂的外观是质量的组成部分，在不破坏药品内包装的前提下检查药品的性状是否符合要求，必要时进行重量、装量差异、硬度、粒度等检查。注射液还必须做澄明度检查并记录。

丸剂：应圆整均匀，色泽一致，大蜜丸和小蜜丸应细腻滋润，软硬适中。

散剂：应干燥、疏松、混合均匀、色泽一致。

片剂：应完整光洁，色泽均匀，应有适宜的硬度，以运输和储存期间不发生碎片为度。

锭剂：应平整光滑，色泽一致，无皱缩、飞边、裂隙、变形及空心。

煎膏剂：应无焦臭、异味、无糖的结晶析出。

胶剂：应为色泽均匀，无异常臭味的半透明固体。

糖浆剂、合剂：不得有酸败、异臭、产生气体及其他变质现象。

胶囊剂：不得有粘结、变形或破裂现象，并应无异臭，内容物应干燥、疏松，混合均匀。

膏剂：应乌黑光亮、油润细腻、老嫩适度、摊涂均匀、无红斑、无飞边缺口，加温后能粘贴于皮肤上，且不移动。

软膏剂：应均匀、细腻，无酸败、异臭、变色等变质现象。

注射剂：应澄明，应在规定的有效期内。

橡胶膏剂：膏面应光洁，厚薄均匀，色泽一致，无脱膏、失粘现象。布面应平整、洁净、无漏膏现象，盖衬两端应大于胶布。

酊剂、水剂、乳剂：应无挥发、沉淀、发霉等现象。

中成药验收除外观质量检查外，必要时应送质检室中继续内在质量检查。

（3）中成药验收记录　应按中成药不同剂型分别填入规定的表格内。

品名、规格、单位、生产企业按实货填写。批号和数量应逐批填写，批准文号、注册商标按实际情况填写，合格证填写“有”或“无”，从药品生产企业进货的，要索取质量检验报告书填入备注栏内。有效期应填写起止日期，外观质量按验收实际情况填写，包装填写完好或破损、污染等情况，验收结论填写合格或不合格。验收员意见填写对不合格品的处理意见。“验收员签章”应签名、盖章。

3. 首营品种验收方法

对首营品种的验收方法除同一般药品外，注意第一批交货时必须索取同批号的出厂检验报告单，检验报告书由验收员保存，并在验收记录上标记。必要时抽检或通知质管部门抽验，送化验室做内在质量检验。某些项目如无检验能力，应向生产企业索要该批号药品的质量检验报告书，或送县以上药品检验所检验。

4. 进口药品验收方法

要按照 GSP 的要求进行验收（必要时全面开箱验收），细致核对厂牌、国别、唛头、品名、规格、注册证号、批号、有效期等内容是否与法定口岸药检所出具的《进口药品检验报告书》与《进口药品注册证书》相符。发现破箱、破碎、短缺、药品实物不符等情况，要保持原状，逐级上报，并通知采购部迅速联系处理。对进口药品的验收注意检查供货单位提供的进口药品检验报告书、进口药品注册证复印件，必须加盖有该单位质量管理机构的红色印章，以示负责。并在验收记录中注明。

（三）药品验收注意事项

药品验收除按照有关要求外，还要注意以下几点：

（1）验收操作过程中使用酒精灯时，灯内乙醇量不得装得太满，以不超过酒精灯总容量的 2/3 为宜。实验中需添加乙醇，应先灭火，待灯冷却后再添加。添加时需小心谨慎，若不慎洒在外面，要擦拭干净后再点火。灯的周围不得有明火。要用火柴点火，禁止两灯对接点火。操作完毕灭火时，不得用嘴吹，要用灯帽盖火，反复两次，确认已灭火。

（2）验收操作过程中使用电热板，要有良好接地措施，保证人身安全。电源电压与电热设备的额定电压相符，电源功率应有保障。

（3）如怀疑内在质量不合格，药品应封存于待验区，并在规定时间之内向质管部进行报告，由质量管理组按《不合格药品的管理规定》和《不合格药品的确认和处理控制程序》进行处理。

（4）销货退回的药品，要加强质量验收，重新验收合格的，放入合格品区，进行销售；重新验收不合格的药品，向质管部报告，由质量管理组按《不合格药品的管理规定》和《不合格药品的确认和处理控制程序》进行处理。

（5）填写验收记录，不得用铅笔填写记录，不得撕毁或任意涂改记录，需要更改时，划去后在旁边重写，在划掉处加盖更改人图章和日期。签名不得只签姓氏或代号，要签全名。表格内无内容可写，一律用“——”表示。签署验收员意见，不能感情用事，应真实反映对质量问题的意见。

（6）仓库必须设置有待验区，并有明显的黄色标识；对单次到货量大的品种可临时设置动态待验区。大包装等的检查和抽样工作在待验区按规定进行。

（7）必须设置有符合要求的验收养护室，中包装标签和说明书的检查、药品外观质量的检查等在验收养护室完成。

（8）需要冷藏的药品可以在冷柜处即时验收、存放。

（9）贵重药品和需要阴凉保存的药品，验收员必须在接到通知后立即开始验收，并不间断地进行，直到完成验收入库。其他药品必须在接到通知后在规定的时间内完成验收工作。

五、药品验收后的进库作业

（一）进库作业的内容

药品的进库作业由药品接收、验收、填单入账几个环节组成，其基本要求是：药品接收以接收及时、准确、安全抵运为目标，为药品验收做好准备。

进库是仓储作业过程管理的首要阶段，是把购销合同内容纳入实质性操作的关键步骤，是防止不合格药品进入流通渠道的关卡。

药品进库作业操作程序，可用进库作业流程图表示（图3－2）。

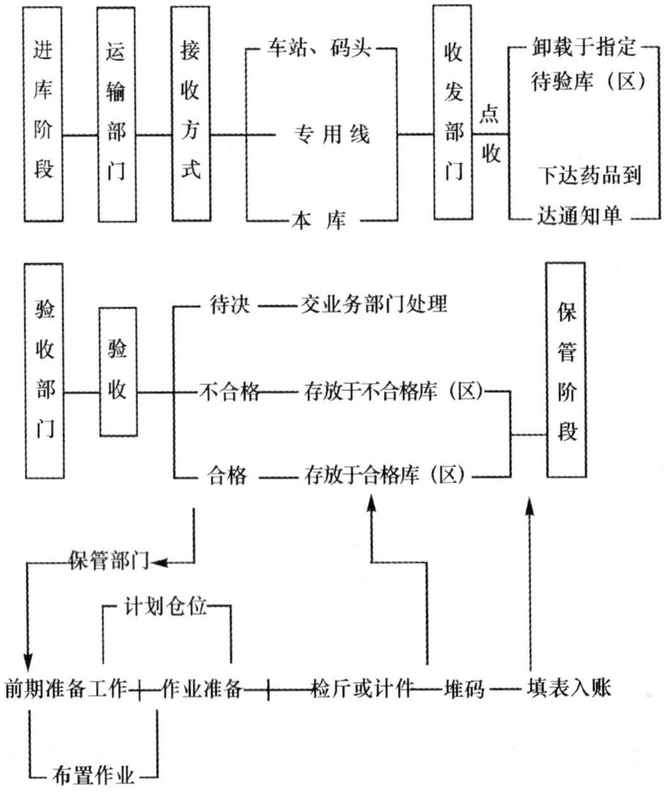

图3－2 进库作业操作流程图

（二）进库作业的操作步骤

1. 验收员验收完成后交仓管员复核确认。

2. 验收员与仓管员办理入库交接。

3. 仓管员把验收合格的药品转移到满足储存要求的合格品区。

（1）验收员将数据录入计算机，打印《药品验收（收货单）》，签字后连同收货凭证交仓管员。

（2）仓管员依据《药品验收（收货单）》与药品一一核对，发现数量错误的要及时提请纠正；发现质量异常、包装不牢或破损、标志模糊等情况而与验收结论不一致时，要向验收员表明自己的意见。

（3）仓管员核实数量、质量无异议的，在《药品验收（收货单）》上签字，留存一联，返回一联给验收员，并将药品从待验区转移到满足储存要求的合格品区。

（4）验收员凭仓管员签字的《药品验收（收货单）》对计算机数据进行审核确认。

（5）仓管员将送货凭证返回采购部。

（6）采购部在计算机上核实《药品验收（收货单）》的数据，填写价格，打印《药品采购入库单》，签字后连同送货凭证送交财务部。

4. 仓管员把验收不合格的药品转移到不合格品区

（1）对验收并经质量管理部确认为不合格的药品，仓管员按照《药品拒收通知单》上质量管理部的意见存放药品，并签字确认对药品的临时保管责任。

（2）拒收不合格药品由按照《退货药品管理的制度与程序》办理。

思考题

1. 药品购进的原则是什么？

2. 保证药品质量的购进程序有哪些？

3. 首营品种审核简单流程有哪些？

4. 药品采购的管理、采购计划、供应商选择分别有哪些要求？签定的购销合同中应明确哪些质量条款？购进药品质量的责任什么情况由供应方负责？什么情况由购入方负责？

5. 药品购进记录的内容有哪些？保存多久？购进特殊管理的药品，应严格按照什么规定进行？采购时由几人以上进货、押运？

6. 本库接收药品的操作步骤有哪些？

7. 药品质量验收工作有何意义？药品验收的标准和要求、方式、简单的程序和库内药品验收具体操作程序分别有哪些？

8. 药品验收一般在什么场所进行？货量大的品种可临时设置什么验收场所？

9. 抽样原则和方法分别是什么？

10. 药品验收内容和药品质量验收内容分别是什么？

11. 药品包装、标识主要检查哪些内容？

12. 进口药品包装标签应该以中文注明什么？并附有什么？

13. 中药材、中成药药验收方法和区别点分别是什么？中药材包装检查特别注意是否注明什么？

14. 药品验收记录的内容有哪些？保存多久？

15. 首营品种、进口药品验收分别注意什么？

第四章　库藏药品的储存与养护

学习要点

1. 了解药品分类存放的目的和原则，能对药品进行正确分类、编号、存放堆叠。

2. 熟知药品保管及在库养护检查的方法和要求，并能对各类药品采取正确的保管方法和定期检查药品。

3. 能根据药品养护的原则和要求正确测定、调节和控制仓库的温、湿度。

药品经过验收、检验和入库等环节后，就进入了储存、养护阶段。所谓药品储存，即药品在仓库中进行屯积储备。药品在仓库中放置保管的过程，又称为药品的仓储。药品的在库养护，是指药品在仓库储存过程中所进行的保养和维护工作。从停留时间这一角度上看，药品的仓储、养护阶段是药品在经营企业内部所经历的最长的一个环节或阶段，也是保证药品质量、降低损耗、提高企业经济效益最重要的环节或阶段。

第一节　库藏药品的储存

库藏药品品种繁多，批量不一，性能各异，而且仓储作业过程也有着不同的工作内容。因此，对药品进行合理储存，不仅能保证药品质量，而且能为药品养护的开展打下良好的基础。

一、药品的分类储存

（一）药库的分类与环境及设备

药库是用来储存和养护药品的地方，是保证药品质量必备和最基础的设施，因此，药品的经营企业等部门必须重视药库的建设。

1. 药库的分类

（1）按药品性质划分　按储存药品的性质划分，药库可分为西药库、中药库，特殊药品库、危险品库等。西药库还可根据药物剂型的特点，细分为针剂类、片剂类、酊水类、粉剂类等仓库或区域。

（2）按用途划分　按照药库在药品流通中的使用用途来划分，药库可分为大型储存药库、中转批发药库和专用药库三类。大型储存药库主要用于集中储存收购的整批或数量大的药品，一般储存或周转期较长，基本采用整批出或者整批进、整箱出或进的收货方式。中转批发药库主要用于集中储存收购的整批或整箱药品，其储存期或周转期较短，基本采用整批进或整箱进分散出或零星的收货方式。专用药库即特种药库，如危险品药库、特殊药品库等。

（3）按储存条件划分　按药品理化性质对储存的温度和湿度条件的要求来划分，药库可分为常温库、阴凉库、冷库三种类型。

常温库：有些药品在0℃以下易冻结，造成分子结构破坏而失去药效；而有些药品在30℃以上易发生融化而造成药品变质，温度需要控制在1～30℃之间。温度要求在0～30℃的药库，称为常温库。

阴凉库：某些药品需储存在阴凉干燥处，要求在10～20℃之间，超过20℃易变质。温度不高于20℃的药库，称为阴凉库。

冷库：有些药品的储存温度要求不超过10℃，也不宜低于2℃。温度要求在2～10℃的药库，称为冷库。

另外，在江南或沿海地区的梅雨季节，高温、高湿易发生药品霉变，为保证药品质量，有条件的药库可根据情况配置除湿机，或采用通风手段除湿、干燥。这类药库可称为去湿药库。

按GSP的要求，各种类型的药库相对湿度应保持在45%～75%之间。

说一说　按储存条件分，药库分为哪几类？温度要求各是多少？

（4）按建筑结构和操作设施划分　按药库的建筑结构和操作设施划分，可分为简易药库、多层常规药库和高层立体药库三种。

简易药库：一般为单层建筑仓库，适用于性能稳定或没有特殊要求的药品储存。这种药库不仅结构简单，用于药品储存养护的设施和设备也比较简易。

多层常规药库：指两层或多层、其结构采用钢筋混凝土结构，仓库的容量比较大，用于储存和养护的设施和设备比较齐全。这种药库的结构合理，也易于现有的储存和养护设备运作，便于管理，基本能满足各类药品储存养护的需要。

高层立体药库：此种药库采用钢筋混凝土结构，库内无柱，无层楼板，库内高度可在10m以上；配备高层立体货架，充分利用库内面积和空间。存取药品时，将药品置于标准托盘里，通过起重机械垂直或水平移动，存放或支取。高层立体药库内部结构和设备通常包括高层货架、堆垛机（采用轨道式升降起重机或电瓶式升降叉车，配以统一规格的托盘）、叉车或输送机，控制系统可采用人工机械控制、半自动控制或中央微机控制。随着科学技术的发展，建造机械化、自动化、程控化的立体药库已成为一种发展趋势。

2. 药库的环境

（1）药库的外环境　药库宜选在远离居民集中的闹市区、工业化工区地点。宜建在地势高、地质坚固、宽阔平坦的干燥地方，且应交通方便，以利于药品运输和消防安全，避免过量粉尘、有害气体等污染。

（2）药库的内环境　库内地面应高于库外地面，库外四周应设置排沟道，且应保持畅通。库内地面应先施以防水材料后再以水泥或其他硬质建筑建材铺设。药库应密闭，尽量减少窗户及其面积，门窗结构要密闭，尽可能防止外界环境的不良影响以及防止鸟类、昆虫、鼠和其他动物进入。

药库应采取易于清扫的结构。仓库主体应采用发尘量少、不易黏附尘粒、吸湿性小、隔热好、不易燃、防静电材料。药库内墙面、地板面和天花板表面都应当坚硬、光滑、无裂缝和空隙，没有微粒脱落现象。

3. 药库的设备

药品仓库中必须具有相应的设备来满足药品存储和养护的需求。如检测或调节温度的设备，通风和排水设备，洁净材料制成的货架，保持药品与地面之间距离的地架板等设备，同时还应有符合特定要求的照明设备，防鼠、防虫、防鸟设备，用于药品库内搬运的设备，防火、防盗设备等。

（二）药品的分区分类与货位编号储存

分类储存是药品储存的基本原则。目前医药经营部门的药库，常按药品不同的自然属性将药品分为若干大类，仓储分为若干货库（区），每库（区）又分为若干货位，并按序编号。这种储存管理方法称为“分区分类，货位编号”储存管理法。

1. 分库（区）和分类

（1）分（库）区　是按药品类别、储存数量结合仓库建筑和设备条件等，将储存场所划分为若干货库（区），并规定某一货区存放某些药品。货库（区）的具体划分，通常以仓库为单位，即以每一座独立的仓库建筑为一个货库（区）。在多层建筑中也有按楼层划分货库（区）的。自动化的高位立体仓库可在电脑中进行分区。

为解决各货区间的忙闲不均现象及应付特殊情况，仓库还要留出机动货区。

（2）分类　是将药品按性质和所要求的储存条件划成若干类，分类集中存放。

按药品的剂型分类储存：可将不同剂型的药品如针剂、片剂、酊剂、胶囊剂、糖浆剂、软膏剂、粉剂等分库或分区储存。

按贮藏条件分类储存：对每种药品，应根据其贮藏温度要求，分别储存于冷库（2～10℃）、阴凉库（20℃以下）或常温库（0～30℃）内。各仓库的相对湿度应保持在45%～75%之间。

按药品性质分类储存：按GSP的要求，药品与非药品（指不具备药品生产批准文号的物质），性质互相影响、容易串味的药品，内服药与外用药均应分库或分区存放。品名或外包装容易混淆的品种，应分区或隔垛存放。中药材、中药饮片应与其他药品分开存放。麻醉药品、一类精神药品，可存放在同一个专用仓库内。医疗用毒性药品，应专库（柜）存放。放射性药品，应储存于特定的专用仓库内。药品中的危险品，应存放在专用危险品库内。不合格药品（含退货药品）应存放在不合格品库（区）内。

想一想

为什么说分类储存是药品储存的基本原则？怎样分类储存药品？

2. 规划货位

根据物资的外形、包装与合理的堆码苫垫方法及操作要求，结合保管场地的地形，规划各货位的分布或货架的位置称为规划货位。

规划货位的原则为：货位布置紧凑，仓容利用率高；方便收货、发货、检查、包装及装卸车，合理灵活；堆垛稳固，操作安全；通道流畅，行走便利。

（1）货位的布置方式　货位布置的方式一般有横列式、纵列式和混合式等（图4－1）。横列式是货垛或货架与药库的宽平行。纵列式是货垛或货架与药库的宽垂直。两者皆有，则为混合式。货位的长和宽要与药库的长和宽成可约的倍数，这样，有利于提高仓库面积利用率。

（2）货位的编号　货位编号，又称为方位制度，它是在分区分类和划好货位的基础上，将存放药品的场所，按储存地点和位置排列，采用统一的标记，编上顺序号码，作出明显标志，并绘制分区分类、货位编号平面图或填写方位卡片，以方便仓储作业。货位编号的方法很多，货位区段划分和名称很不统一，采用的文字代号也多种多样。因此各药库要结合自身实际，统一规定出本药库的货位划分及编号方法，以利方便作业。

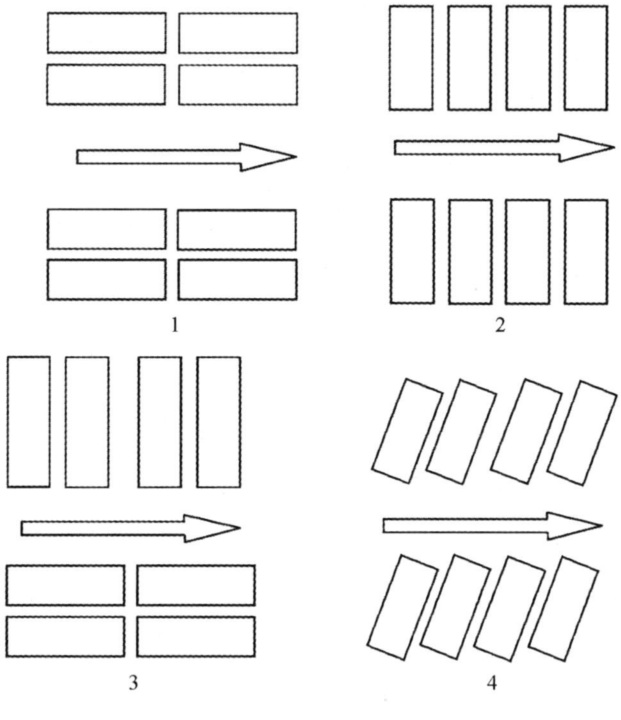

图4－1　货位布置方式

1. 纵列式　2. 横列式　3. 纵横式（混合式）　4. 倾斜式

药库大多采用“四号定位”法，即将仓库号、区号、层次号、货位号这四者统一编号。编号的文字代号用英文、罗马及阿拉伯数字来表示，例如以 8－6－5－4 来表示 8 号仓库 6 区 5 段 4 货位；也有将仓库号、货架号、层次号、货位号四者统一编号的，如以 6－5－4－13 来表示 6 号仓库 5 号货架 4 层 13 格。

货位编号可标记在地坪或柱子上，也可在通道上方悬挂标牌，以资识别。货架可直接在其上标记。规模较大的仓库要求建立方位卡片制度，即将药库所有药品的存放位置记入卡片，发放时即可将位置标记在出库凭证上，可使保管人员迅速找到货位。一般较小的药库不一定实行方位卡片制度，将储存地点注在账页上即可。

二、药品的堆叠

药品的堆叠即堆垛，也称码垛，是指将入库的药品在指定的货位（区）上向上和交叉堆放，可以增加药品在单位面积上的堆放高度和堆放数量，减少药品堆放所需的面积，提高仓容使用效能。堆垛工作的合理与否对仓储药品的质量有较大影响。

（一）堆垛的基本原则

药品堆垛应尽量做到合理、牢固、定量、整齐，其基本原则为安全、方便、节约。

1. 安全

包括人身、药品和设备三方面的安全。堆垛时，不要将不同批号、不同效期、不同包装的药品混淆。要做到“三不倒置”，即轻重不倒置，软硬不倒置，标志不倒置；要留足“六距”，使储存药品做到“五不靠”，即四周不靠墙、柱，顶不靠顶棚和灯；要保持“三条线”，即上下垂直，左右、前后成线，使货垛稳固、整齐、美观。要禁止超重，保证仓库建筑安全。

2. 方便

堆垛要保持药品进出库和检查盘点等作业方便。要保持走道、支道畅通，不能有阻塞现象。垛位编号要利于及时找到货物。要垛垛分清，尽量避免货垛之间相互占用货位。要垛垛成活（一货垛不被另一货垛围成“死垛”），使每垛药品有利于先进先出，快进快出，有利于盘点养护等作业。

3. 节约

节约即对仓容量的节约。药品堆垛应在保证安全的前提下，尽量做到“三个用足”，即面积用足，高度用足，荷重定额用足，充分发挥仓库使用效能。

（二）堆垛的操作方法

1. 药垛的“六距”安排

药垛的“六距”指墙距、柱距、顶距、灯距、垛距、地距，即药垛不能依墙靠柱，不能与屋顶、照明设备或地面相连。

（1）墙距　指药垛和墙的距离。留出墙距，能起到防止墙壁的潮气影响药品，便于开关窗户、通风散潮、检点药品、进行消防工作和保护仓库建筑安全等作用。垛与墙的间距一般不小于30cm。

（2）柱距　指药垛和室内柱的距离。留出柱距，能起到防止药品受柱子潮气的影响和保护仓库建筑安全的作用。垛与柱的间距一般不小于30cm。

（3）顶距　指药垛与屋顶之间的必要距离。留出顶距，能起到通风散潮、查漏接漏、隔热散热、便于消防等作用。顶距一般规定为：平房仓库30～50cm；多层建筑仓库底层与中层20～50cm；顶层不得低于30cm；人字屋架无天花板的仓库，药垛顶层不能顶着天平木下端，应保持30cm以上的距离。

（4）灯距　指药垛上方及四周与照明灯之间的安全距离，这是防火的要求，必须严格保持在50cm以上。

（5）垛距　指药垛与药垛之间的距离，视药品性能、储存场所条件、养护与消防要求、作业需要而定。在一般情况下，药垛间距为1m左右。

（6）地距　指药垛与地面的距离。留出地距，能起到通风防潮、散热、防虫的作用。药垛底部应用枕木或其他材料进行苫垫。药垛与地面距离不小于10cm。

写一写

药品堆垛的基本原则和“六距”是什么？

2. 药垛可堆层数及计算

（1）药垛不超重可堆层数的计算　以一件药品的占地面积计算，其计算公式是：

不超重可堆层数＝（每件药品实占面积×每平方米仓库荷重技术定额）/每件药品毛重

例如药品面积0.48m×0.40m，毛重38kg，每平方米荷重定额1500kg，其不超重可堆层数是：(0.48×0.4×1500)/38＝7（层）

以一批药品整垛占地面积计算，其计算公式是：

不超重可堆层数＝（整垛药品实占面积×每平方米仓库荷重技术定额）/（每层件数×每件毛重）

（2）药垛不超高可堆层数计算　药垛不超高可堆层数，是指货垛留出顶距以后的可堆层数，其计算公式是：

不超高可堆层数＝（仓库实际高度－顶距）/每件药品高度

例如多层建筑仓库的中层仓间，高度为4.3m，储存药品每件高度0.38m，其不超高可堆层数是：(4.3－0.3)/0.38＝10

（3）药垛的排脚计算　药垛排脚要先测定药品的可堆层数，再进行脚形排列。药垛排脚有两个内容：一是药垛脚数的安排；二是药垛脚形的安排。脚数与脚形都是以药垛的最底层为准。排脚时，根据药品可堆高层数，先排脚数；再根据外包装占地面积和堆垛要求，排出脚形。

计算脚数的公式是：脚数 = 药垛药品总件数/药品可堆层数

脚形的排列，是根据药品的实占面积与货位的深度和宽度综合考虑排列的。脚形排列关系到药垛的稳固、点数和发货的方便，应该十分重视。

3. 堆垛的基本形式（图 4 –2）

（1）行列式　将单品种或多品种药品用背靠背的方法排成双行以上的行列。这种堆垛形式便于收发和检查，适用于小批量药品，但有时堆垛不够牢固，也不节省仓库面积。

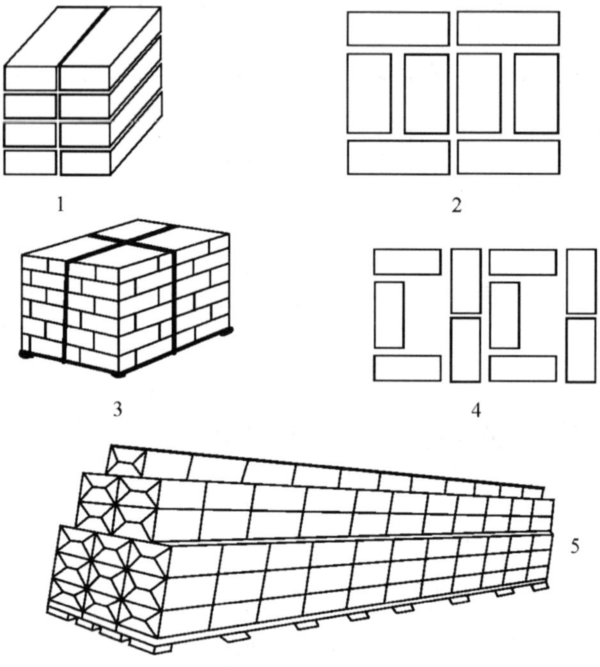

图 4 –2　药品堆垛图式

1. 行列式　2. 重叠（墩台）式　3. 交错（压缝）式

4. 通风（井式）堆　5. 屋脊式

（2）重叠（墩台）式　按照垛底摆脚数，重叠堆高。货垛每层排列一致，不交错，不压缝，数量相同。如包装不够平整，堆垛高低不一且不稳，可在上下层间加垫，如夹放木板条等，使层层持平有牵制，防止倒垛。此法适用于体积较大、包装一致的药品，其优缺点与行列式相反。

（3）交错（压缝）式　按照垛底摆脚数形状，利用包装两边不等（长形）特点，纵横排列，逐层交错压缝堆高（也可二三层交错压缝1次）。此法堆垛，具有相互咬紧，保持货垛稳固的优点。

（4）通风（井式）堆　摆脚方法与压缝式基本相同，但每个包件的前后左右留出缝隙，利于通风、散潮。常见有“井”字形、“非”字形、“示”字形。

（5）屋脊式　将药垛上部两旁的药品由下而上逐层缩小形成屋脊式。这种堆垛牢固，适用于露天堆放，上面加盖雨布可以防风吹日晒和雨淋。

另外堆垛尚有编垛堆式、垂直线式、风车式等形式。

为把大小不一、形状各异、无规则的物资摆成较有规则的各种定量包装和货垛，使过目成数，美观整齐，提高出库速度，便于盘点和保管，可采用“五五化”的堆垛方法。“五五化”是以五为基本计量单位，码成各种总数为五的倍数的货垛。不同的物资和包装，有不同的五五化方法，如外形较大的可五五成方，较高的可以五五成行，较小的物资可以五五成包，带眼的物资可五五成串，定型定尺的可以五五抽头堆垛等。由于五五化堆垛并不解决垛形问题，因此，同样必须符合上述堆垛方法的要求。

（三）货架储存

药品在库内除了堆垛之外，也采用货架放置。库（区）常用的货架主要有以下几种：①层架，可分为开式和闭式、单面和双面结构；②层架格；③抽屉式和橱式货架；④调节式货架；⑤装配式货架；⑥活动货架（移动式货架）等。

第二节　库藏药品的养护

一、养护的原则和基本要求

1. 养护的原则

药品的在库养护，应遵循“以防为主”的原则。确保药品在库贮藏过程的质量和安全，防止燃烧、爆炸等事故的发生。

2. 养护的基本要求

（1）根据药品的性质和包装的质量、形状，正确选择仓位、堆垛和苫垫形式，便于药品的安全保管、及时检查盘点和进出药库以及提高仓库的利用率。

（2）按照库存药品性质的需要，控制和调节仓库的温、湿度，使药品处于适宜的养护环境中。

（3）定期进行药品的在库检查，及时了解药品的质量变化，并采取相应的防治措施。

（4）熟悉药品性能，研究影响药品质量的各种因素，掌握药品质量变化的规律，及时采取相应的预防措施，提高科学养护水平。

（5）注意光、空气、微生物等对药品质量的影响，及时做好遮光、隔绝、检查密封等工作。保持仓库清洁卫生，杜绝鼠害侵袭。

（6）催促有关业务部门及时处理久贮、残损、变质和接近失效的药品，以避免和减少损失。

3. 应用举例

某药业公司药品在库养护管理制度

（1）建立和健全药品保管养护组织，全面负责库藏药品保管养护工作，防止药品变质失效，确保财产免受损失。

（2）配备的专职养护员，坚持按三三四进行药品循检（即每季度第一个月检查30%，第二个月检查30%，第三个月检查40%）。

（3）做好温、湿度管理工作，每日上、下午各记录一次库内温、湿度。根据温、湿度的变化，采取相应的通风、降温、除湿等措施。

（4）重点做好夏防、冬防养护工作。每年制订一次夏防、冬防工作计划，并落实专人负责，适时检查、养护，确保药品安全度过夏、冬。

（5）针对不同药品的特性采取相应的养护方法。应对中药和中药饮片按其特性、采取干燥、降氧、熏蒸等方法养护。

（6）建立健全重点药品养护档案工作，并定期分析不断总结经验，为药品储存养护提供科学依据。

（7）药品养护人员应对库存药品根据流转情况定期进行养护和检查，按要求做好养护记录。

（8）药品养护人员应每月汇总、分析和上报养护检查、近效期或长时间储存的药品等质量信息。

（9）药品养护人员应负责养护用仪器设备，温、湿度检测和监控仪器，仓库在用计量仪器及器具等管理工作。

（10）库存养护中如发现质量问题，应悬挂明显标志和暂停发货，并尽快通知质量管理机构予以处理。

上述管理制度主要依据GSP制定。

说一说

根据以上某药业公司药品在库养护管理制度简要说一说药品养护的基本原则和要求是什么？

二、仓库温、湿度管理

（一）温、湿度的影响

温度和湿度是影响药品变质的重要因素。由于温、湿度管理不当，常会促使药品发生分解、挥发、熔化、变形、冻结、沉淀、潮解、风化、稀释、溶化、发酵、酸败、长霉、生虫等情况，致使药品变质失效。所以，控制药品仓库的温、湿度，健全管理制度，是防止药品变质失效的基本条件，是搞好药品养护工作的关键。

1. 温度

温度是表示空气冷热程度的物理量。空气温度、仓库温度是药品储存常见的表示冷热程度的物理量。空气温度决定着仓库温度，仓库温度随着空气温度的变化而变化。但仓库内温度的变化比外界慢。

（1）气温日变化　在正常情况下，最低气温总是出现在日出前后；最高气温总是出现在13～14时（冬季）或14～15时（夏季）；日出前气温最低，午后2～3h达到最高值；上午9时气温上升最快，下午19时气温下降最快。日温差，热带10～12℃，温带8～9℃，南北极3～4℃。（图4－3）

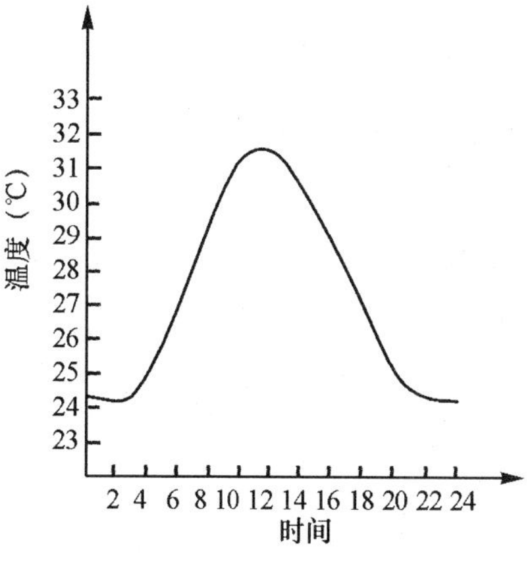

图4－3　气温日变化

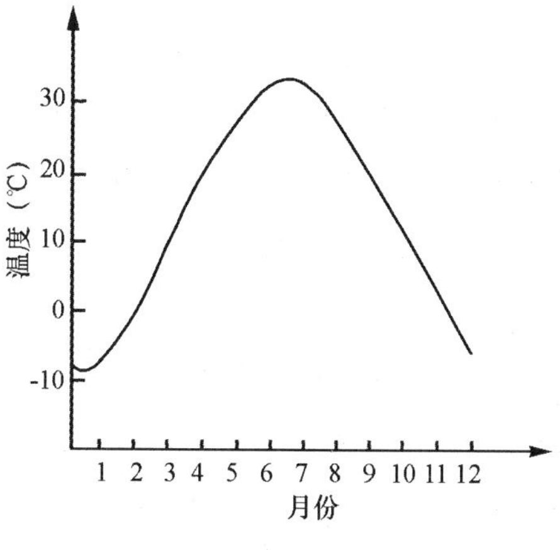

图4－4　气温年变化

（2）气温年变化　年最高气温内陆7月，沿海8月；最低气温内陆1月，沿海2月。年温差长江流域20～30℃；华南地区10～20℃；华北地区30～40℃；东北地区40℃以上。（图4－4）

一般仓库内最高温度比仓库外略低，最低温度比仓库外稍高；夜间库内温度比库外高，白天库内温度比库外低；库内愈近房顶的温度愈高，愈近地面的温度愈低；向阳的一面温度偏高，背阳的一面温度偏低；靠近门窗处容易受库外温度影响，而库内深处温度较稳定。

药品贮藏条件中有关温度的要求，在《中国药典》（2005年版）中的规定如下。

阴凉处：系指不超过20℃。

凉暗处：系指避光并且不超过20℃。

冷处：系指2～10℃。

2. 湿度

空气中含水蒸气量的大小，称为湿度。空气中水蒸气含量愈大，湿度也愈大；反之，湿度就愈小。目前常采用的空气湿度的表示量值有下列两种。

（1）饱和湿度（最大湿度）　指在一定温度下每立方米空气中所含水蒸气的最大量（单位为g/m^3）。

（2）相对湿度　指空气中实际含有的水蒸气量（绝对湿度）与同温度、同体积的空气饱和水蒸气量（饱和湿度）之百分比，公式为：

$$相对湿度 = \frac{绝对湿度}{饱和湿度} \times 100\%$$

相对湿度是衡量空气水蒸气饱和程度的一种量值。相对湿度小就表示干燥，水分容易蒸发；相对湿度大，就表示潮湿，水分难以蒸发，当相对湿度达100%时，空气中的水蒸气已达饱和状态，水分就不再继续蒸发；如果空气中的水蒸气超过饱和状态，就会凝结为水珠附着在物体的表面，这种现象叫“水淞”，俗称“出汗”。

相对湿度与药品质量关系密切。相对湿度大，药品就易受潮，容易发生潮解、长霉、生虫或分解、变质等一系列的变化；若相对湿度过小，又会使药品发生风化或干裂等情况。仓库的相对湿度一般在45%～75%之间较合适，若在45%以下则显得过于干燥。若高达75%以上时则显得过于潮湿。经验表明，在相对湿度为60%时储存药品较合适。因此，在仓贮保管工作中应不断检查、测量仓库内外空气的相对湿度，以便及时采取相应的调节措施。

大气相对湿度与温度的昼夜变化情况正好相反。一般日出前气温最低，相对湿度最

高，日出后湿度逐渐降低，到午后二三点钟达最低，以后又随气温下降而逐渐升高，直至次日日出前增至最高。(图4－5)

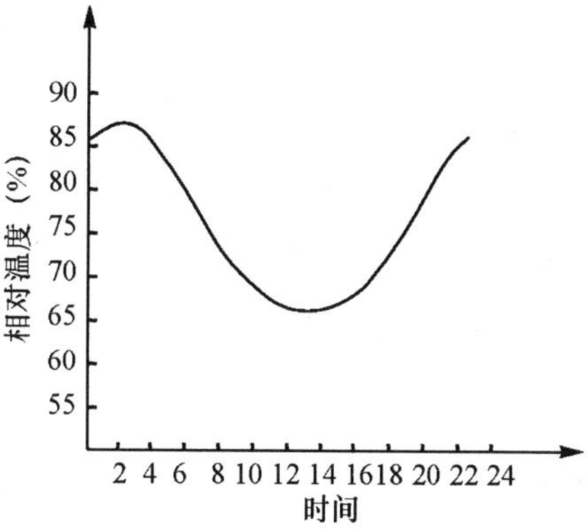

图4－5　相对湿度日变化

库内向阳的一面气温偏高，相对湿度往往偏低；阴的一面相对湿度往往偏高。仓库上部气温较高，相对湿度较低；近地面部分的气温较低，则相对湿度较高。库内墙角、墙距、垛下由于空气不易流通，相对湿度也就比较高；近门窗附近处的湿度易受到库外湿度的影响。冬季气温低，仓库内部温差小，故仓库内上下部的相对湿度相差不大。

（二）温、湿度的测量与记录

为了便于了解空气温、湿度的变化，掌握温、湿度年变化和日变化的规律，更好地调节和控制仓库的温、湿度，创造适宜的储存条件，则需在仓库内外设置温、湿度计，逐日进行测记。

通常测量室温可选用不同温度计（感温液体为水银或着色乙醇)。准确性要求较高或测量温度较高时，应选用通风干湿表温度计（WQG－12)、地面温度计（WQG－15)。对仓库内需要记录每天最低和最高温度的，应选用U形玻璃弯管形式的最高温度计（WQG－13)、最低温度计（WQG－18）等。

测定相对湿度的仪器通常有干湿球温湿度计（简称干湿温度计)、毛发湿度计、通风湿度计、自记湿度计等。可根据不同需要，选择使用。

仓库应指定专人做好温、湿度测记工作，每日上、下午各记录一次库内温湿度，并将记录妥善保存，作为参考资料，以掌握变化规律。

（三）温、湿度的调节

温、湿度对药品质量的影响与储存有很大关系，任何药品储存都有其所适宜的温、湿度条件。温度、湿度过高或过低都可能促使药品发生质量变化。因此，控制和调节药库的温、湿度，是药品养护至关重大的一环，其措施如下。

1. 降温措施

（1）空调降温　利用空调设备来调整库内温度，已是各大、中型药库采用的主要降温措施。应注意按不同药品的贮藏要求调节适宜的温度。

（2）通风降温　在库内温度高于库外时，可开启门窗让其自然通风降温，但通风降温时要注意同时引起湿度的改变。药品往往怕热也怕潮，故应在库外温度和相对湿度都低于库内时才可采用；也可选用通风设备进行机械通风，但不宜用于危险品仓库。在夏季，储存不易吸潮药品的仓库可以采取夜间通风，直至日出气温回升后再停止通风。

（3）仓库遮光降温　在仓库搭棚遮挡日光，或在库内沿顶搭棚遮热，或在日光曝晒的墙外搭棚，以减少日光的辐射热，使库内温度降低。

（4）加冰降温　主要采用于密闭、隔热条件较好的仓库，置冰吸收热量使室内温度降低。一般将冰块盛器置于1.5m高度的地方，以便于散发的冷气下沉。也可采用电扇对准冰块吹风，以加速对流，提高降温效果，容器应装有排水管以便将溶化的水引出库外。采用此法时，由于冰块溶化的水会使库内湿度增高，通常都不常用，或仅用于不易潮解药品的降温。

（5）地下室或地窖降温　在炎热季节，地下室或地窖的温度较低，可以存放遇热易变质的药品，但地下室、地窖湿度较大，故只适于存放不易潮解的药品（如安瓿熔封的注射剂、封口好的水剂等），或者采取特别的密封防潮保护措施。

（6）冷库和电冰箱降温　此类设备可以自动调控，不需专人管理。若药品量少可置于家用电冰箱内保存，但以不易潮解和封口严密的药品为宜，并应注意温控适宜，以防冻结。

2. 保温措施

温度过高可引起药品变质，同样温度过低也会对药品质量产生不良影响。如甲醛溶液在9℃以下存放可聚合成红色聚合物沉淀，注射剂、水剂在－5℃时即易冻裂，乳剂可因冻结使乳化力破坏，解冻后药液分层不能再供药用等。在我国长江以北地区，冬季气温有时很低，有些地区可出现－30℃～－40℃甚至更低。这对一些怕冻药品的储存不利，必须采取保温措施，以提高库内温度，保证药品安全过冬。

（1）空调保温　有条件的药库可用冷暖型空调设备提高并保持库内温度。

（2）暖气库供暖　有条件的药库可在库内靠墙处安装暖气装置，但应注意暖气管、暖气片离药品相隔一定距离，并防止漏水情况。

(3) 火炉取暖　火炉取暖应在火炉周围左、右、后三方用砖砌成防护墙，防护墙与货垛的距离不得少于0.5m，库内不能存放易燃、易爆药品。生火炉期间应有专人看管，注意防火，加强消防措施，同时要防止库内因长时间燃烧而造成缺氧空间，导致人员煤气中毒。

(4) 火墙暖库　我国东北地区常采用火墙取暖法。应注意火墙暖库必须远离其他仓库，添火口设在库外，库内药品要离暖墙1m以上，并经常检查墙壁有无漏火现象。

(5) 保温库或保温箱保温　保温库通常采用夹层墙，顶棚、内衬以绝热材料或采用双层窗、两道门或挂厚帘，并经常将门窗关闭严密。此种仓库适用于不太冷的地区。对一些特别怕冻的药物在严寒季节也可存放在保温箱内。此外，地下室、地窖也可代替保温库用。

3. 降湿措施

潮湿对库藏药品质量的影响很大。湿度太大能使药物吸湿变质，吸湿可使某些氯化物（钠、钾、铵、铁、钙盐等）、溴化物、碘化物、硝酸钠、醋酸钾等潮解，液化；使浓硫酸、乳酸、甘油、无水乙醇等浓度降低；使胃蛋白酶、淀粉醇、胰酶等生化药物及流浸膏、蛋白质等结成硬团或发霉腐败；使乙酰水杨酸、水杨毒扁豆碱等水解失效；泡腾散吸湿后即失去泡腾作用；甘油栓、片剂、丸剂、胶囊剂（尤其是糖衣片、丸剂）吸湿变软，膨胀裂开或粘连，使微生物易于生长而霉变失效等。

在我国气候潮湿的地区或阴（梅）雨季节，药品仓库往往需要采取降湿的措施。

(1) 通风降湿　可根据干湿度计的读数指示，查出此时库内外的温、湿度，按下述情况采取相应措施：①当库内温度、相对湿度均高于库外时，可全部开启门窗，长时间通风，能使库内的温、湿度均有一定程度的降低。②当库内温度、相对湿度均低于库外时，应密闭门窗，不可通风。③当库外温度略高于库内，但不超过3℃；且相对湿度低于库内时，则可通风。④当库外温度高于库内3℃以上，虽相对湿度低于库内，此时亦不能通风。因为热空气进入库内后，由于热空气温度降低可使室内相对湿度立即增加，药品便更易吸潮。⑤当库外相对湿度高于库内，虽库外温度低于库内，亦不能通风，否则会带进潮气。

在一天中，一般应在上午8~12时，即当温度逐渐上升、湿度逐渐下降时通风较为适宜；在后半夜2~5时，虽然库外温度最低，但此时相对湿度最高，如库内有易吸潮的药品，也不宜通风。

此外，还应结合气象情况灵活掌握，如对晴天、雨天、雨后初晴、雾天、阴天以及风向等应酌情处理。

通风降湿除开启门窗进行自然通风外，还可以安装通风设备（如排气扇等），但应注意危险品库不宜采用。

一般说通风降湿法简单易行，但要长年保证降湿效果则可靠性较差，故必要时可采用密封防潮或使用吸湿剂相结合的办法，保证达到防潮降湿的效果。

（2）密封防潮　密封能隔绝外界空气中的潮气侵入，避免或减少空气中水分对药品的影响，以达到防潮目的。一般做法是将仓库筑成无缝隙气孔，设双窗两道门或挂厚帘。也可根据药品性质和数量，用塑料薄膜等材料密封货垛、密封货架、密封药箱等形式。

上述方法只能达到相对密封，并不能完全消除气候对药品的影响。因此最好结合通风驱潮、吸湿降潮等方法，从而取得更好的效果。

（3）吸湿降潮　在梅雨季节或阴雨天，库内外湿度都较高，不宜采取通风驱潮时，可以在密封库内采用吸湿的办法来降低库内湿度。采用空气降湿机驱湿效果更好。一台J3 型空气降湿机（抽湿机）在温度 27℃ 相对湿度 70% 时，每小时可从空气中吸水 3kg。大型降湿机的吸水量更大。此外，也可采用干燥剂吸湿降潮，常用的干燥剂有生石灰、氯化钙、硅胶等。

4. 升湿措施

湿度太小能使某些含结晶水的药物如硼砂、硫酸阿托品、磷酸可待因、咖啡因、硫酸镁、硫酸锌、硫酸铜、明钒等风化，风化后失水量不等，使剂量难于掌握，特别是剧毒药，可能因此而超过剂量引起中毒等事故。在我国西北地区，有时空气十分干燥，必须采取升湿措施。具体方法有：向库内地面洒水，或以喷雾设备喷水；库内设置盛水容器，储水自然蒸发等。一些对湿度特别敏感的药品还须密闭保湿，使内装药物与外界空气隔绝。

试一试

怎样做好仓库温、湿度的管理工作？

三、库藏药品的在库检查

药品在库储存养护期间，由于经常受到外界环境因素的影响，随时可能出现各种质量变化现象。因此，除需采取适当的保管、养护措施外，还必须经常和定期地进行在库检查。

药品的在库检查，指对库存药品的查看和检验。通过检查，及时了解药品的质量变化，以采取相应的防护措施，并验证所采取的养护措施的成效，掌握药品质量变化的规律。

（一）检查的时间和方法

药品在库检查的时间和方法，应根据药品的性质及其变化规律，并结合季节气候、储存环境和储存时间等因素来进行，其方法如下。

1. 按日检查

一般由仓库保管员逐日进行检查。

2. 定期检查

即按月、季、半年、年终或结合盘点等进行检查。

对有效期药品、重点养护的品种、麻醉药品、精神药品、医疗用毒性药品、放射性药品等特殊管理的药品，要重点进行检查。此类药品至少应每月检查一次。

按季度检查时，可采用“三三四”检查法。即每个季度的第一个月检查30%，第二个月检查30%，第三个月检查40%，使库存药品每个季度能全面检查一次。

定期检查时，一般上、下半年对库存药品逐堆逐垛各进行一次全面检查，特别对受热易变质、吸潮易引湿、遇冷易冻结的药品要加强检查。如高温季节应加强检查受热易变质、易挥发、熔化的药品；梅雨季应加强检查吸潮易引湿的药品，寒冬季节应加强对遇冷易冻结药品的检查。

3. 随机检查

一般是在汛期、梅雨季、高温、严寒或者发现有药品质量变质苗头的时候，临时组织力量进行全面或局部的检查。

说一说

什么是“三三四”检查法？是否所有库存药品都应采用“三三四”检查法？

（二）检查的内容与要求

药品检查的内容包括药库内的温、湿度（表4－1）；药品储存条件及药品是否按库、区、排、号分类存放；货垛堆码、垛底衬垫、通道、墙距、贷距等是否符合规定要求；药品有无倒置现象，外观性状是否正常，包装有无损坏以及药品的贮运动态等。在检查中，要加强对质量不够稳定、出厂较久的药品以及包装容易损坏和规定有效期的药品的查看和检验。

表4－1　仓库温、湿度记录表

仓库号及类型：________　适宜温度范围：____~____℃　适宜相对湿度范围：45%~75%

年	上午							下午						
月	记录时间	气候	温度(℃)	湿度(%)	超标采取的控制措施	采取措施后		记录时间	气候	温度(℃)	湿度(%)	超标采取的控制措施	采取措施后	
日期						温度	湿度						温度	湿度
1														
2~29														
30														
31														
说明	1. 每日记录时间范围为上午9:30~10:30，下午3:30~4:30。 2. 每日具体记录时间要填在记录时间栏内。 3. 气候栏内可填入相应符号：晴○　阴×　雨∵　雪※　大风△。 4. 此表从开始第一日起，记录人就应签名，如多人轮换记录应在表中设计记录人栏，每日均由实际记录人签名。													

药品在库检查，要求将经常检查与定期检查、员工检查与专职检查、重点检查与全面检查结合起来进行。每次检查要做好详细记录，要求查一个品种、规格记录一次。依次详细记录检查日期、药品存放货位、品名、规格、厂牌、批号、单位、数量、质量情况和处理意见，做到边检查、边整改，发现问题，及时处理。检查完后，还要对检查情况进行综合整理，写出质量小结，作为分析质量变化的依据和资料。同时，还要结合检查工作，不断总结经验，提高库藏药品的保管养护工作水平。

药品养护组应对库存药品定期进行循环质量检查，一般品种每季检查一次。有效期药品、易变品种酌情增加检查次数，并认真填写库存药品养护检查记录（表4－2）。在质量检查中，对下列情况应有计划的抽样送验：易变质的药品，已经发现不合格品种的相邻批号，储存两年以上的药品，近失效期（使用期）和厂方负责期的药品等。

药品养护组发现药品质量问题时，应挂黄牌暂停发货，同时填写药品质量复查通知单（表4－3），并向质管部门通报。

质管部门一般在两个工作日内复检完毕，对不合格的药品应填写药品停售通知单（表4－4），并向仓储、业务等部门通报。

表 4－2 库存药品养护检查记录

记录人：________

序号	检查日期	品名	规格型号	数量	生产企业	生产批号	有效期	存放地点	外观及包装质量情况	处理意见	备注

表 4－3 药品质量复查通知单

品名		规格		生产企业	
生产批号		数量		存放地点	
有效期使用期					
质量问题： 养护员： 年 月 日					
复检结果： 质管部门： 年 月 日					

表 4－4 药品停售通知单

年 月 日

品名	规格	生产企业	包装单位	数量	生产批号
检验情况				处理意见	
养护检查通知单号		通知日期			
有关单据日期号码		存放地点			

质管部门负责人： 经手人：

一式四联：（1）存根 （2）仓库 （3）业务 （4）零售

四、药品的保管方法和要求

药品在储存期间的稳定性，除了与生产工艺、包装方式及药品本身的理化性质相关外，还与其储存条件和保管方法有密切的关系。如果储存保管不当，同样会使药品变质、失效，贻误病情，甚至危害生命，有的还可能引起药品爆炸或燃烧，造成人身伤亡和人民财产的损失。因此，为了保证人民生命财产的安全，确保药品质量，必须加强药品的储存保管工作。

要做好药品的储存保管工作，首先必须充分了解各种药品的理化性质以及剂型和包装的特点，同时还要熟知外界因素对药品产生的影响，然后提供正确的储存条件和采取科学的保管方法。只有这样才能有效地保证药品质量。以下介绍药品保管的基本要求及药品的特殊保管方法，至于各种剂型的保管要求、各具体品种的保管方法以及中药材、中成药的保管方法可参考各论有关项下。

（一）药品保管的基本要求

（1）一般药品都应按照《中国药典》“贮藏”项下规定的条件进行储存与保管，亦可根据药品的性质、包装、出入库规律及仓库的具体条件等因地制宜进行，总的原则是：保证药品质量良好，数量准确，贮藏安全。

（2）药品存放实行色标管理。待验品、退货药品用黄色；合格品、待发品用绿色；不合格品用红色。

（3）应按药品的性质、剂型并结合仓库的实际情况，采取“分区分类，货位编号”的方法妥善管理。

（4）药品的堆码存放应符合药品保管的要求，同时还应注意：①兽药和人药应分库或分区存放；②外用药和内服药应分别存放；③杀虫、灭鼠药应与内服药和外用药远离存放；④性质相抵触的药品（如强氧化剂和还原剂、酸类和碱类等）和灭火方法不同的药品应分开存放；⑤名称相近、容易彼此混淆的药品（如甘汞和升汞等）应分别存放。

（5）实行药品保管责任制度，建立药品保管账和药品卡，正确记载药品的进、出、存动态，经常检查，定期盘点，保证账、卡、货相符。

（6）仓库应经常保持清洁卫生，并采取有效措施防止生霉、虫蛀、鼠咬。

（7）加强防护安全措施，确保仓库、药品和人身安全。

（二）药品的特殊保管方法

1. 性质不稳定药品的保管方法

（1）遇光易变质的药品应置于避光容器中，在阴凉干燥的暗处存放，防止日光照射。

（2）受热易变质的药品、易挥发的药品和易风化的药品应置凉爽处密封保存。但易风化的药品储存处温度不宜过高或过于干燥，以免失去结晶水，影响药品计量的准确。

（3）怕冻药品一般在0℃以上的药库保存，以防药品冻结、变质或冻裂容器。

（4）易吸潮引湿的药品和易霉变虫蛀的药品应在干燥的阴凉处保存，梅雨季节要加强防范措施。

（5）易串味的药品应贮藏于按阴凉库标准设置的易串味药品库中，不能与一般药品特别是有吸附性的药品共存。

（6）易氧化和易吸收二氧化碳的药品应注意密封保存。

2. 有效期药品的保管方法

药品的“有效期”是指药品从生产之日起，在规定的储存条件下，能够保证药品质量不发生变化的期限。

有效期药品的储存，特别要控制好温度和湿度，应严格按照规定的储存条件进行保管，以防止或延缓药品变质。要按药品的效期远近专垛堆放。要建立效期药品月报制度和设置专用卡片（表4－5、表4－6、表4－7）。应严格掌握“先产先出”（先生产的批号先出库）、“近效期先出，近效期先用”的原则，调拨有效期的药品要加速运转，以免过期失效。到期的药品，根据《药品管理法》第四十九条的规定，作为劣药不得再使用。劣药等不合格药品的确认、报告、报损、销毁应有完善的手续和记录。

表4－5　近效期药品示意卡片

品名	
规格	
数量	
有效期	
批号	
货位	

表4－6　近效期药品示意表

有效期至：________年　仓库号：________　第________页

品名	1月	2月	3月	4月	5月	6月	7月	8月	9月	10月	11月	12月
说明	1. 在有效期截止的月份栏内打“√”即可。 2. 近效期药品均要填入该表。 3. 在有效期尚有1年时，每月开始填报催销报表。											

表4－7　近效期药品催销报表

仓库号：________　　　　　　　　　　________年________月________日

品名	规格	单位	数量	件数	批号	有效期	仓库	货位号	生产企业
说明	本表填写一式四份，分别交业务、质管、主管领导各一份，另一份分仓库留存。								

保管员：________　　　　　　　　　　仓库负责人：________

说一说

近效期药品催销报表什么时候开始填写？如何填写？

3. 毒性药品、精神药品、麻醉药品的保管方法

毒性药品：系指药理作用剧烈，极量与致死量非常接近，虽然服用量很少，但超过极量即可能引起中毒或死亡的药品。

精神药品：系指直接作用于中枢神经系统，能使之兴奋或抑制，连续使用能产生依赖性的药品。

麻醉药品：系指连续使用或滥用能成隐癖的毒性药品。

毒性药品、精神药品、麻醉药品应严格按照国务院制定的管理办法实行特殊管理。其保管方法为：

（1）毒性药品、精神药品、麻醉药品应专库或专柜存放，双人双锁保管，专账记录，严格出入库手续，随时和定期盘点，要求数字准确，账货相符。

（2）结合药品的性能考虑贮藏条件，如麻醉药品绝大多数遇光易变质，对此应避光保存。

（3）由于破损，变质、过期失效而不可供药用的毒性药品、精神药品和麻醉药品，应双人清点登记，单独妥善保管，列表上报药品监督管理部门，听候处理。如决定销毁，必须由药品监督管理部门批准，单位的质量管理部门亲临现场监督销毁，并做好销毁记录档案，记录内容包括销毁日期、时间、地点、品名、规格、方法等；销毁执行人员及销毁监督人员均应签字盖章。

4. 危险药品的保管方法

危险药品是指受光、热、空气、水分、撞击等外界因素的影响可引起燃烧、爆炸或具有腐蚀性、刺激性、剧毒性和放射性的药品。

（1）危险药品的类别　危险药品按理化性质和危害性可划分为八类。

爆炸品：指受到高热、摩擦、撞击或与其他物质接触，能发生剧烈的化学反应，产生大量的气体和热量，同时气体体积急剧膨胀而引起爆炸的药品，例如硝酸甘油、硝酸戊四醇酯等。

氧化剂：指具有强烈的氧化性能，遇酸、碱、受潮湿、强热、摩擦、冲击或与易燃有机物、还原剂等接触，能发生分解并引起燃烧或爆炸的药品，例如高锰酸钾、氯酸钾、过硼酸钠、过氧化锌、过氧乙酸等。

压缩气体和液化气体：指在受热、撞击或容器受损的情况下，有引起爆炸、燃烧或中毒危险的药品，例如氯乙烷、环氧乙烷、压缩氧气、笑气、二氧化碳等。

易燃液体：指在常温下以液体状态存在、极易或容易挥发为蒸气，遇火能引起燃烧或爆炸的药品，例如麻醉乙醚、乙醇、松节油、桉叶油、亚硝酸乙酯醑、樟脑醑等。

易燃固体：指开始燃烧的温度较低，容易引起燃烧，在受热、冲撞、摩擦或与氧化剂接触，能引起急剧的燃烧或爆炸并放出有毒气体的药品，例如硫黄、樟脑、龙脑等。

毒害品：指具有强烈的毒害作用，少量侵入人、畜体内或接触皮肤，即可引起中毒和死亡的药品。在交通运输上毒害品可分为剧毒品和有毒品。凡生物试验半数致死量（LD_{50}）在50mg/kg以下，人体吸入气体毒害品致死量在2mg/kg以下能造成死亡者，属于剧毒品，除剧毒品以外的毒害品属于有害品。毒性药品均为剧毒品，如汞、三氧化二砷等。某些消毒杀菌药和杀虫灭鼠药如黄降汞、醋酸苯汞、氯仿、磷化锌、敌敌畏、敌百虫等属于有害品。

腐蚀性药品：指具有强烈腐蚀性，接触人体和其他物品后，即产生腐蚀作用，出现破坏损伤现象，甚至引起燃烧、爆炸和伤亡的药品，例如盐酸、氨水、甲醛、苯酚、含氯石灰等。

药用放射性核素：指能自发地、不断地放出人眼看不见的穿透力很强的射线，人体受到过量的照射，会引起放射病的药品，例如放射性核素钴^{60}、碘^{131}、镭^{226}等。

（2）危险药品的具体保管方法　危险药品存在着爆炸、燃烧、中毒、腐蚀等特点，如果处理不当，在贮藏、运输和使用过程中，就会酿成巨大灾害，不仅使国家财产遭受破坏损失，而且能造成人、畜中毒，伤亡或环境污染。因此，在保管危险药品时，首先必须熟悉各种危险药品的特性，并且严格按照国家有关法律法规的各项有关规定，采取适当的措施，严格管理，预防险情的发生。其保管方法如下：危险药品应储存于危险品仓库内，按其理化性质、危险程度以及消防方法，分专库（区），分类、分堆保管，量少可专柜集中存放，对互相接触能引起燃烧、爆炸或产生毒害气体的危险品，不得同库储存。如少量短期储存，应单独存放在与其他仓库有一定距离的小仓库内，隔绝火源，并采取必要的安全措施。危险品库内应有通风降温设备。库内堆垛应稳固，不宜过高、过密，堆垛之间和堆垛与墙壁之间，应该留出一定的间距、通道和通风口，以减少隐患，并便于搬运和检查。注意安全操作，搬运时应轻拿轻放，防止震动、撞击、摩擦、重压和倾倒。在室内禁止用铁器开箱或敲打，不得穿钉鞋在库内出入。金属容器如盛装压缩气体的耐压钢瓶、放射性药品置放的铅容器应避免拖拉或撞击。收发货开箱、整装、打包等工作应另辟专室进行。包装容器应经常检查，发现有封口不严、渗漏或破坏等现象，应在指定安全地点进行整修，或上报有关部门并予及时处理。严禁烟火，仓库内外配备足够而适当的消防器材，以保安全。

5. 退货药品的保管方法

对于销后退货的药品，仓储部门的保管人员依据经营部门开具的退货凭证收货，并将退回的一般药品存入专门的退货库（区）内。退货的危险品及有存储温度要求的药品按有关规定存入相应的库区内，并挂明显的标志牌。

退货的药品由专人保管，并做好退货记录。

销后退货的药品经验收合格的，由保管人员记录后方可存入合格药品库（区）内，不合格的药品由保管人员记录后放入不合格药品库（区）内。

退货记录和凭证包括退货通知单（表4－8）、销后退货药品台账（包括退货单位、日期、生产企业、品名、规格、数量、批号、有效期、退货原因、验收结果、处理结果、经办人等内容，见表4－9）、退货来函等。退货记录应保存3年。

表 4－8　退货通知单

编号：________

要求退货单位		退货来函日期		退货来函号	
退货提出方式		原购货日期		原发票号	
复函号		生产企业		生产批号	
品名		单位		数量	
有效期		规格		金额	
退货原因					
业务部门意见	负责人（签章）：　　年　　月　　日				
质管部门意见	负责人（签章）：　　年　　月　　日				
主管领导意见	负责人（签章）：　　年　　月　　日				
经手人（签章）：　　（公章） 填报日期：　　年　　月　　日					
说明	本表一式六联：（1）填报部门存根；（2）要求退货单位。				

表 4－9　销后退回药品台账

仓库号：________

序号	日期	退货单位	药品名称	生产企业	规格	单位	数量	批号	有效期	退货原因	验收结果	处理结果	经办人	保管员

第三节　药品销售阶段的管理

药品的销售主要有两种方式：一是药品批发经营企业将药品销售给零售企业或医院；二是零售企业将药品销售给患者。但无论哪种销售方式，如果销售成功的话，对于销售企业来说，药品在本企业的质量管理将告一段落。本节主要介绍的是药品零售企业待销售药品的陈列、储存与管理。

一、设施与设备

1. 对营业场所和仓库面积的要求

零售企业应有与经营药品规模相适应的营业场所和药品仓库。

（1）大型零售企业营业场所面积不低于 $100m^2$，仓库面积不低于 $30m^2$。

（2）中型零售企业营业场所面积不低于 $50m^2$，仓库面积不低于 $20m^2$。

（3）小型零售企业场所面积不低于 $40m^2$，仓库面积不低于 $20m^2$。

（4）药品零售连锁企业的门店即指其营业场所。门店应有与其经营规模相适应的营业场所，其面积不少于 $40m^2$。连锁门店无仓库的要求。

2. 对药品营业场所和仓库环境的要求

（1）药品营业场所是药品交易的地方，同时也是药品短期陈列、存放的地方。营业场所应清洁、明亮、宽敞，要有具体的卫生管理制度和执行措施，公共卫生应每天一小扫，每周一大扫，保持环境清洁，符合卫生要求。

（2）药品仓库应有良好的环境，无大量粉尘、有害气体及污水等污染物，地势宜高，地质坚固干燥，库区平坦、整洁，无积水、垃圾，沟道畅通，无鼠害。

3. 常用设备配置

（1）特殊管理药品设备的配置　有条件的企业对麻醉药品、医疗用毒性药品应设置专用仓库；仓库应为砖钢混结构，且无窗，无通风孔，安装钢制保险房门。

无条件或经营数量较少而不需要建立专用仓库的企业，要有特殊管理药品存放的专柜，由钢制而成、结实，不易被撬、被破坏，设置双门、双锁，或使用保险柜。

（2）调节控制温、湿度设备的配置　设备主要有空调，降湿机，温、湿度检测仪，冷柜，电冰箱，散热器，暖气等。

（3）防尘、防潮、防污染和防虫、防鼠、防火、防盗等设备的配置该类设备主要有纱窗、门帘、灭蝇灯、降湿机、电猫、鼠夹、鼠笼、灭火器等工具。

二、药品的陈列与储存

1. 零售企业（门店）药品陈列管理制度

（1）陈列药品的货柜，橱窗应保持清洁卫生，防止人为污染药品。

（2）陈列的药品要符合药品温、湿度等储存条件的要求。

（3）药品与非药品（如保健品、化妆品、消毒品、医疗器械等）、处方药与非处方药应分开陈列，并管好药品的品种、规格、用途或剂型分类摆放，标签使用恰当，放置准确，字迹清晰。

（4）陈列药品的包装应符合规定。

（5）凡质量不合格或有疑问的药品，一律不予上架（柜）陈列、销售。

（6）对陈列的药品按月进行质量检查，检查品名、规格、数量、有效期、质量状况等内容，并做好记录。发现质量问题及时下架（柜），并尽快向质量管理部门汇报。

（7）处方药严禁开架自选。

（8）拆零药品存放于拆零专柜，保留原包装的标签。如药品拆零后不能保持原包装的，必须放入拆零药袋，加贴拆零标签。对拆零药品要建立记录，记录拆零前药品的包装情况及质量状况，药品品名、规格、数量、有效期、批号、生产厂家、拆零时间、操作人员等内容。

（9）危险药品和特殊管理的药品不应陈列。如因需要必须陈列时，只能陈列空包装。

（10）中药饮片装斗前应做质量复核，不得错斗、串斗，防止混药。饮片斗前应写正名正字。

2. 零售企业（门店）药品保管养护管理制度

（1）坚持“预防为主”的原则，定期对库藏药品根据流转情况进行养护与检查，做好养护记录，防止药品变质、失效造成损失。

（2）对3个月内到失效期的近期药品，按月填报“近效期药品催销表”。

（3）发现药品质量问题，及时与质量管理部门联系，并悬挂明显标志，停止上柜销售。

（4）养护人员应配合仓库保管人员对库存药品存放实行色标管理。待验品、退货药品区为黄色；合格品区、零售货称取区、待发药品区为绿色；不合格品区为红色。

（5）养护人员配合仓库保管人员做好温、湿度管理工作，每日上、下午各记录一次库内温、湿度。根据温、湿度的情况，采取相应的通风、降温、升温、除湿、加湿等措施。做好夏防、冬防养护工作。

（6）报废、待处理及有问题的药品，必须与正常药品分开，并建立不合格药品台账，防止错发或重复报损，造成账货混乱和严重后果。

（7）每月对各类养护设备进行定期检查，做好记录，记录保存2年。

（8）建立健全重点药品养护档案工作，并定期分析，不断总结经验，为药品储存养护提供科学依据。

3. 陈列和储存药品的养护工作内容

从上述管理制度可知，陈列和储存药品的养护工作主要包括以下方面：

（1）定期检查陈列与储存药品的质量并记录，近效期的药品、易霉变、易潮解的药品视情况缩短检查周期，对质量有疑问及储存日久的药品应及时抽样送检。

（2）检查药品陈列环境和储存条件是否符合规定要求。

（3）对各种养护设备进行检查。

（4）检查中发现的问题应及时向质量负责人汇报并尽快处理。

思考题

1. 如何理解药品“分区分类，货位编号”的储存管理方法？

2. 药品养护的具体要求有哪些？

3. 怎样做好仓库温、湿度的调控工作？

4. 药品在库养护检查有哪些要求？

5. 对性质不稳定、有效期药品、特殊管理的药品该如何保管？

第五章 药品的出库和运输

学习要点

1. 熟悉药品出库和运输的原则、基本程序及要求。
2. 能按照药品出库的原则、发货业务的基本程序规范办理药品出库、运输业务。

第一节 药品的出库

药品出库是药品结束储存过程、进入流通领域的重要环节，也是防止不合格药品进入市场的重要关卡。因此，加强药品的出库管理，对于加速药品流转，满足社会用药需要，保证人民用药安全，降低药品储存费用等具有重要作用。

一、药品出库的原则

药品出库必须贯彻“先进先出”、“先产先出”、“易变先出”、“近期先出”和“按批号发货”的原则。

1. 先进先出

系指同一药品的进货，按进库的先后顺序出库。药品经营企业进货频繁，渠道较多，同一品种不同厂牌的进货较为普遍，加之库存量大，堆垛分散，如不掌握“先进先出”，就有可能将后进库的药品发出，而先进库的药品未发，时间一长，库存较久的药品就易变质。因此，只有坚持“先进先出”，才能使不同厂牌的相同品种都能做到“先产先出”，经常保持库存药品的轮换。

2. 先产先出

系指库存同一药品，对先生产的批号应尽快先出库。一般来说，药品储存的时间愈长，变化愈大，超过一定期限就会引起变质，以致造成损失。药品出库坚持“先产先出”的原则，有利于库存药品不断更新，确保药品的质量。

3. 易变先出

系指库存的同一药品，对不宜久贮、易于变质的应尽快先出库。有的药品虽然后入库，但由于受到阳光、气温、湿气、空气等外界因素的影响，比先入库的药品易于变质。在这种情况下，当药品出库时就不能机械地采用“先产先出”，而应该根据药品的质量情况，将易霉、易坏、不宜久贮的尽快先出库。

4. 近期先出

即“近失效期”先出，指库存有“有效期”的同一药品，对接近失效期的尽先出库。对仓库来讲，所谓“近失效期”，还应包括给这些药品留有调运、供应和使用的时间，使其在失效之前进入市场并投入使用。某些药品虽然离失效期尚远，但因遇到意外事故不易久贮时，也应采取“易变先出”办法尽先调出，以免受到损失。

5. 按批号发货

按批号发货以保证药品有可追踪性，便于药品的日后质量追踪。

想一想　药品出库为何要遵守“四先出”和按批号发货的原则？

二、药品出库（发货）业务基本程序

药品出库又称为发货，这是药品仓库业务的最终环节。其基本程序为：

查对——配货——复核——出库——记账

1. 查对

药品出库，首先要进行“三查六对”。“三查”，即查核发票购货单位、发票印鉴、开票日期是否符合要求；“六对”，即将发票与实物进行对货号、对品名、对规格、对单位、对数量、对包装是否相符，同时检查包装并做好记录。发货必须以正式的出库凭证（包括调拨供应单、提货单和出库单）为依据。管理人员要核对凭证，检查印鉴是否齐全，品名、规格、数量等填写的字迹是否清楚，有无差错、涂改，提货日期有没有超过等。经核对无误后交保管员配货。出货凭证如有问题，必须经原开证单位更正并加盖印章，手续不符的应拒绝发货。

2. 配货

保管人员接到出库凭证后，按其所列项目审查无误，先核销实物卡片上的存量，然后根据“先进先出”等原则，并按出库凭证配货。对计重量的药品要逐件过磅称准；对零星药品可并件并箱；贵重品种或剧毒药品，要两人配货封箱（件）。配货要做到数量准确，质量完好，包装完整，堆放有序。

如果发现以下问题应停止配货、发货或配送，并报企业质量管理机构处理：药品包装内有异常响动和液体渗漏；外包装出现破损、封口不牢、衬垫不实、封条严重损坏等现象；包装标识模糊不清或脱落；药品已超出有效期等。对药品外观质量和包装进行检查，发现有质量报废、霉变、虫蛀、鼠咬、包装破损等严禁作为正常药品验发出售。凡已过期、失效药品，不得再用，禁止发出，按规定程序处理清理。

3. 复核

保管人员将货配发齐后，要反复清点核对，确保货单相符，保证数量质量。既要复核货单是否相符，又要复核货位结存量以验证出库量是否正确，发出的零星药品在核对包装时要有两人以上在场。麻醉药品、一类精神药品、毒性药品和化学试剂的爆炸品、剧毒品和贵重药品，应实行双人收发货制度，仓储部门的有关负责人必要时要亲自进行复核。对于爆炸品、剧毒品，客户自备车辆时应检查有无公安部门签发的准运证。

每复核完一个品种后复核人员应在药品出库单上签字，认真做好复核记录，“药品出库复核记录”（表5－1）的内容，应包括购货单位、品名、剂型、规格、批号、有效期、生产企业、数量、销售日期、质量状况和复核人员等项目。复核记录应保存至超过药品有效期1年，不得少于3年。

表5－1　药品出库复核记录

仓库号：________　　　　　　　　　　　　________年

发货日期	购货单位	品名	规格	批号	有效期	生产企业	数量	质量状况	发货人	复核人员
说明	1. 有效期栏内应填写有效期至××年××月。 2. 发出药品复核时，若无质量问题，在质量状况栏内填写“正常”字样。 3. 特殊管理药品出库复核时，要双人复核，在复核人栏内两人均要签字。									

4. 出库

发出的药品，经清点集中后，要及时办理手续。自领药品由保管员根据凭证所列的品种，向领物人逐一点交。由仓库下送的药品，要向押运人员交待清楚物资和物资送到后应办的手续。由运输单位负责运送或托运的药品，仓库应向承运单位办理托运手续，并将托运药品的数量、质量、承运单位、启运时间和运输方式等通知收物单位，及时收回回执。在办理交接时，双方都应在凭证上签章，以明责任。点交完毕即给接货人员填发出门证。

5. 记账

药品出库后，保管员根据出库凭证所列内容在保管账上作发货记录，并及时在发货卡上注销。

说一说

简要说明药品出库的基本程序?

三、药品出库管理

药品经营企业要制订药品出库检查与复核的管理制度，制订科学合理的药品出库复核程序，明确相关人员的质量责任。对药品出库的原则、药品出库的质量检查与校对的内容、出库复核记录及其管理、相关人员的责任等都要明确下来。药品出库时，要着重规范以下几个方面。

（1）药品出库应遵循“先产先出”、“近期先出”和“按批号发货”的原则，“先产先出”、“近期先出”是为了保证药品在有效期内使用；按“批号发货”是为了保证出库药品有可追踪性，便于药品的质量追踪。

（2）药品出库时必须进行复核和质量检查复核，检查时，应按发货或配送凭证对实物进行质量检查和数量、项目的核对，做到出库药品质量合格且货单相符。麻醉药品、一类精神药品、医疗用毒性药品等特殊药品出库时应双人复核。

（3）出库检查与复核记录及其管理药品批发企业在药品出库复核时，为保证能快速、准确地进行药品质量跟踪，必须做好药品质量跟踪记录，即出库检查与复核记录。所做记录应包括购货单位、品名、剂型、规格、批号、有效期、生产企业、数量、销售日期、质量状况和复核人员等项目。药品零售连锁企业配送出库时，也应做好质量检查和复核。其复核记录包括药品的品名、剂型、规格、批号、有效期、生产企业、数量、出库日期以及药品送至门店的名称和复核人员等项目。出库检查与复核记录应保存至超过药品有效期1

年，但不得少于 3 年。

（4）药品出库的发货或配送凭证与实物进行质量检查和数量、项目核对时，如果发现以下问题应停止发货或配送，并报企业质量管理部门处理：药品包装内有异常响动和液体渗漏；外包装出现破损、封口不牢、衬垫不实、封条严重损坏等现象；包装标识模糊不清或脱落；药品已超出有效期等。

四、应用举例

（一）某企业的药品出库复核质量管理制度

1. 药品出库必须经发货、复核两道手续方可发出。

2. 发货员接到药品出库单后，按“先产先出”、“易变先出”、“近期先出”和按“批号发货”的原则发货。

3. 复核人员必须按配送单逐一清点核对配送单位、品名、规格、数量、生产厂名、批号并检查包装等。

4. 贵重药品、特殊管理药品发货，由双人共同复核并签字，并做好详细记录。

5. 发货员、复核员应对将发出的药品进行外观质量检查、有效期检查，发现有质量问题的应及时停止发货，并向本部门负责人或质量管理部门报告处理。

6. 下列药品不准出库：

（1）过期失效、霉烂变质、虫蛀、鼠咬及淘汰药品以及内包装破损的药品，不得出库销售。

（2）有退货通知或药监部门通知暂停销售的药品。

（3）药品包装内有异常响动和液体渗漏的药品。

（4）外包装出现破损、封口不牢、衬垫不实、封条严重损坏的药品。

（5）包装标识脱落、污染、模糊不清的药品。

（6）怀疑质量发生变化，未出检验报告但需加以确认的药品。

7. 每复核完一个品种后复核人员应在药品出库单上签字并记录批号等内容，以备核查，认真做好复核记录。复核记录由仓储部门派专人保管，每月整理、装订、编号保存，保存至超过药品有效期 1 年，至少保存 3 年。

（二）某企业的药品出库复核质量管理程序

1. 制订本程序的目的：建立一个药品出库复核岗位质量管理程序以保证出库药品质量合格，确保消费者安全有效地使用药品。

2. 本程序的适用范围：本程序适用于仓库保管员和复核员进行出库质量管理。

3. 本程序使用人员及其职责：药品出库发货人、复核员对本程序的实施负责。

4. 药品出库复核质量控制程序

（1）发货人按销售凭证或药品出库单将应发药品移到发货区，如系零货应置拼箱工作台上，整货放在发货区底垫上，逐一核对收货单位、发票印鉴、开票日期（即“三查”），核对货号、品名、规格、单位、数量及包装（即“六对”），检查是否做到“先产先出”、“先进先出”、“易变先出”、“近期先出”（即“四先出”）。

（2）复核员按复核记录所载项目进行质量检查和复核。如发现药品质量有疑问或过期失效、虫蛀鼠咬、淘汰药品、包装破损、封口不牢、衬垫不实、封条严重损坏以及包装内有异常响动、渗漏等现象，均不得发出。

（3）复核员按批号核实，确认质量完好后发货人方可发货。复核员应在销售凭证上签章，发货人加盖“已发货”印章以备核查。

（4）复核员复核完毕应做好“药品出库复核记录”，以便于质量跟踪。

（5）发零货时的拆零拼箱，应选择合适的包装物料和拼箱方法包扎牢固，外包装应注明“唛头”；发货后及时清理现场和包装物料，拆零工具定置存放。

（6）复核员填写完复核记录后交由负责管理复核记录的专人进行保管，记录保管人员每月整理、装订、编号保存，保存至超过药品有效期 1 年，不得少于 3 年。

（三）某企业药品拆零和拼装发货的程序

1. 制订本程序的目的：对药品拆零和拼装发货实行程序控制，防止差错，以保证药品质量。

2. 本程序的适用范围：适用药品仓库和零货发货人员。

3. 本程序的使用对象及其职责：药品出库发货人、复核员对本程序负责。

4. 药品拆零和拼箱发货程序

（1）凡需拆零发出的药品，首先由发货人将整件药品移入发货区。

（2）拆零发货前，由发货人开箱对药品外观质量进行检查，未发现质量问题方可分发。

（3）发货后剩余药品当即置零货区上架，不得再放入整件货物垛混存。

（4）发出药品拼箱时，一般药品与毒、麻、精神药品，内服药与外用药，固体药与液体药及易挥发、易污染、易破碎的药品均应分别装箱。拼箱内应有装箱单。外包装注明拼箱，写明详细“唛头”，详写收货单位、发货单位地址全称。

（5）复核员对拼箱内药品进行质量和数量的复核，并在发货记录上签字后方可封口、包扎待发。

（6）发货人发货时，在提货单上应同时有发货人和提货人签字。

（7）发货记录和发货凭证要保持到药品有效期后 1 年，至少保存 3 年。

写一写

药品拆零拼装发货应注意什么？

第二节　药品的运输

药品运输是关系到药品质量的重要环节，药品的运输工作应根据“及时、准确、安全、经济”的原则，遵照国家有关商品运输的各项规定，合理地组织运输工具和力量，把药品安全及时地运达目的地。

一、药品运输的要求

药品运输的基本要求是：认真执行国家有关药品流通的方针、政策，根据商品运输的原则，结合药品商品的特点，按市场规律办事，用最短的时间，走最近的路线，花最低的费用，安全地把药品运到目的地，为保证人民用药，扩大商品流通，促进生产发展做出贡献。具体要求有以下几个方面。

（一）按照实际情况，合理组织运输

根据药品商品的特点，要从“以快为主，快中求好，快中求省”和全面提高经济效益出发，按照实际情况来选择运输路线、运输方式和运输工具，合理组织运输，确保药品运输顺畅进行，力求达到运输时间短、里程近、环节少、费用省的目的。

（二）加强部门之间的联系，合理编制运输计划

药品经营企业的运输部门要经常与采购、销售和仓储部门以及其他交通运输单位联系，全面掌握药品货源流向、运输能力和运输路线的具体情况和动态，制订切实可行的药品运输计划，把药品的发运、中转和接收各个环节衔接好，确保运输计划的顺利实施。

（三）加强运输工作的安全管理和经济核算

药品经营企业要认真做好药品运输的安全管理工作，严格执行药品运输的各项规章制

度，建立和健全运输人员的岗位责任制，防止事故发生，提高药品的运输质量。同时还要与财务、审计部门紧密配合，制订“运输计划准确性”、“药品商品待运期”、“整零及集装箱比重”、“货损货差”、“合理运输节约金额”等经济指标，建立严格的运输费用审批制度，杜绝一切不合理的开支，节约运输费，降低药品运输成本，提高企业经济效益。

（四）做好运输人员的业务培训

为使从事药品运输工作的人员能适应本职工作的需要，药品经营企业必须采取多种形式，加强业务培训，力求达到“五熟一能”，即熟悉国家对运输工作的方针政策和货运规章；熟悉药品产销情况和流转环节；熟悉来货和收货地区的水陆交通运输路线和里程；熟悉企业内部工作程序和规章制度；熟悉本地区和本企业的运输能力，各种运输工具的类型、吨位、容积情况；能够正确处理运输业务中的各种问题。

二、药品运输的内容

建立健全科学的药品运输程序，是药品在运输过程中保证质量的重要环节。程序的核心内容是针对运送药品的包装条件及道路状况，采取相应的措施，防止药品的破损和混淆。

（一）正确选择运输方式

运输方式，是指药品运输中所采取的方法和形式。正确地选择运输方式，合理减少中间运转环节，是合理组织药品运输的重要途径。目前，药品经营企业所采用的合理运输方式主要是直达、直线运输和“四就直拨”运输。

1. 直达、直线运输

直达运输是指运输环节而言，即把药品从产地或起运地直接运到销地或主要用户。直线运输是对运输路线而言，即选择最短的路线，使药品运输直线化。由于减少运输环节和选择运输路线往往结合进行，因此，将这两种发运形式统称为直达、直线运输。

直达、直线运输的优点是：能缩短药品流通时间，使药品迅速同消费者见面；可以减少药品在中间环节的停留，降低运输损耗，节约运力和劳力。要发挥直达、直线运输的作用，在工作进行中，必须密切产、供、运、销各部门的协作，搞好调拨计划指标的衔接；编好运输计划，准确无误地做好药品发运工作；加强企业内部计划、业务、财会、储运各职能部门之间的密切配合。

2. “四就直拨”运输

“四就直拨”就是采取就工厂直拨、就车站码头直拨、就仓库直拨、就船过载直拨等，直接将药品分拨到当地要货单位或运往外地。采用“四就直拨”运输，可以减少中间环节，加速商品流转。节约运力，降低费用。

（二）合理使用运输工具

运输工具，是实现药品在地区之间转移的物质条件。合理地使用运输工具，是合理组织药品运输的又一个重要途径。

1. 正确选择运输工具

我国具有火车、汽车、轮船、飞机等现代化的运输工具，也有木船、竹皮筏、畜力车、人力车等民间运输工具。不同的运输工具，具有不同的特点和作用。

（1）火车　具有运输量大、运输连续性强、运输管理高度集中，运期比较准确，运行速度快、运费低、较安全等特点，不受季节、气候条件的影响，适宜于大宗药品的远程运输。

（2）汽车　具有灵活机动、迅速、装卸方便、活动范围大的特点，可以在城乡广大地区进行运输，但运费相对较高，运量较小，一般适宜于药品的短途运输。

（3）轮船　具有运量较大、运费较低的特点，适宜于大宗药品的远程运输。但具运输速度慢，药品在路途时间长，资金周转慢的不足。

（4）飞机　具有速度快的特点，但运量有限，运费很高，只适宜于贵重药品或急救药品的运输。

木帆船、竹皮筏、畜力车、人力车等运输工具，具有数量多、分布面广、运用方便等特点，适合运输零星药品和农村收购、调运药品等短途运输。

以上运输工具，各有所长，也各有所短。因此，在选择运输工具时，要考虑各种运输工具的合理分工和经济、安全的要求，发挥它们的使用效能；要从有利于生产、有利于市场供应出发，选用合适的运输工具；要采用综合对比方法，对各条运输路线、运输工具里程、环节、时间、费用、安全程度进行分析比较，从而得出使用运输工具的最优方案。

2. 提高运输工具的使用效率

在确保药品和运输工具安全的前提下，要尽可能利用运输工具的载重吨位和容积，努力提高运输工具的使用效率，其主要措施如下。

（1）提高运输工具技术装载量　提高运输工具技术装载可从两个方面着手：一是改进装载技术，如采取轻重配装、解体装载、多层装载、改进装车堆码技术等；二是改进药品包装，如体质松软、泡的药材，使用机器压缩其体积等。

（2）提高整车比重　在运输中应尽可能把零担药品凑成整车发运，以提高车辆利用率。

（3）加速车船运转　在运输中应在装卸工作中，要快装快卸，尽量缩短车船停留的时间。

（4）开展捎脚运输　在运输中应利用末装足的车船或回装的车船，沿途捎带货物。

（5）组织双程运输或回程运输　在运输中应尽量避免车船回空，提高车船的使用效能。

为了提高运输设备利用率，还必须开展集装箱运输。集装箱运输是一种现代化装运技术的运输，它具有安全、迅速、节约和提高车船装载量等优点。因此，凡是开展集装箱运输业务的线路或航线，应该积极组织药品的集装箱运输。

（三）药品发运和装卸的注意事项

（1）药品发运前必须检查药品的名称、规格、单位、数量是否与随货同行发票相符，有无液体药品与固体药品合并装箱的情况，包装是否牢固和有无破漏，衬垫是否妥实，包装大小重量等是否符合运输部门的规定。由生产企业直调药品时，须经本单位质量验收合格后方可发运，药品未经质量验收不得发运。

（2）发运药品应单货同行，对不能随货同行的单据，应附在银行托收单据内或于承运日邮寄给收货单位。

（3）填制运输单据，应做到字迹清楚，项目齐全，严禁在单据上乱签乱划。发运药品应按每个到站（港）和每个收货单位分别填写运输交接单，也可用发货票的随货同行联代替。拼装整车必须分别给各收货单位填写运输交接单、在药品包装上应加明显区别标志。

（4）药品在装车前尚须按发运单核对发送标志和药品标志有无错漏，件数有无差错，运输标志选用是否正确，然后办好运输交接手续，作出详细记录，并向运输部门有关人员讲清该批药品的搬运装卸注意事项。

（5）搬运、装卸药品应轻拿轻放，严格按照外包装图示标志要求堆放和采取保护措施。一般说来，药品包装多系玻璃容器，易碎，怕撞击、重压，故搬运装卸时必须轻拿轻放，防止重摔，液体药品不得倒置。如发现药品包装破损、污染或影响运输安全时，不得发运。

（6）各种药品在途中运输和堆放站台时，还必须防止日晒雨淋，以免药品受潮湿、光、热的影响而变质。

（7）定期检查发运情况和待运药品情况，防止漏运、漏托、错托，保持单据完备。

对有效期和规定发运期限的药品，单据上要有明显的标志。

（四）特殊要求的药品运输

除了一般药品运输的工作内容外，对于一些对运输工作有特殊要求的药品，如有温度要求的药品、危险品等的运输，必须给予关注。

1. 有温度要求的药品运输

对有温度要求的药品的运输，应根据季节的温度变化和运程在运输途中采取必要的保温或冷藏措施。

（1）怕冻药品的运输　怕冻药品系指在低温下容易冻结，冻结后易变质或冻裂容器的药品。详细品种由各地根据药品性质和包装等情况研究拟定。怕冻药品在冬季运往寒冷地区时应注意做好下列各项有关工作：①拟定防寒发运期。由于我国地区广阔，各地气候差异很大，寒季时段和起止日期亦不一致，所以应根据实际情况，拟定有关省、市的防寒发运期，以保证防冻药品的安全运输，减少运输防冻措施的费用。②在防寒发运期前，怕冻药品应按先北方后南方、先高寒地区后低寒地区的原则提前安排调运。③在防寒发运期，怕冻药品的发运，如不加防寒包装，水运只发直达港；铁路以保温车为主。保温车发运时，应有押运员押送，要有安全措施。④在防寒发运期间，怕冻药品的发货单及有关的运输单据上应注明“怕冻药品”字样。

（2）怕热药品的运输　怕热药品是指受热易变的药品。由于怕热药品对热不稳定，有的还要求冷藏（如胰岛素、人血清蛋白、三磷酸腺苷针剂等需于2～10℃保存），因此在夏季炎热期间的运输，要充分考虑温度对药品的影响，并注意做好下列各项有关工作：①根据各地区夏季气温的情况，按照怕热药品对温度的要求，分别拟定具体品种和怕热发运期限；②在怕热药品发运期前，怕热药品应按先南方后北方、先高温地区后一般地区的原则尽可能提前安排调运；③在怕热药品发运期间，对温度要求严格的药品（如要求储藏在15℃以下的品种）应暂停开单发运，如少量急救或特殊需要，可发快件或空运，或在运输途中采取冷藏措施；④在怕热药品发运期间，怕热药品的发货单上应注明“怕热药品”字样，并注意妥善装车（船），及时发运，快装快卸，尽量缩短途中运输时间。

2. 危险药品的运输

危险药品除按一般药品运输的要求办理外，还必须严格遵照交通管理部门《危险货物运输规则》的各项规定，必须有符合国家标准的危险货物包装标志。自运化学危险物品时，必须持有公安部门核发的准运证。危险药品发运前，应检查包装是否符合危险货物包装表的规定及品名表中的特殊要求，箱外有无危险货物包装标志，然后按规定办好托运、交付等工作。装车、装船时，应严格按照“危险货物配装表”规定的要求办理。

在装卸过程中，不能摔碰、拖拉、摩擦、翻滚，搬运时要轻拿轻放，严防包装破损。对碰撞、互相接触容易引起燃烧、爆炸或造成其他危险的化学危险物品以及化学性质或防护、灭火方法互相抵触的化学危险物品不得混合装运和违反配装限制。遇热、遇潮容易燃烧、爆炸或产生有毒气体的化学危险物品，在装运时应当采取隔热防潮措施。不能摔碰、拖拉、摩擦、翻滚，搬运时要轻拿轻放，严防包装破损。汽车运输必须按当地公安部门指定的路线、时间行驶，保持一定车距，严禁超速、超车和抢行会车。

3. 特殊药品的运输

发运特殊管理的药品必须按照《麻醉药品管理办法》、《麻醉药品国内运输管理办法》、《精神药品管理办法》、《医疗用毒性药品管理办法》等规定办理，应尽量采用集装箱或快件方式，尽可能直达运输，减少中转环节。办理托运（包括邮寄）麻醉药品、精神药品应在货物运单上写明具体名称，发货人在记事栏内加盖“麻醉药品或精神药品专用章”，缩短在车站、码头、现场存放时间，铁路运输不得使用敞车，水路运输不得配装仓面，公路运输应当覆盖严密，捆扎牢固。运输途中如有丢失，协助承运单位认真查找，并立即报当地公安机关和药品监督管理部门。

运输特殊药品时，必须凭药品监督管理部门签发的国内运输凭照办理运输手续，如有必要时，企业应根据有关规定派足够的人员押运，并提示和监督运输，加强管理。

想一想

药品运输过程中要注意什么？对于特殊药品在运输过程中有哪些要求？

三、应用举例

某企业的药品出库发送的程序

1. 制订本程序的目的：根据“及时、准确、安全、经济”的原则，选择最快、最好、最省的办法，压缩待运期，把药品安全及时地送达目的地。

2. 本程序的适用范围：适用于业务、仓库和运输部门。

3. 本程序使用对象及其职责：发货、复核、运输人员对本程序负责。

4. 药品出库发送程序如下：

（1）发货员接到发货单后，按“先产先出”、“近期先出”和按“批号发货”的原则配发药品。

（2）复核员按药品出库单逐一清点，核对配送单位、品名、规格、数量、生产厂名、批号，并检查包装等，在药品出库单上签字，记录批号等，做好复核记录。

（3）运输员依据提货单提货，提货时对药品名称、规格、数量、收货单位等一一核对，做到票货相符，票货同行。

（4）检查包装是否牢固，发运标志和药品标志有无错漏，并做好记录。

（5）注意安全操作，搬运药品时应轻拿轻放，不得摔撞、倒置。

（6）运输途中要采取遮雨防晒措施，防止药品受潮湿、光、热影响，需冷藏保存的药品，运输途中应注意置于有冷藏的设施中。

（7）货物送到目的地后，应收取有收货单位签章的回执。

（8）如进货单位自提药品，在发货凭证上由发货人和提货人共同签章。

思考题

1. 如何掌握好药品“先进先出”、“先产先出”、“易变先出”、“近期先出”和按“批号发货”的出库原则？

2. 药品出库（发货）业务有哪些基本程序？

3. 药品运输工作的基本原则是什么？怎样做好有特殊要求药品的运输工作？

第二篇

药品保管养护

第六章　不同剂型药品的保管养护

学习要点

1. 掌握不同剂型药品的验收和养护的技能，能对库藏药品实施正确养护。
2. 能在验收和保管过程中发现药品质量发生变化时采取相应的措施。

第一节　原料药品

一、原料药品简介

（一）概念

又称原料药，是配制其他各种制剂的药物，是制剂生产的主要原料。

（二）分类

1. 按其物理性状的不同分类

（1）固体原料药　比如氯化钠、对乙酰氨基酚、维生素 C 粉等。

（2）液体原料药　比如葡萄糖、血清、疫苗等。

2. 按其化学组成或成分的不同分类

（1）无机药品类　如氯化钙、碳酸氢钠、硫酸亚铁等。

（2）有机药品类　如安乃近、氯丙嗪、磺胺类药物等。

（3）生药类　如洋地黄叶粉、牛黄、西洋参等。

（4）生物药品类　如生化药品——菌苗、抗生素——青霉素、激素——胰岛素等。

原料药品种类繁多，性质各不相同。了解原料药品的保管养护知识，不仅有利于对原料药品的保管养护，同时还有利于保管养护它们的制剂。因此，要做好原料药品的保管养护工作，就应该首先了解它们的理化性质或生物特性，研究它们在各种不同条件下质量变化的特点，采取正确而合理的贮藏方法，从而有效地保证原料药品的质量。

想一想

原料药按其化学组成成分可分为几种？有没有其他分类方法？

二、原料药品的质量变异及原因

原料药品在储存保管期间，由于内在理化性质因素和外界自然因素影响，如果保管养护不当，会发生以下质量变异现象。

1. 挥发、升华

含挥发、升华性成分的原料药品，在常温条件下可自然挥发或升华，如果包装不密、封口不严或温度过高时，可加速挥发或升华而减量。如樟脑酊、乙醇、碘仿、三氯甲烷（氯仿）、挥发油、樟脑、冰片、薄荷脑等。有的液体原料药品极易挥发，还可以引起燃烧、爆炸，如麻醉乙醚等。

2. 吸湿

有些原料药品吸收潮湿空气中的水分，而发生粘连、结块、潮解、稀释，甚至发霉、分解等变质而失效。有些药品吸潮后药效虽未改变，但使用不便，且影响剂量的准确性，如水合氯醛、枸橼酸钠、硫代硫酸钠、溴化钾等；生化类药品吸潮后极易变质，使含量或效价下降，甚至消失而无法使用，如酶、蛋白质、氨基酸、抗生素类药品等。所以，保管这类药品时要特别注意防潮。

3. 风化

药品在干燥空气中失去部分或全部结晶水，变成不透明的晶体或粉末的现象，称为风化。有些含结晶水的原料药品在干燥空气中极易风化，药品风化化学性质虽不变，但会影响使用剂量的准确性，特别是毒剧药品，可因此而超过剂量，造成中毒，甚至出现严重的医疗事故，比如硫酸可待因、咖啡因、硫酸阿托品。

4. 变色

有些原料药品因久贮、遇光、热或接触空气后易氧化分解会使质量发生变化，原料药品的颜色发生改变，称为变色。药品变色后往往会降低或失去疗效，甚至毒性增加导致中毒。比如维生素 C 被氧化变黄色而失效，肾上腺素变棕色后即失去疗效，甘汞变深灰色时对人体有剧毒，挥发油因氧化颜色变深而造成变质，硫酸亚铁氧化变黄棕色时不可药用等。

5. 异臭、异味

如果保管养护不当，有的药品会发生化学变化而产生异臭、异味。含挥发油的药品氧化变质易产生臭味，含蛋白质的药品容易腐烂发臭，含糖类的药品易发酵变酸等。如氨茶碱遇光和空气后可分解产生氨而具有强烈氨臭味；乳酶生吸潮受热后有腐败臭；阿司匹林吸潮后水解生成醋酸而有显著醋酸气味；脂肪油遇光、空气和湿气后能被氧化而产生令人不快的气味，甚至酸败。

6. 发霉、生虫

药品一旦发霉或生虫就不可再作药用。一般无机和有机原料药品很少出现发霉、生虫，但对生药材、生化药品、生物制品、动物内脏等含蛋白质、淀粉、胶质及糖类的原料药品受潮、受热后极易发生霉变或生虫，比如淀粉、蛋白质、糖、胰岛素及生药粉末等。

7. 效价减失

有“效期”规定的药品抗生素、生化药品、生物制品等，久贮或养护不当，在外观上虽看不出变化的现象，但效价会逐渐降低或消失，有些会增加毒性，如青霉素、胃蛋白酶、血清、疫苗等。

三、原料药品的验收

原料药品必须验收合格后方可入库。验收时可根据具体情况按批号每一批抽取适当数量的样品，按国家法定标准对其纯度和含量进行全面检验。仓库验收时，要求从外观性状、包装等进行检查，以保证入库药品的质量。对装量有疑问的，可作重量或容量抽查。原料药品入库前的检查验收工作，能有效防止药品在仓贮管理中发生重大质量变异。

1. 固体原料药的验收

（1）检查包装　肉眼观察检查药品的包装是否有鼠咬、撞击、跌落等破损变形，受潮，水渍污染等情况。

（2）检查标签　检查药品的名称、规格、批准文号、生产批号等是否与报验单上的规定相一致。

（3）检查重量　可采取称毛重、估计皮重、算出净重的方法称量药品的重量，检查重量是否符合规定，必要时可倒出药品称量。但对于使用时要求纯度较高，易吸潮，风化，易氧化，见光、遇热易分解及变色的药品，不宜倒出称重，如注射用葡萄糖、注射用氯化钠、氯化钙等。

（4）检查外观性状　按照各种原料药品所规定的标准进行外观性状、颜色观察检查，注意原料药品有无发霉、虫蛀、变色或气味的异常现象。检查颜色时应在自然光或日光灯下进行。检查气味时，应用手煽动空气进行嗅气，不得靠近药品直接嗅闻。对呼吸道有刺激的药品，一般不检查药臭。对剧毒有害的药品不宜口尝，以免中毒。

（5）检查吸潮、风化　可通过振摇药瓶，观察药品在瓶内的松散程度、粘结成的块状及溶解情况来判断药品是否吸潮。观察药品晶体是晶莹剔透还是表面出现白色粉末来判断风化。一般容易识别，对易吸潮或易风化的药品一般不宜开瓶检查。

（6）检查杂质异物　检查时取样品平摊在干净的白纸或瓷盘上，检查是否有灰尘、木屑、色点等杂质异物。

2. 液体原料药的验收

（1）检查包装　肉眼观察检查药品的包装是否有鼠咬、撞击、跌落等破损变形，封口处有无渗漏、挥发等情况。如有渗漏现象即不可再供药用，如氯仿、麻醉乙醚等。

（2）检查标签　检查药品的名称、规格、批准文号、生产批号等是否与报验单上的规定相一致。

（3）检查容量　一般可在室温下进行，有特殊要求的除外。容量大的可毛重减去皮重求出净重，再除以液体的密度即得容量；容量少的可将液体倒入干燥洁净的量筒内，检查装量是否符合规定。应注意：用量筒检查容量少的液体原料药时必须了解药品的性质才能进行。有些原料药品不能倒入量筒内进行容量检查，如麻醉乙醚非临用前不得启封，否则会增强毒性而不能再供麻醉用。对能产生有害气体或具有强烈刺激臭的药品，也不宜倒入量筒内检查，可根据瓶的大小估计装量，必要时可在实验室毒气柜中操作。

（4）检查外观性状　可参考固体原料药项下进行，注意检查有无变色、变味、酸败、异臭等现象。

（5）检查澄清度　对于要求澄清度较高的液体药品，可在光亮处检查，应无明显的杂质异物、浑浊沉淀或未超过0.5号浊度标准液。

3. 原料药品验收的抽样

在验收原料药品时，要注意抽样的代表性。固体原料药的抽样，大包装可用特制的不锈钢抽样器插入容器中部及两边分别取样；小包装的固体原料药则可倒入干燥洁净的瓷盘中，以药匙混匀后取样；在空气中易变质的药品须抽取上、中、下3层样品，混合均匀后进行观察。液体原料药应摇匀后抽样检查；对于铁桶、塑料桶等大包装的液体原料药，可将铁桶、塑料桶滚转混匀后，用干净的玻璃管插入，以大拇指按住上端管口抽出取样，或在玻璃管上端管口套一段橡皮管，插入药液后以橡皮管夹夹紧抽出取样；瓶装或其他容器装的小包装液体原料药，可将药瓶振摇均匀后倒入量杯或量筒中检查。整个取样操作必须保持清洁卫生，一个抽样工具只允许抽取一个品种批号的药品，不得同时交叉使用，以免造成混药污染。

四、原料药品的保管养护

通常情况下，原料药品都应当密闭保存，在保管中要注意清洁卫生和包装完好，严防灰尘等异物的污染。对于易受外界因素如光线、空气、湿气、温度、霉菌等影响的药品，或具有特殊性质的药品，除应密闭保存外，还要根据药品的不同特性考虑不同的保养方法。原料药品主要用于配制各种制剂，保管养护工作对企业生产各种药品制剂质量优劣有很大的关系。

1. 对有挥发性、升华药品的保管养护

温度过高会加快药品挥发或升华的速度，使药量减少，疗效降低，故挥发、升华性药品应密封于阴凉处保存。如氯仿、氨水、冰片、薄荷脑、樟脑酊以及挥发油类等。

2. 对易吸潮药品的保管养护

要特别注意防潮，要求在干燥处密封保存，否则特别容易吸潮，出现各种变质现象，如能吸潮水解的苯巴比妥钠、阿司匹林、碳酸氢钠等；易吸潮发霉的氨基酸、葡萄糖、蛋白质等；易吸湿潮解的溴化钠、醋酸钾；能吸收空气中的水分而被稀释的甘油、无水乙醇、乳酸等；受潮后吸附力降低的药用炭等。

3. 对易风化药品的保管养护

要注意包装严密，不要放在过于干燥或通风的地方贮藏。这类药品保管不当易失去结晶水而致风化，如硫酸镁、硫酸钠、磷酸可待因、咖啡因等。有些药品除有风化性外，当温度较高时，即使在密封的情况下，还会发生溶化现象，所以还要在阴凉处保存，如硫酸钠。

4. 对遇光易变质药品的保管养护

要注意避光，应放置遮光或深色容器内，于阴暗处密闭保存，比如磺胺类、甘汞、硝酸银、氨基比林、盐酸普鲁卡因、苯酚、肾上腺素、维生素 C、双氧水等。

5. 对露置空气中易吸收二氧化碳药品的保管养护

要注意密封，避免与空气接触，比如氧化锌、氧化镁、氨茶碱、磺胺类钠盐等。

6. 对具有特殊气味药品的保管养护

要与其他药品隔离分开存放，尤其要与吸附力强的药品分开存放，以防串味。如碘仿、樟脑、薄荷脑等有特殊气味，应与药用炭、滑石粉、淀粉、葡萄糖、乳糖、氢氧化铝等药品分开存放。

7. 对抗生素类药品的保管养护

应在干燥、凉暗处保存，并注意期限，掌握"先产先出，近期先出"的原则，比如青霉素钠、头孢拉定、链霉素、左氟沙星等。

8. 对生化、生物制品类药品的保管养护

应注意密封，在阴凉处避光保存。有"有效期"规定的，应掌握"先产先出，近期先出"的原则。这类药品易受温度、光线、水分和微生物等的影响，大多含有蛋白质或多肽而引起腐败、霉变、生虫、有效成分破坏或发生异臭，如胃蛋白酶、甲状腺粉等。

9. 对危险药品、特殊药品、易制毒药品的保管养护

这类药品保养和运输应严格按照有关部门的规定和制度办理。易燃烧爆炸的药品，应储存在危险品仓库或与一般仓库远离的专库，在凉暗处注意防火保管，如硝酸甘油、麻醉乙醚、环氧乙烷、松节油、硫黄等。强氧化剂与还原剂经摩擦撞击能引起燃烧爆炸，在贮运中应分开远离存放，如高锰酸钾与甘油等；特殊药品、易制毒药品应专库专柜、双人双锁保管，专账记录，如麻醉药品吗啡、二氢埃托啡，精神药品、咖啡因，剧烈毒性药品三氧化二砷、轻粉，易制毒的药品浓硫酸、丙酮等；腐蚀性药品应放置于专门货区、专门货架进行保管，如盐酸、甲醛、浓氨溶液等。

药品的性质和影响其质量的因素是多方面的，在保养中应该全面综合考虑，如硫酸钠除有风化外，还会发生熔化现象，保管时既要密封又要置阴凉处保存；又如碘仿在常温下能挥发，遇光又易变质，所以要在阴凉处避光保存，并与其他药品隔离保管以防串味；故原料药品的保养应根据药品的自身性质并结合各种外界因素，有针对性地采用适宜的方法妥善保管。

练一练

分组讨论如何对碳酸氢钠、硫酸钠等原料药品进行保管养护工作。

五、药品举例

1. 碳酸氢钠

[性状] 白色结晶性粉末，无臭，味咸。

［稳定性］①在潮湿的空气中即缓缓分解，放出二氧化碳，生成碳酸钠。②对热不稳定，约在50℃即开始失去二氧化碳，100℃时变成为 $Na_2CO_3 \cdot NaHCO_3 \cdot 2H_2O$ 组成的物质，270～300℃约2h即可变成碳酸钠。③在冷水中溶解而不分解，水溶液放置稍久或剧烈振摇，可放出二氧化碳，在60℃以上加温则急速分解变成碳酸钠。

［保管方法］①应密闭在干燥处保存。②本品有口服与注射用两种规格，二者价格、功能主治不同，验收保管时应注意包装标签，分别保管，防止错收错发。

［制剂］碳酸氢钠片、碳酸氢钠注射液。

［功能主治］抗酸药。用于胃酸过多、酸中毒及碱化尿液。

2. 硫酸亚铁

［性状］淡绿色柱状结晶或颗粒，无臭，味咸、涩。

［稳定性］①本品含7分子结晶水，在干燥空气中易风化，致使表面呈白色。②温度升高可使本品失水加速，30～40℃即开始失水，热至70～80℃失去5分子水，100℃失去6分子水，250～300℃不再有结晶水存在。③在湿空气中迅速氧化变质，表面生成黄棕色的碱式硫酸铁。

［保管方法］①应密封保存。②变黄棕色即不可供药用。

［制剂］硫酸亚铁片、硫酸亚铁缓释片、硫酸亚铁糖浆、复方硫酸亚铁片。

［功能主治］抗贫血药。用于缺铁性贫血。

3. 甘油

［性状］无色、澄明的糖浆状液体，味甜，随后有温热的感觉。

［稳定性］有吸湿性，在潮湿的空气中易吸收水分而被稀释。遇冷（0℃或0℃以下久置）能凝结成结晶块，稍加温（至20℃）即能复溶。

［保管方法］①密封，在干燥处保存。②本品如呈色，可与《中国药典》规定的对照颜色比较，应不得更深。③冷冻后，可加温溶化后使用，不影响质量。

［制剂］甘油栓、开塞露。

［功能主治］溶媒及润滑剂。用于妊娠期及月经期妇女、小儿、年老体弱者偶发的便秘。

4. 氯化钙

［性状］本品为白色、坚硬的碎块或颗粒，无臭，味微苦。

［稳定性］本品极易潮解，露置空气中即自行溶化变质。

［保管方法］①密封，在干燥处保存。②验收时可振摇药瓶，观察是否有粘结、溶化

现象，注意不能任意开拆包装容器，以免吸潮。

［制剂］氯化钙注射液。

［功能主治］补钙药。用于缺钙症、皮肤黏膜过敏性疾患及镁中毒。

5. 乙酰水杨酸（阿司匹林）

［性状］本品为白色结晶或结晶性粉末，无臭或微带醋酸臭，味微酸。

［稳定性］在干燥空气中稳定，但遇湿空气易水解为水杨酸和醋酸，分解后有显著的醋酸臭，分解产物水杨酸对胃黏膜有强烈刺激性。

［保管方法］①密封，在干燥处保存。②本品如有明显的醋酸臭或储存时间过久，应检验分解产物“游离水杨酸”是否符合《中国药典》规定。

［制剂］阿司匹林片、阿司匹林肠溶片、阿司匹林泡腾片、阿司匹林咀嚼片、阿司匹林肠溶胶囊、阿司匹林栓。

［功能主治］解热、镇痛、抗风湿药。用于发热、头痛、神经痛、牙痛、月经痛、肌肉痛，活动性风湿病及类风湿性关节炎等。

6. 咖啡因

［性状］白色或带黄绿色、有丝光的针状结晶，无臭，味苦。

［稳定性］含 1 分子结晶水，在干燥空气中容易风化失去结晶水，部分变成白色粉末。加热至 100℃即成无水物（无水咖啡因）。

［保管方法］①本品风化后虽药效不变，但重量减少，并影响剂量的准确性，因此应密封保存。②本品有咖啡因与无水咖啡因两种规格，在验收保管中应注意包装标签，防止错收错发。

［制剂］苯甲酸钠咖啡因注射液、复方阿司匹林片等。

［功能主治］中枢兴奋药。用于中枢性呼吸及循环功能不全。

7. 维生素 C

［性状］本品为白色结晶或结晶性粉末，无臭，味酸。

［稳定性］①本品具有很强的还原性，遇空气、光线、潮湿易氧化变质，变黄色或黄棕色。铜、铁等金属离子可促使本品氧化变色。②储存中含有杂质糖醛会在结晶表面出现微黄或黄色斑点，可用分光光度法检查色泽。③干燥品对热稳定，隔绝空气加热至 120～140℃仍稳定。

［保管方法］①避光，密封保存。②本品变黄色、黄棕色不可供药用。③忌与金属器具接触。

［制剂］维生素C片、维生素C泡腾片、维生素C颗粒剂、维生素C注射液。

［功能主治］维生素类药。用于防治坏血病，也用于各种急、慢性传染性疾病及紫癜等的辅助治疗。

8. 葡萄糖

［性状］本品为无色结晶或白色结晶性或颗粒性粉末，无臭，味甜。

［稳定性］①本品含结晶水，在约83℃时可溶于自身的结晶水中。②本品有吸湿性，在潮湿的空气中能出现吸潮结块、发霉等现象。

［保管方法］①密封保存。贮藏中易被鼠咬，应注意防鼠。②本品有口服葡萄糖和注射用葡萄糖两种规格（口服葡萄糖纯度低，不能作注射用），验收保管时要注意包装标签，分开保管，防止错收错发。

［制剂］葡萄糖注射液、葡萄糖氯化钠注射液。

［功能主治］营养药。能增加人体能量并具有解毒利尿作用，用于血糖过低、心肌炎和补充体液等。

9. 胃蛋白酶

［性状］本品为白色或淡黄色的粉末，微臭，但无霉败臭。

［稳定性］①干燥品对热尚稳定，热至100℃尚无变化。②有引湿性，吸潮、受热后可发生粘瓶结块或产生异臭霉坏，并降低或失去消化蛋白质的能力。③本品久贮后蛋白消化力逐渐下降。

［保管方法］①密封，在干燥处保存。②本品有“有效期”规定，到期后经检验合格可延期使用。③应严格掌握“先产先出，近期先出”的原则。

［制剂］胃蛋白酶片、胃蛋白酶颗粒、含糖胃蛋白酶粉、胃蛋白酶合剂。

［功能主治］助消化药。用于缺乏胃蛋白酶或病后消化功能减退引起的消化不良症。

10. 盐酸四环素

［性状］本品为黄色结晶性粉末，无臭，味苦。

［稳定性］①本品有引湿性，遇光色渐变深，效价也随之下降，在碱性溶液中易被破坏失效。②纯干燥品性质稳定，但吸潮后或含水量较高时易分解失效。③本品在湿热条件下储存可生成毒性很大的差向脱水四环素，服用后对肾脏造成损害，产生恶心、呕吐、蛋白尿、糖尿、酸中毒、氨基酸尿等中毒症状，即使只有部分变质机亦可引起中毒。

［保管方法］避光，密封或严封，在干燥处保存。本品有“有效期”规定，应掌握“先产先出，近期先出”的原则。

［制剂］盐酸四环素片、盐酸四环素胶囊、注射用盐酸四环素、四环素可的松眼膏。

［功能主治］抗生素类药。主要用于革兰阳性球菌和阴性杆菌的感染，亦用于斑疹伤寒、恙虫病等立克次体的感染，对阿米巴痢疾及非典型性肺炎亦有效。

11. 麻醉乙醚

［性状］本品为无色澄明、易流动的液体，有特臭，味灼烈，微甜，沸程 33.5 ~ 35.5℃。

［稳定性］①本品有极强的挥发性与燃烧性，蒸气与空气混合后，遇火能爆炸。②本品在日光和空气影响下可缓缓氧化变质，生成过氧化物及乙醛等有害物质，使刺激性及毒性增加而不可供药用。③能溶解有机物，对软木塞、橡皮、火漆、封蜡都能溶解或侵蚀而使药液污染。

［保管方法］①本品应几乎装满，密封，避光，避火，在阴凉处保存。②发现包装不严、有漏气减量等现象，则不能再作麻醉用，更不能自行更换容器或将剩余药液倒在一起作麻醉乙醚出售。③搬运时应轻拿轻放。夏季气温高时，宜于夜间或早晚凉爽时出入库。运输或储存时应按危险品（一级易燃液体）处理。④本品储存 2 年后应重新检验，符合《中国药典》规定才能使用。⑤消防方法：干粉灭火机，砂土，泡沫、二氧化碳或四氯化碳灭火机。

［功能主治］吸入性全身麻醉药。用于外科麻醉。

12. 氯仿

［性状］无色挥发性液体，有特臭，味微甜，随后有烧灼感。

［稳定性］①本品沸程 60 ~ 62℃，易挥发，遇火不燃烧。②受日光、空气和水分的影响，容易分解生成氯气、氯化氢及碳酰氯（光气）。碳酰氯（光气）有剧毒，在肺组织中水解生成氯化氢，可引起肺水肿。

［保管方法］①应装在遮光容器中密闭，在 30℃以下遮光保存。②运输和储存按“有机有毒品”处理。③久贮产品应加强化验。④化学试剂规格不可供药用。⑤消防方法：水、砂土、二氧化碳灭火器。

［功能主治］溶剂、驱风药及防腐药。

说一说

试描述盐酸四环素、氯仿的保管养护方法。

思考题

1. 试把原料药品按化学组成成分分类。
2. 原料药品常见的质量变异现象有哪些?
3. 如何对液体原料药品进行验收?
4. 有挥发性或有特殊臭味的原料药品应怎样保管养护?
5. 对易吸潮、易风化、遇光易变质的原料药品采取何种保养方法妥当?
6. 对特殊药品、危险类原料药品应怎样保管养护?
7. 保养有效期规定的原料药品时要注意什么问题?
8. 举例说明阿司匹林的保管养护方法?

第二节　散剂（附颗粒剂）

一、散剂简介

（一）概念

散剂系指药物或与适宜辅料经粉碎、均匀混合而制成的干燥粉末状制剂，主要分为内服散剂和外用散剂。

（二）分类

1. 按功能主治分类

（1）口服制剂　能溶于水或其他溶剂可直接吞服、冲服或调服的散剂，如头痛散、胃痛散、口服补液散等。

（2）局部用散剂　指局部用于皮肤、口腔、咽喉、腔道的散剂，如红棉散、消炎散、口腔溃疡散、复方氯己定散等。

2. 按药物性质分类

（1）含毒剧药散剂　如六一散类。

（2）含液体成分散剂　如蛇胆川贝散。

（3）含共熔组分散剂　如痱子粉。

（4）含浸膏散剂　如复方颠茄散。

3. 按药物组成分类

（1）单散剂　系由一种药物成分组成，如阿司匹林散、法莫替丁散、川贝粉等。

（2）复方散剂　系由两种或两种以上药物成分组成，如婴儿素、复方颠茄氢氧化铝散等。

4. 按剂量分类

（1）分剂量散剂　指按单次用量分成均一包装单位的散剂，如头痛散等。

（2）不分剂量散剂　指按总量包装，每次使用时取出所需要量的散剂，如痱子粉等。

（三）特点

1. 优点

（1）表面积较大，易于分散，有利于药物的溶解与吸收，起效快。

（2）外用有保护收敛等作用，可用于溃疡病、外伤出血等。

（3）制法简便，剂量可控，尤其小儿服用很适宜。

（4）稳定性高，储存、运输、携带方便。

2. 缺点

（1）表面积大，有效成分易散失，易吸潮变质等。

（2）剂量稍大点服用不方便，增强了刺激性。

想一想

想想散剂有哪些特点？你知道的散剂有哪些？

（四）质量要求

散剂在生产和储存期间其质量要求应符合下列规定：

（1）供制备散剂的药物均应粉碎成细粉。除另有规定外，内服散剂应为细粉，局部用散剂应为极细粉。

（2）散剂应干燥、松散、混合均匀、色泽一致，如制备含毒、剧药或药物剂量小的散剂时，应采用等量递增配研法混匀并过筛。

（3）散剂中可含或不含辅料，内服散剂需要时亦可加矫味剂、芳香剂、着色剂等。

（4）用于皮肤溃疡、损伤、烧伤或深部组织创伤的局部用散剂应无菌。

（5）散剂可单剂量包装，亦可多剂量包装，多剂量包装的散剂应附分剂量的用具。

（6）散剂应避光密闭贮藏，含挥发性药物或易吸潮药物的散剂以及泡腾散剂应密封储存。

二、散剂的质量变异及原因

1. 吸潮

药物经粉碎后表面积增大，故散剂的吸湿性一般都比原料药大，特别是复方散剂更易吸湿。散剂如果保管不当，吸潮后可发生很多变化，如润湿、失去流动性、结块等，造成剂量不准或称取混合困难；变色、分解、效价降低等导致失效；还有的发生微生物污染等导致发霉。

2. 变色

有些散剂遇光、热、空气或吸潮后易氧化分解变色，如遇日光渐变黄色的磺胺类药物散剂、消炎粉等。

3. 霉变、虫蛀

含有蛋白质、淀粉、胶质、糖类或生化药品等的散剂，吸潮后除结块、变色外，尚可发生霉变、生虫或异臭。中药散剂吸潮后特别易发霉、虫蛀。

4. 异臭、异味

含有生物制品成分的散剂，吸潮、受热后可发生霉味或异臭，如鞣酸蛋白散、复方胰酶散等；含有乙酰水杨酸（阿司匹林）的散剂，吸潮后由于乙酰水杨酸水解而产生醋酸臭，如解热止痛散、头痛粉、平热散等。

5. 挥发、升华

有些散剂含少量挥发或升化性药物（如薄荷脑、薄荷油、冰片、樟脑、麝香草酚等），久贮或受热后易挥发或升华，因而影响其效用。

6. 分层

复方散剂在运输、储存过程中由于受震动而分层，相对密度大的成分下沉而相对密度小的成分上浮，使取用剂量不准，影响散剂的有效性与安全性。

7. 微生物污染

散剂在制造、包装、储存过程中，杂菌和霉菌污染情况往往比其他制剂严重，特别是中成药剂染菌更为严重。

写一写

写出影响散剂质量变异的因素有哪些并举例。

三、散剂的验收

散剂药品应该干燥、疏松、混合均匀、色泽一致、装量准确、质量稳定、肉眼看不见色点、色斑异物。根据散剂可能出现的问题，在入库验收时应注意检查以下项目。

1. 检查包装

检查药品的包装是否有发霉、破损、污染等情况。

2. 检查标签

检查药品的名称、规格、批准文号、生产批号等是否与报验单上的内容相一致。

3. 检查外观性状

检查样品的外观性状，注意有无变色、气味异常、润湿结块、溶化、生霉、虫蛀等现象。

4. 检查外观均匀度

将散剂适量放置在干净白瓷盘或光滑的白纸上，平铺约 $5cm^2$，用药匙或玻璃片将其表面压平，在光亮处观察有无变色、色泽不匀、黑点、花纹、色斑及其他异物的现象。

5. 检查装量差异

对于分剂量散剂，必要时可以将药粉盛于干净薄纸上称重，检查其装量是否符合规定。

6. 其他

必要时，还可以检查粒度、水分含量、干燥失重、微生物限度等。

此外，在验收时应将内服、外用散剂分开进行检查，以免彼此混淆或污染，造成事故。一般对外用散剂只要包装完整清洁，无可疑之处，不需开包检查；内服散剂亦只抽样检查，以尽量少开封为宜，以免损坏包装，影响销售。

说一说

说说散剂验收入库时检查的项目包括哪些？

四、散剂的保管养护

在储存过程中，温度、湿度、光线、空气及微生物等对散剂质量均有一定影响。其中以湿度影响最大，因为散剂的分散度一般比原料药大很多，吸湿性明显增强，吸潮后药物易溶化、结块、变色、变质或生霉等。故对于散剂的保管养护，主要是防潮。

一般散剂均应避光，密闭，在干燥处保存。对含挥发性药物或易吸潮药物的散剂以及泡腾散剂应密封储存。另外，根据散剂的包装材料和药物的性质，保管时还应注意以下方面。

1. 防潮

（1）用塑料薄膜包装的散剂塑料薄膜能透气、透湿，须注意防潮，且不宜久贮。

（2）瓶装或用铝箔或铝塑薄膜包装的散剂密封防潮的性能较好，保管时要注意检查封口是否严密。

（3）含吸湿性组分或加糖的散剂以及中药散剂保管时要特别注意防潮，应密封在干燥处保存。

（4）贵重药物散剂　可密封在坛内或铁听内，必要时加干燥剂。

2. 防热

（1）含挥发性或结晶水药物的散剂受热后更易挥发或失水，应密封在干燥阴凉处保存。

（2）含糖散剂、中药散剂、生化药品散剂受热易发生虫蛀、发霉现象，应密封在干燥阴凉处保存。

3. 避光

含有遇光易分解变质药物的散剂，要遮光保存，特别要防止日光的直接照晒，如磺胺类药物。

4. 隔离存放

（1）有特殊臭味的散剂　应与其他药品隔离存放，以防串味。

（2）内服散剂与外用散剂要分开存放。

（3）含剧毒、精神、麻醉药的散剂　要专柜、专库存放，专人、专账保管。

此外，在保管养护中要注意按品名、规格、功能主治等分类保管，收发货要仔细校对，以免错收错发，造成事故。对易吸潮变质的散剂要经常检查有无吸潮情况；对用干燥剂保养的散剂，要定期检查干燥剂的吸潮情况，及时更换。

附：颗粒剂

颗粒剂系指药物与适宜的辅料或药材细粉制成具有一定粒度的干燥颗粒状的制剂，可分为可溶性颗粒剂、混悬性颗粒剂和泡腾性颗粒剂。

颗粒剂的质量要求包括外观性状、水分、粒度、溶化性、装量差异、微生物限度等应符合有关规定。

颗粒剂在生产和储存期间应符合下列规定：

（1）配制颗粒剂时可加入适宜的辅料、矫味剂和芳香剂。

（2）除另有规定外，药材应按各该品种项下规定的方法进行提取、纯化、浓缩至规定相对密度的清膏，喷雾制粒或喷雾干燥，制成细粉，加入适量的辅料，混匀，制成颗粒；或加适量的辅料或药材细粉，混匀，制成颗粒，干燥。辅料用量应予以控制，一般前者不超过干膏量的 2 倍，后者不超过清膏量的 5 倍。

（3）除另有规定外，挥发油应均匀喷入干燥颗粒中，密闭至规定时间。

（4）颗粒剂应干燥、颗粒均匀、色泽一致，无吸潮、软化、结块、潮解等现象。

（5）除另有规定外，颗粒剂应密封贮藏。

颗粒剂的验收主要检查包装、粒度、水分、色泽、干燥失重、溶化性和装量差异等。必要时，可检查主药含量及微生物限度等。

颗粒剂的质量变异、保管养护与散剂基本相似。

五、药品举例

1. 解热止痛散

［规格］每包含乙酰水杨酸 0. 2268g、非那西丁 0. 162g、咖啡因 0. 035g。

［性状］白色结晶粉末，味微酸。

［稳定性］本品中乙酰水杨酸遇潮湿空气即缓慢水解为水杨酸和醋酸，分解后有显著的醋酸臭，分解产物水杨酸对胃黏膜有刺激性。

［保管方法］①应密封，在干燥处保存。②如发现有显著的醋酸臭，则不能再供药用。③久贮产品或有受潮现象应检验分解产物“游离水杨酸”是否符合有关规定。

［功能主治］解热、镇痛、抗炎、抗风湿药。用于发热、头痛、神经痛、牙痛、月经痛、肌肉痛、活动性风湿病及类风湿性关节炎等。

2. 胃可舒

［规格］①盒装，80g/盒；500g/盒。②瓶装，500g/瓶，每 100g 内含：氢氧化铝 40g、碳酸钙 25g、碳酸镁 15g、碳酸氢钠 20g、颠茄浸膏 0. 25g、薄荷油 0. 289ml。

［性状］白色或稍带黄色的粉末，味稍咸，具有薄荷香气。

［稳定性］本品中氢氧化铝受潮后制酸力易降低，碳酸氢钠吸潮后分解生成碳酸钠，薄荷油受热则容易挥发。

［保管方法］密封，在干燥的凉处保存。

［功能主治］抗消化性溃疡药。用于胃痛、胃酸过多等症。

3. 桂林西瓜霜

［规格］每瓶装：1g；2g；2.5g；3g。

［性状］本品为灰黄绿色的粉末，气香，味咸、甜、微苦而辛凉。

［稳定性］本品由西瓜霜等14味中药经配研、过筛，混匀制得。其中冰片、薄荷脑为挥发性成分，另有9种植物性中药粉末，故久贮或环境温度过高时易挥发失散或结块。

［保管方法］密闭，置干燥凉爽处保存。

［功能主治］清热解毒，消肿止痛。用于咽喉肿痛、扁桃体炎、口腔溃疡、牙龈炎等。

4. 痱子粉

［规格］①每100g内含：麝香草酚0.6g、薄荷脑0.6g、薄荷油0.6ml、樟脑0.6g、水杨酸1.4g、升华硫4g、硼酸8.5g、氧化锌6g、淀粉10g、滑石粉适量。②小儿用每100g内含：麝香草酚0.16g、薄荷脑0.16g、薄荷油0.16ml、樟脑0.16g、水杨酸0.5g、升华硫0.5g、氧化锌5g、淀粉5g、滑石粉适量。

［性状］白色细腻润滑带，有清凉香气和细粉。

［稳定性］本品中薄荷脑、薄荷油、樟脑等遇热容易挥发，致使失去清凉作用。

［保管方法］①应密封，在阴凉处保存。②不宜久存。

［功能主治］吸湿、止痒、收敛。用于痱子引起的皮肤瘙痒。

5. 脚气粉

［规格］每袋25克内含：氧化锌10g、水杨酸0.75g、硼酸4.25g、滑石粉10g。

［性状］白色粉末。

［稳定性］本品中氧化锌能缓慢吸收空气中的二氧化碳变成碱式碳酸锌，其他成分性质均较稳定。

［保管方法］①应密封保存。②本品为外用药，应与内服散剂分开存放。

［功能主治］有收敛杀菌、止痒防腐作用。用于干湿脚气、脚趾湿痒。

6. 复方十一烯酸锌散

［规格］每袋装25g。

［性状］白色粉末，具有十一烯酸特殊臭味和桂皮油、丁香油的芳香清凉感。

［稳定性］本品中十一烯酸有特臭，桂皮油、丁香油遇热容易挥发，失去清凉作用。

［保管方法］①密闭存于干燥处。②本品为外用药且有特殊气味，应与内服药分开存放。

［功能主治］抗霉菌药。外用撒布。

7. 感冒退热颗粒

［规格］每袋装：18g；4.5g（无蔗糖）。

［性状］本品为棕黄色的颗粒，味甜、微苦或味苦、微甜（无蔗糖）。

［稳定性］本品为大青叶、板蓝根、连翘、拳参等中药经水煎、滤过、浓缩成清膏后，再加蔗糖粉、糊精等制成的干燥颗粒。本品易吸湿，如包装不严或在潮热条件下久贮，可发生吸潮结块、软化或发霉等质变。

［保管方法］应密封保存，注意防潮。

［功能主治］清热解毒。用于上呼吸道感染、急性扁桃体炎、咽喉炎。

8. 夏桑菊颗粒

［规格］每袋装 10g。

［性状］本品为黄棕色至棕褐色的颗粒，味甜。

［稳定性］本品为夏枯草、桑叶、野菊花水煎，滤过，浓缩成清膏后，再加蔗糖粉等制成的干燥颗粒。本品易吸湿，受热易软化或结块，如包装不严或在湿热条件下久贮，可发生吸潮结块、软化或发霉等变质现象。

［保管方法］应密封，在阴凉干燥处保存。

［功能主治］清肝明目，疏风散热。用于风热感冒，目赤头痛，头晕耳鸣，咽喉肿痛等。

9. 板蓝根颗粒

［规格］每袋装：5g；10g；3g（无蔗糖）。

［性状］本品为棕色或棕褐色的颗粒，味甜、微苦或味微苦（无蔗糖）。

［稳定性］本品为板蓝根经水煎、滤过、浓缩成清膏后，再加蔗糖粉、糊精等制成的干燥颗粒。本品易吸湿，如包装不严或在潮热条件下久贮，可发生吸潮结块、软化或发霉等质变。

［保管方法］应密封，在干燥处保存。

［功能主治］清热解毒，凉血利咽，消肿。用于肺胃热所致的咽喉肿痛、口咽干燥、腮部肿胀，急性扁桃体炎，腮腺炎等。

10. 双黄连颗粒

［规格］每袋装5g。无糖颗粒（相当于原生药60g）；含糖颗粒（相当于原生药30g）。

［性状］本品为棕黄色的颗粒，气微，味苦、微甜。

［稳定性］本品为金银花、黄芩、连翘等中药经水煎，滤过，浓缩成清膏后，再加蔗糖粉、糊精等制成的干燥颗粒。本品易吸湿，如包装不严或在潮热条件下久贮，可发生吸潮结块、软化或发霉等变质现象。

［保管方法］应密封，在干燥处保存。

［功能主治］辛凉解表，清热解毒。用于外感风热所致的感冒，症见发热、咳嗽、咽痛。

试一试

1. 试列举日常生活中你最熟悉散剂药品有哪些？
2. 试从我们熟悉的药品中找出三种最常用的颗粒剂？

思考题

1. 什么是散剂？散剂有何特点？
2. 散剂常见的变质现象有哪些？
3. 散剂入库应做哪些项目的验收工作？
4. 如何保管养护好散剂？
5. 颗粒剂有哪些质量要求？
6. 影响散剂质量的最主要因素是什么？保养散剂应注意什么问题？
7. 举例说明解热止痛散、板蓝根颗粒的保管养护。

第三节　片剂（附丸剂）

一、片剂简介

（一）概念

片剂是指药物与适宜的辅料均匀混合，通过制剂技术压制而成的圆片或异形片的固体制剂。主要供内服，比如阿司匹林片、异烟肼片、牛黄解毒片等；也可外用，比如甲硝唑阴道泡腾片、制菌霉素阴道泡腾片等。

（二）分类

根据给药途径及作用的不同，片剂分为以下几种。

1. 内服片剂

（1）普通片　也称素片，系指药物与辅料混合均匀压制而成的未包衣片剂，如安胃片、复方阿司匹林片等。

（2）包衣片　是指在普通片的表面包上一层衣膜的片剂。根据包衣方法和包衣材料不同可分为以下三种。

糖衣片：以蔗糖为主要包衣材料进行包衣而制得的片剂。对易潮解、易氧化或遇光易变质、有不良气味的药物，可制成糖衣片，以提高药品的稳定性或掩盖不良气味。如硫酸亚铁片、对氨基乙酰水杨酸钠片、盐酸小檗碱片等。

薄膜衣片：用羟丙甲纤维素等高分子成膜材料进行包衣而制得的片剂。薄膜衣片有良好的机械强度，能抗热、防潮、遮光等，如21－金维他片等。

肠溶衣片：用在胃中不溶但在肠中可溶的材料包衣而制得的片剂。适宜做肠溶衣片的药品有遇胃酸易破坏、刺激胃黏膜或需要在肠内释放的药物，比如胰酶片、红霉素肠溶衣片、乙酰水杨酸肠溶衣片。

（3）泡腾片　是指含有泡腾崩解剂（碳酸氢钠和有机酸）的片剂。这类片剂遇水可产生二氧化碳气体而使片剂迅速崩解。片中的药物应是易溶的，有机酸多为枸橼酸、酒石酸、富马酸等，可酌加矫味剂、芳香剂和着色剂。应用时将片剂放入水杯中迅速崩解后饮用，非常适用于儿童、老人及吞服药片有困难的病人，如止泻1号片等。

（4）咀嚼片　是指在口中嚼碎后再咽下去的片剂。对于崩解困难的药物氢氧化铝制成咀嚼片可有利于吸收。常加入蔗糖、薄荷、食用香料等以调整口味，适合于儿童或吞咽困难的患者服用，如酵母片、乐得胃片。

（5）分散片　是指在水中能迅速崩解均匀、分散的片剂。一般由药物高效崩解剂及水性高黏度溶胀辅料组成。分散片可加水分散后口服，也可将分散片含于口中吮服或吞服，如复方阿司匹林分散片。

（6）缓释片或控释片　是指能够控制药物释放速度，以延长药物作用时间的一类片剂。这类片剂具有血药浓度平稳、服药次数少、治疗作用时间长等特点，如对乙酰氨基酚缓释片、维生素 B_6 缓释片、氨茶碱控释片、硫酸沙丁胺醇控释片等。

（7）多层片　是指由两层或多层构成的片剂，又称复压片。一般由两次或多次加压而制成，每层含有不同的药物或辅料，这样可以避免复方制剂中不同药物之间的配伍变化，或者达到缓释或控释的效果，如复方氨茶碱片、胃仙－U 双层片等。

2. 口腔用片剂

（1）舌下片　是指将片剂置于舌下，药物经舌下黏膜直接、快速吸收而发挥全身作用的片剂。可避免肝脏对药物的首过作用，起效快。适用于生物利用度低，且易被黏膜吸收的药品，如硝酸甘油片等。

（2）口含片　是指含于口腔内缓缓溶解而发挥局部或全身作用的片剂。常用于口腔及咽喉疾病的治疗。一般片剂大，硬度大，在局部能溶解产生较大的药物浓度，如复方草珊瑚含片、西瓜霜含片等。

想一想

想想硝酸甘油片、西瓜霜含片能口服吗？为什么？

3. 外用片剂

（1）溶液片　是指临用前加水溶解成溶液的片剂。一般用于漱口、消毒、洗涤伤口等，如复方硼砂漱口片、白内停片等。

（2）阴道片　供塞入阴道内产生局部作用的片剂。多呈卵圆形或梨形，制成泡腾片，如甲硝唑阴道泡腾片等。

4. 其他片剂

（1）植入片　是指将无菌药片植入皮下使药物缓缓释放，维持疗效几周、几个月甚至几年的片剂，如避孕植入片。

（2）纸型片　又称薄型片，指将一定剂量的药物均匀地吸附在薄纸上而制成的剂型，如他巴唑纸片、胃疡平纸片等。

（三）特点

片剂是目前临床应用最广泛的剂型之一，它具有以下优点。

（1）剂量准确　病人按片服药，每片药物含量差异小。

（2）质量比较稳定　制成固体剂型，也可有包衣保护，受外界因素影响小。

（3）使用方便　体积小，服用、携带、贮藏比较方便。

（4）成本低廉　机械化生产、自动程度高、产量大、卫生易达标，成本低。

（5）品种丰富　大多药物可做成片剂，能满足预防、治疗用药的不同需求。

但也有不少以下缺点：

（1）婴幼儿和昏迷的病人不易吞服。

（2）制备、储存不当会逐渐变质或在胃肠道内不易崩解、吸收。

（3）含挥发性成分的片剂久贮后含量下降等。

（四）质量要求

片剂在生产和储存期间其质量要求应符合下列规定。

（1）原料药与辅料混合均匀　含药量小或含毒性药物的片剂应采用适宜方法使药物分散均匀。

（2）凡属挥发性或对光、热不稳定的药物　在制片过程中应避光、避热，以避免药物有效成分损失。

（3）压片的物料或颗粒应适当控制水分　以满足压片需要，防止片剂在贮藏期间发霉、变质或失效。

（4）片剂外观应完整光洁，色泽均匀　片剂应具有适宜的硬度，对于非包衣片，应符合硬度检查的要求，防止包装过程中发生磨损或碎片。

（5）片剂的重量差异、崩解时限、溶出度或释放度、含量均匀度、微生物限度等应符合规定。

（6）片剂应注意贮藏环境的温度和湿度　除另有规定外，片剂应密封贮藏，在贮藏期间，应防止潮解、发霉、变质或失效，并应符合微生物限度要求。

（7）为隔离空气、防湿避光、增加药物稳定性、掩盖药物不良嗅味、改变片剂外观可对片剂进行包衣，如糖衣、薄膜衣。

二、片剂的质量变异及原因

片剂为固体制剂，一般比较稳定，但由于制备不当或包装、运输、储存条件不良等因素影响，易发生下列各种质量变异。

（一）一般压制片

1. 裂片

由于运输受到震动或存放时间过长，片剂出现从腰间开裂或顶部脱落一层的现象称为裂片。受潮，久贮，制备时压力过大、压力不均匀、受压时间过短，颗粒粗细不均匀，细粉过多或辅料使用不当等都可导致裂片现象。

2. 松片

药片硬度不够，用手指轻轻加压即行碎裂，或用其他方法检验，片剂硬度不合要求时称为松片。受潮、制备时压力不足、黏合剂用量不够、颗粒中水分含量不适当、暴露空气中过久吸潮等都可造成松片。

3. 崩解迟缓

由于压片时赋形剂使用不当，如崩解剂不够干燥，黏合剂黏性太强、用量太多，疏水性强的润滑剂用量过多，或者压片时压力过大等因素，都可以使口服药片不易崩解而影响药效。片剂的配方和储存条件不当往往也能影响一些片剂的崩解时间。

4. 变色

有些易吸湿的药物在潮湿的情况下与金属接触则容易变色，如三溴片、碘化钾片、阿司匹林片等。有些药物在储存中受空气、光、热、潮湿等因素影响亦常易发生变色，如维生素 C 片、异烟肼片等。

5. 析出结晶

有些药物如阿司匹林片吸潮后易分解成醋酸和水杨酸，分解后析出水杨酸针状结晶，常黏附在片子表面或瓶子内壁；含薄荷脑的片剂，受热后薄荷脑易挥发，挥散后的蒸气遇冷又变成针状或絮状结晶析出，黏附在片子表面或瓶壁上，如薄荷喉片、含碘喉症片、清凉润喉片等。

6. 粘连溶化

含有吸潮性药品的片剂，吸潮后可发生粘连甚至溶化。如含甘草浸膏的片剂吸潮后颜色逐渐变深，并粘连成团；含糖粉较多的片剂，吸潮、受热后易溶化粘连，如多种钙糖片、含片等；而三溴片极易吸潮而部分溶化。

7. 染菌、发霉、虫蛀

片剂由于制备时操作污染或包装容器不洁、瓶内填塞物未消毒等，可引起细菌污染，而外观一般不显变化。某些含有营养物质的片剂因包装不严或储存不当，吸潮后可引起微生物繁殖而霉变。化学药品的片剂，因制备时加入淀粉、糊精、糖等辅料，受潮后也可能发霉。即使是某些抗生素片，由于对霉菌无抑制作用，亦可能发霉。此外，含有生药粉末、动物脏器以及蛋白质类药品的片剂，如洋地黄片、甲状腺素片、干酵母片等，吸潮后除易霉变外，还会生虫、产生异臭。

8. 毛边、飞边

原料变脆，黏合剂不足或混合不匀，淀粉用量过多，包装不实或运输不当会出现片子的边沿不整齐、有缺口的现象，称毛边。压片机使用过久，冲头和模圈有较大的空隙或颗粒太潮、压力过大等产生边缘比中间高，形成不整齐薄边的现象，称飞边。

9. 麻面

片面粗糙不光滑，称麻面。压片时冲头不光滑，颗粒剂中润滑剂不足或颗粒过于潮湿等都易发生黏冲现象而出现麻面。此外，包装或分装时筛取操作不仔细也能使片面磨损而出现麻面。

10. 斑点、花斑、暗影

压片时有机油、灰尘、脱落的金属屑等杂质不慎混入颗粒中，可使片剂产生斑点。明显的斑点称花斑，不太明显的称暗影，如颗粒过粗或干燥不当，润滑剂色泽不好或片中含有较大的结晶性粉末，或药粉混合不均匀，或植物药的色泽较深等均易出现花斑、暗影。

11. 溶出、片重差异超限

片剂在规定时间内未能溶出规定量的药物称溶出超限。一般崩解太慢的药物易溶出超限。片重差异超限是指片剂超出《中国药典》规定的片重差异的允许范围。主要原因是颗粒不均匀引起的。

写一写

写出影响一般压制片崩解迟缓的因素。

（二）包衣片

1. 褪色

片心及包衣层不够干燥或包衣片长时间暴露在光线下，或包衣片受潮，均能引起衣面褪色。

2. 花斑或色泽不匀

包衣不匀或片面粗糙不平，或颜色糖浆调配不匀、用量不当，或包衣层未适当干燥即加蜡打光，或包糖衣、包衣时温度太高，干燥过快使片面粗糙等，都能使片面出现花斑或色泽不匀。

3. 龟裂与爆裂

包衣时糖浆与滑石粉用量不当，或操作时温度过高、干燥太快，或糖的质量不合要求，或糖衣片过分干燥，均可使片面发生裂纹甚至部分包衣裂掉。

4. 膨胀、脱壳与磨片

这可能由于片剂包衣不够干燥，糖浆水分内渗或片剂受潮所致。

5. 露边和高低不平

制造时包衣物料的用量不当，温度过高或干燥过快，均能影响包衣片面平滑，甚至发生露边的现象。

6. 片面不够光亮

包衣片受潮或制造时进行打光的包衣片片面干燥不当、粗糙以及打光不够，都能使片面不够光亮。

7. 溶化粘连及霉变

包衣片吸潮、受热后，轻微者包衣褪光、褪色，严重者可发生溶化粘边或霉变。

8. 片心变色

某些药品性质不稳定，如制造或贮藏不当，可逐渐于片心发生氧化变色，而药片表面未见变化。如硫酸亚铁片片心可变棕黄色，对氨基水杨酸钠片片心可变红褐色，从而不可供药用。

9. 不易崩解

薄膜衣片有时久贮后不易崩解，糖衣片或肠溶衣片制造不当也有崩解时限超过《中国药典》规定的现象。

三、片剂的验收

由于片剂在制备、包装、运输、贮藏过程中能发生多种质量变异，所以验收时应根据具体情况，对片剂的质量如外观性状、主药含量、重量差异、硬度、崩解度、染菌数（致病菌、活螨、杂菌及霉菌）做抽样检查。一般可根据药品的性质、片剂的类型及包装的特点进行验收。验收时注意检查以下方面。

1. 检查包装

注意药品的外包装是否有破损、变形，封口是否严密，片剂在容器中是否塞紧以及有无破碎、污染等情况。铝塑、塑料袋包装，压封应严密、圆整、无破坏、无缝隙。印刷字体应清晰、端正。

2. 检查标签

注意药品的名称、规格、装量、批准文号、生产批号等是否与报验单上的规定相一致。

3. 检查片剂的外观性状

（1）普通片　注意药品是否有变色、粘瓶、麻面、溶化、发霉、松片、裂片、异物斑点等现象。含生药粉末、动物脏器及蛋白质类药品的片剂还应注意有无生虫或产生异臭等情况。

（2）包衣片　注意药品有无褪光、褪色、龟裂、溶化粘连、膨胀脱壳、出现花斑等现象。必要时抽取适当数量样品用刀切开，观察片心有无变色或色斑等情况。

4. 检查装量

装量应该符合标签标示的包装数量，特别是贵重药品应注意抽查包装内的装量是否足数。

5. 检查其他

必要时，可以进行重量差异、崩解时限、硬度、微生物检查等。

在验收过程中要注意保持清洁卫生，防止药品受潮、污染。

写一写　分别写出普通片与包衣片在验收时的外观性状的检查项目。

四、片剂的保管养护

在片剂的保管养护中，光线、温度、湿度都是影响片剂质量的外界因素。其中湿度对片剂质量的影响最大。因为片剂除含有主药外，尚有淀粉、糊精、蔗糖等辅料，容易吸潮，使片剂发生松散、破碎、发霉、变质等现象，所以一般片剂除另有规定外，都应密闭，在干燥处保存。由于片剂的剂型不同，所含药品成分的性质不同，制备方法、所用辅料及包装也不尽相同，因此在片剂的保管养护工作中，还要根据片剂各自的特点，选择适宜的方法进行保管，才能保证其质量。各类片剂的保管养护方法及注意点如下。

1. 防潮

（1）普通片剂　吸潮后易发生松片、破碎、发霉、变质等现象，除另有规定外，都要密闭，在干燥处保存，防止受潮、发霉、变质。储存片剂的仓库，相对湿度以 60% ~ 70% 为宜，最高不得超过 80%。

（2）包衣片　吸潮受热后易发生包衣褪光、褪色、粘连、溶化、霉变、甚至膨胀脱壳等现象，要特别注意防潮、防热。

（3）口腔含片　多含有糖分，吸潮受热后易发生溶化、粘连现象，严重时能发生霉变，要在干燥的阴凉处密封保存。

（4）含生药、动物脏器或蛋白质类药品的片剂　吸潮后易松散、发霉、虫蛀，要注意密封在干燥的阴凉处保存，如健胃片、甲状腺素片、酵母片等。

（5）易吸潮的片剂　吸潮后易变色、变质及潮解、溶化、粘连，要特别注意防潮，应密封在干燥处保存。

2. 防热

（1）含有易挥发性药物的片剂　受热易致成分含量下降。要注意防热，在阴凉处保存，且不宜久贮。比如，西瓜霜含片、薄荷喉症片、人丹等。

（2）含糖片剂　受热后易发生溶化、粘连、变形等现象，应在凉处密封干燥保存，如糖钙片等。

3. 避光

主药对光敏感的片剂，须盛装于遮光容器内，注意避光保存。如维生素 C 片、硫酸亚铁片、磺胺类片剂等。

4. 其他

（1）有“有效期”规定的片剂　要严格按照规定的储存条件保管，并注意掌握“先产先出，近期先出”的原则，以免过期失效，如抗菌素类、某些生化制剂以及洋地黄等。

（2）分开存放　外用片、内服片必须分开储存，以免混淆错发。有特殊气味的片剂，也要分开存放，以免窜味。

附：丸剂

丸剂是指药物细粉或药材提取物加适宜的黏合剂或辅料制成的球形或类球形制剂。

其优点有：①丸剂缓慢崩解，逐渐释放药物而作用持久。②丸剂中的药物吸收缓慢，吸收率小，含有刺激性药物和毒剧药物的丸剂产生的毒性小、不良反应较轻。③包衣可以减少刺激性和掩盖不良气味。④制法简便，适用性广。⑤水溶性基质滴丸起效快。

但也有以下缺点：①剂量大，儿童服用不方便。②生产不当易溶散、崩解迟缓，原材细粉多，卫生难达标。

按药物成分性质可分为化学药品丸剂、中草药丸剂。按赋形剂不同又可分为蜜丸、水蜜丸、水丸、糊丸、蜡丸及浓缩丸、微丸等类型。丸剂按制备方法可分为塑制丸、泛制丸、滴制丸（滴丸）等类型。

（1）塑制丸　是指药物细粉与适宜的黏合剂混合制成的可塑性丸块，经制丸机或丸模制成的丸剂，如蜜丸、糊丸、浓缩丸、蜡丸等。

（2）泛制丸　是指药物细粉以适宜液体为润湿剂或黏合剂泛制而成的圆球形丸剂，如水丸、水蜜丸、糊丸、浓缩丸等。

（3）滴制丸　也称滴丸，是指将药物与基质用适宜的方法制成溶液或混悬液后，经滴头滴入互不相溶的冷凝液中，收缩冷凝而制成的丸剂，如维生素 A 丸、复方丹参滴丸等。

丸剂的质量应符合下列要求：

（1）除另有规定外，供制丸剂用的药粉，应通过 6 号筛或 5 号筛。

（2）蜜丸所用蜂蜜须经炼制后使用。

（3）浓缩丸剂所用的清膏或浸膏应采用煎煮、渗漉等方法制备。

（4）干燥时应根据不同丸剂的品种、药物的不同性质选择适宜的方法和温度进行。

（5）需包衣和打光的丸剂，包衣材料应符合有关规定。

（6）丸剂外观应圆整均匀，色泽一致，大蜜丸和小蜜丸应细腻滋润、软硬适中。

（7）一般应密封贮藏。

丸剂在包装、运输或储存条件不当时易发生如下质量变异：吸湿、染菌、霉烂、虫蛀、成分失散、软化、粘连等。

丸剂的验收应检查的项目有：包装、标签、外观性状、水分、重量差异、溶散时限、微生物限度等。

丸剂保管养护与片剂基本相似。

练一练

穿心莲片、六味地黄丸的保管养护是什么？

五、药品举例

1. 阿莫西林片

［规格］0.125g；0.25g。

［性状］本品为白色或类白色片。

［稳定性］本品在一定条件下易发生降解反应和聚合反应。在光、热、及重金属催化下易发生氧化反应。

［保管方法］①遮光，密封保存。②注意“有效期”。

［功能主治］抗生素类药。对革兰阴性菌作用强，用于呼吸系统、泌尿系统、胆道等感染。

2. 磺胺嘧啶片

［规格］0.2g；0.5g。

［性状］本品为白色至微黄色片。

［稳定性］①本品遇光色渐变深，变黄色、棕黄色。②本品受潮后可出现生霉现象。

［保管方法］遮光，密封，在干燥处保存。

［功能主治］磺胺类药。用于脑膜炎球菌、肺炎球菌及溶血性链球菌等的感染。

3. 苯巴比妥片

［规格］15mg；30mg；100mg。

［性状］本品为白色片。

［稳定性］本品性质比较稳定，一般不易变质。

［保管方法］①应密封保存。②按精神药品保管。

［功能主治］催眠药。用于镇静、失眠、癫痫及惊厥。

4. 胃舒平片

［规格］每片含氢氧化铝0.245g、三硅酸镁0.105g、颠茄流浸膏0.0026ml。

［性状］本品为白色片。

［稳定性］本品中氢氧化铝吸潮后，制酸力（中和胃酸的效力）容易降低。

［保管方法］密闭，在干燥处保存。

［功能主治］中和胃酸药。用于胃及十二指肠溃疡病（嚼碎服用）。

5. 氨茶碱片

［规格］20mg；30mg；0.1g；0.2g。

［性状］本品为白色至微黄色片。

［稳定性］①氨茶碱在空气中能吸收二氧化碳，并分解成茶碱。②遇湿热或久贮，可发生不同程度的变色，先变成淡黄色，渐变为棕色，并放出强烈氨臭。空气的氧化或与金属接触也会引起变色。

［保管方法］①遮光，密封保存。②梅雨季节要加强养护和检查。③本品易变色，南

方潮热地区尤应注意不宜久贮。

［功能主治］平滑肌松弛药及利尿药。主要用于支气管哮喘，亦可用于胆绞痛及心脏性水肿等。

6. 硝酸甘油片

［规格］0.5mg。

［性状］本品为白色片。

［稳定性］本品不稳定，遇空气和光线缓慢分解，过效期外观不变，但易致含量下降。

［保管方法］①遮光，密封，在阴凉处保存。②有“有效期”规定，应严格掌握“先产先出，近期先出”的原则。

［功能主治］血管扩张药。用于缓解心绞痛。

7. 维生素C片

［规格］25mg；50mg；100mg；250mg。

［性状］本品为白色或略带淡黄色片。

［稳定性］本品遇光、受潮易分解变色（变黄色或黄棕色），致含量下降。

［保管方法］①遮光，密封保存。②梅雨季节要加强养护和检查，严防受潮。③本品易变色，南方潮热地区应注意不宜久贮（一般不宜超过1年）。④忌与金属器具接触。

［功能主治］维生素类药。用于防治坏血病，也用于各种急、慢性传染性疾病及紫癜等的辅助治疗。

8. 阿司匹林片

［规格］0.3g；0.5g。

［性状］本品为白色片。

［稳定性］①本品受潮后易分解成醋酸和水杨酸，有显著醋酸气味并析出水杨酸针状结晶。②本品在空气中易氧化变色。

［保管方法］密封，在干燥处保存。

［功能主治］解热、镇痛、抗炎、抗风湿。用于感冒引起的发热、头痛及神经痛、关节痛、风湿痛等，还可用于防治心冠血栓。

9. 盐酸苯海拉明片

［规格］25mg。

［性状］本品为糖衣片，除去糖衣后显白色。

［稳定性］本品在空气中稳定，遇日光渐变色。变色原因与其纯度有关，成品中有较多中间体或分解产物二苯甲醇时，可影响其色泽与气味，而纯度高时曝晒16h或储存3年也不变色。

［保管方法］密封保存。

［功能主治］抗过敏。用于荨麻疹、过敏性鼻炎、血清病等过敏性疾病及妊娠呕吐、晕动病等。

10. 穿心莲片

［规格］每片含穿心莲干浸膏0.105g。

［性状］本品为糖衣片，除去糖衣后，显暗绿色；味苦。

［稳定性］本品吸湿性较强，易出现糖衣褪色、花斑或生霉等现象。

［保管方法］①应密封保存。②验收保管中应注意检查糖衣有无褪色、花斑等现象。

［功能主治］清热、消炎、解毒作用。用于风热感冒、扁桃体炎、咽喉炎、支气管炎、肺炎、肠炎、痢疾、尿路感染、痈疖疮疡等。

11. 牛黄解毒丸

［规格］每丸重3g。

［性状］本品为棕黄色的大蜜丸，有冰片香气，味微甜而后苦、辛。

［稳定性］本品含蜂蜜及原中药粉末，易吸潮、发霉、生虫，冰片受热易升华致药效降低。

［保管方法］密封阴凉处保存。

［功能主治］清热解毒。用于火热内盛，咽喉肿痛，牙龈肿痛，口舌生疮，目赤肿痛。

12. 六味地黄丸

［规格］大蜜丸每丸重9g。

［性状］本品为棕黑色的水蜜丸、黑褐色的小蜜丸或大蜜丸，味甜而酸。

［稳定性］本品含蜂蜜及原中药粉末，易吸潮、发霉、生虫。

［保管方法］密封保存。

［功能主治］滋阴补肾。用于肾阴亏损，头晕耳鸣，腰膝酸软，骨蒸潮热，盗汗遗精，消渴。

13. 乌鸡白凤丸

［规格］大蜜丸每丸重9g。

［性状］本品为黑褐色至黑色的水蜜丸、小蜜丸或大蜜丸，味甜、微苦。

［稳定性］本品含蜂蜜及原中药粉末，易吸潮、发霉、生虫。

［保管方法］密封保存。

［功能主治］补气养血，调经止带。用于气血两虚，身体瘦弱，腰膝酸软，月经不调，崩漏带下。

14. 复方丹参滴丸

［规格］每丸重25mg。

［性状］本品为棕色的滴丸，气香，味稍苦。

［稳定性］本品含丹参、三七、冰片，受热易氧化、升华、粘连。

［保管方法］密封，阴凉处保存。

［功能主治］活血化瘀，理气止痛。用于胸中憋闷、心绞痛。

试一试

试描述出阿莫西林片、维生素C片的保管养护方法。

思考题

1. 什么是片剂？片剂有什么特点？
2. 什么是包衣片？包衣片包括几种类型？举例简单说明。
3. 哪些因素会导致产生松片？如何检查松片？
4. 片剂常见的变质现象有哪些？
5. 包衣片常易出现的质量变异的现象有哪些？
6. 影响片剂质量的因素有哪些？其中哪种因素影响最大？
7. 如何对片剂入库进行验收？
8. 怎样保管养护片剂？
9. 含挥发性成分的片剂药品应如何保管和养护？
10. 简单说说如何对阿莫西林片的保管和养护。
11. 简述穿心莲片的保管养护方法。
12. 什么是丸剂？按制备方法应分几类？
13. 丸剂常见的质量变异有哪些？
14. 简述六味地黄丸的保管养护方法。

第四节　胶　囊　剂

一、胶囊剂简介

胶囊剂系指将药物填装于空胶囊中或密封于软质胶囊中而制成的制剂。

胶囊剂可分为硬胶囊、软胶囊（胶丸）和肠溶胶囊等类型。

胶囊剂的优点是：首先，服后药物释放快，主药较易吸收。其次，胶囊可以掩盖药物的不适气味，便于吞服。再次，一些对光敏感、遇湿、热不稳定的药物、油状药物等更适合制成胶囊剂服用。

胶囊剂的缺点是：胶囊在胃中溶化释药时因局部药物浓度过高而刺激胃黏膜，可造黏膜损伤，造成溃疡等。胶囊剂不适于儿童和消化道有溃疡患者服用。

二、胶囊剂的质量变异及原因

胶囊壳主要原料是明胶，在储存过程中常见的质量变异现象有以下几种。

1. 漏粉

硬胶囊在制造及储存中如过于干燥，容易引起脆裂而漏粉。生产时空心胶囊挑选不严，装填时填充物过多，加塞时压力过大，或盛装不严实，运输震动也可发生破裂而漏粉。

2. 漏油

软胶囊胶制备不当，留有隙缝，胶囊液容易发生溢漏。

3. 粘连变形，霉变生虫

硬胶囊或胶丸剂如包装不严或储存不当，因吸潮、受热而发生黏软、发胖、变形，发霉变质。装有生药粉末或生物制剂的胶囊吸潮受热后还易出现霉变、生虫和异臭的现象。

想一想

胶囊剂受热吸潮为什么容易变形和生虫？

三、胶囊剂的验收

胶囊剂的验收可按批号抽样、开封检查，视需要可拆开或切开胶囊检查内含药物的质量。在入库时，一般应做下列各项检查。

（1）检查胶囊表面是否光洁，有无斑点、膨胀、发粘、变硬、变形、发霉及异物粘着等情况；有无漏粉或漏液现象。

（2）检查胶囊大小、长短是否一致，圆形颗粒是否均匀。带色胶囊应检查色泽是否均匀，有无褪色或变色现象。

（3）检查胶囊有无砂眼、虫眼，有无漏粉、漏液、粘连情况。检查漏粉的简单方法是用手轻敲瓶子，看瓶底部有无细粉出现。

（4）生药或生物脏器制剂的胶囊应特别注意有无生霉、虫蛀现象。

（5）贵重药品的胶囊可抽检装量是否准确。

胶囊剂的检查操作与片剂相同，应置于洁净干燥的白纸上或白色瓷盘上进行。不能用手直接接触，也不应在空气中暴露过久。经拆封检查过的样品应入原包装加封，发货时尽先出库。

四、胶囊剂的保管养护

胶囊剂囊壳的主要原材料是明胶和甘油，具有易吸湿的特性，因此容易吸潮后膨胀变形，受热后容易变软发粘，囊壳表面混浊失去光泽，有时还会生霉。若制造时干燥不适当，储存时湿度过大、温度过高，便更易粘软生霉，所以胶囊剂的保管要以防潮、防热为主，并结合所含主药的特性进行考虑。除另有规定外，胶囊剂应密封储存，其存放环境温度不高于30℃，湿度适宜，防止发霉、变质，具体如下。

（1）一般胶囊剂均应密封，储存于干燥阴凉处，注意防潮、防热。但亦不宜过分干燥，以免胶囊脆裂。

（2）装有对光敏感药物的胶囊剂，除存放于干燥阴凉处外，还应避光。

（3）装有生药或生物脏器制剂的胶囊剂尤应注意密封，置于干燥凉处。

（4）抗生素类胶囊除按上述保存外，尚须注意效期。无效期规定的药品应注意出厂日期，做到“先产先出”，“近期先出”。

说一说

胶囊剂保管养护过程中应该注意哪些问题？

胶囊剂若轻微受潮，内装药物尚未变质时，可采用干燥器吸湿的办法予以处理。具体方法是：将瓶盖打开，开启瓶塞，将瓶子放入盛有干燥剂（生石灰、氯化钙或硅胶等）的干燥器（坛或箱亦可）内，使吸潮。此外，应根据胶囊受潮的程度决定在干燥器中的放置时间。若放置时间太久或药瓶与干燥剂距离太近，会使胶囊发生脆裂。对于已干燥适度、达到要求的胶囊，应立即取出加盖密封保存。经处理过的胶囊剂，应尽快发货使用，不应久贮。

五、药品举例

1. 维生素A胶丸

［规格］每粒2.5万单位。

［稳定性］①维生素A分子结构中含双键较多，易被空气中的氧氧化而断裂、变质。光、温度可加速其变化。②本品外观一般不变，但储存过久效价可显著下降。③胶丸遇热、受潮可发生粘软，甚至生霉。④如有漏油现象易发生酸败变质。

［保管方法］①应装于遮光容器里，密封，在干燥阴凉处保存。②梅雨季节和潮热地区应加强养护检查。③不宜久贮。

［功能主治］维生素类药。用于预防和治疗维生素A的缺乏症。

2. 蜂乳（蜂皇浆）胶囊

［规格］每粒50mg。

［稳定性］本品系工蜂体内腺体的分泌物，含B族维生素、氨基酸、蛋白质、糖等成分，遇光、湿热易变色，活性下降，产生臭味或腐败臭，或霉变生虫。鲜王浆在室温贮藏时，能从乳白色的乳浆变成浅黄色胶状物，数星期后能变为琥珀色的脆性固体。故须用暗色玻璃瓶严密封装，在0~7℃条件下保存，或于装冰的广口暖瓶中保存，以防酸败。

［保管方法］①应密封，避光，在于燥凉处保存。②梅雨季节应加强养护检查，严防潮热。

［功能主治］营养药。缓解体力疲劳，增强免疫力。

3. 吲哚美辛胶囊

［规格］吲哚美辛 25mg/粒。

［性状］本品内容物为白色粉末。

［稳定性］①本品主药系吲哚衍生物，其干燥品在室温下较稳定，但对光线敏感，易氧化变色。吸潮后药物的水解产物可进一步氧化，色泽加深，变成黄色至棕色。②本品吸潮、受热后能发生黏软变形，甚至生霉变质。

［保管方法］应置遮光容器中，密封，在阴凉处保存。

［功能主治］解热镇痛非甾体抗炎药。用于关节炎、软组织损伤和炎症、解热、偏头痛、痛经、手术后痛、创伤后痛等。

4. 头孢氨苄胶囊

［规格］①头孢氨苄 0.125g/粒。②头孢氨苄 0.25g/粒。

［性状］本品内容物为白色至微黄色结晶性粉末，微臭。

［稳定性］①本品主药头孢氨苄干燥品室温下稳定，受潮、热影响易水解失效，光照能加快其反应速度。②胶囊受潮、受热后能发生黏软、变形，甚至生霉变质。

［保管方法］置遮光容器内，密封，在凉暗处保存。

［功能主治］β－内酰胺类抗生素、头孢菌素类。用于敏感菌所致的急性扁桃体炎、咽喉炎、中耳炎、鼻窦炎、支气管炎、肺炎等呼吸道感染，尿路感染及皮肤软组织感染等。

5. 阿司匹林肠溶胶囊

［规格］阿司匹林 0.18g/粒。

［性状］本品内容物为白色颗粒。

［稳定性］①本品主药阿司匹林性质不稳定，易分解成醋酸和水杨酸，产生明显的醋酸臭或析出水杨酸的针状结晶。②本品吸潮、受热后，易发生黏软、变形，甚至发霉变质。

［储存方法］置遮光容器内，密封，在干燥处保存。

［功能主治］解热镇痛非甾体抗炎药、抗血小板聚集药。本品对血小板聚集有抑制作用，可防止血栓形成。用于预防一过性脑缺血发作、心肌梗死、心房颤动、人工心脏瓣膜、或其他手术后的血栓形成，也可治疗不稳定型心绞痛。

6. 脉通胶囊

［规格］每粒内含亚油酸 750mg，卵磷脂 72mg，肌醇 30mg，维生素 B_6 70mg，维生素

C 70mg，甲基橙皮苷 30mg，维生素 E 5mg。

［性状］本品内含物为黄色油状液体与黄白色颗粒性粉末的混合物。

［稳定性］①遇湿、热易发生粘连。②亚油酸易被氧化，在光、热的催化下更易氧化变质。

［保管方法］①应密封，避光，在阴凉处储存。②潮热地区应加强养护检查。③不宜久贮。

［功能主治］降血脂药。用于动脉粥样硬化的辅助治疗和预防。

思考题

1. 简述胶囊剂的优、缺点及分类。
2. 胶囊剂常见的变质现象有哪些？
3. 造成硬胶囊漏粉的原因是什么？
4. 湿热会对胶囊剂产生哪些影响？

第五节　注　射　剂

一、注射剂简介

注射剂简称针剂，系指专供用注射器注入体内的一类制剂，包括药物的无菌或灭菌溶液、混悬液、乳浊液和临用前配制成溶液或混悬液的无菌粉末。

注射剂因药液直接注入组织或血管，所以吸收快，作用迅速，剂量准确，疗效可靠，尤适用于急症和危重病人；同时，因为药物不经过消化道吸收，所以不受消化液和食物的影响，适宜于某些不宜口服的药物或口服容易引起呕吐的药物的给药；也可用于吞咽困难、严重口腔疾病或昏迷病人的给药；也能使药物发挥局部定位作用，如局部麻醉、局部封闭、关节腔注射、穴位注射等。有些注射剂还可用于诊断疾病等。

注射剂的缺点是使用不便，注射疼痛；给药方法和制造工艺复杂，成本较高；药品稳定性较差，不宜久贮；药品变质或使用不当时危害性较大。储存、运输过程中易发生破碎损失。

注射剂按分散系统可分为为溶液型注射液、混悬型注射液、乳浊型注射剂、注射用粉针剂等四大类。

二、注射剂的质量变异及原因

注射剂是密封于容器中的无菌制剂，但在储存过程中，仍可因各种原因而发生下列质量变异。

1. 变色

注射剂受氧、光、温度、微量重金属等的影响，易发生氧化或分解等作用而引起变色。变色是注射剂变质的一个重要标志。

某些注射剂（如维生素C注射液、安乃近注射液等）在安瓿内充有惰性气体（氮气等）以排除溶液中安瓿空隙内的空气，或加有抗氧剂等附加剂，以使制剂稳定和保持无菌。但由于操作不慎，生产中通入惰性气体不足可使空气排除未尽；灭菌时受热不均匀，或储存不当等原因，仍可逐渐氧化分解而变色，同时也可使同一批号的产品有时出现色泽深浅不一的现象。

2. 生霉

液体注射剂由于灭菌不彻底、安瓿熔封不严、有裂隙，或大输液铝盖松动等原因，在贮藏过程中常常会出现絮状沉淀或悬浮物，这是霉菌生长的现象。尤其是营养性成分含量较高，本身又无抑菌作用的药品（如葡萄糖注射剂、右旋糖酐注射液等）更易出现生霉现象。

3. 析出结晶或沉淀

有些注射液容易析出结晶（如磺胺嘧啶钠注射液、甘露醇注射液等），有些油溶液注射剂遇冷后也易析出结晶，但若在热水中加温仍可溶解使溶液澄明，并在冷却至室温后也不再析出结晶，此品仍可供注射用。若由于药品分解变质而析出结晶或出现沉淀，则不能再供药用。

4. “脱片”

安瓿玻璃质量不好（如耐碱或耐蚀性较差），在装入碱性较大或含钙、钠盐类的注射液灭菌后，或长期储存时，由于注射液对玻璃的侵蚀作用而发生“脱片”（即药液中出现闪光的玻璃屑）及混浊现象。因此在灌装这类药品的注射液时应使用质量较好的硬质中性玻璃安瓿，如含钡或含锆玻璃安瓿。

5. 产生白点、白块

液体注射剂在生产过程中如过滤不清、安瓿未洗净或吸收了空气中的二氧化碳（如磺胺类钠盐、钙制剂等），药液中常会出现白点、白块。某些注射液在出厂时药液还澄清，但在贮藏一段时间后会逐渐产生白点、白块，甚至变成浑浊沉淀。变化的原因比较复杂，主要是受原料、溶剂和安瓿质量的影响。如钙盐、钠盐注射液在储存期就较易产生多量白点，安瓿玻璃的碱度过高使药液酸碱度发生改变亦能产生白点或白块等。

6. 冻结

水溶液注射液（包括水混悬型注射剂、乳状型注射剂）因溶媒是水，在低温时易冻结。一般来说，浓度小的注射剂较易冻结，如5%的葡萄糖注射液在 -4℃ ~ -5℃即冻结，而25%的葡萄糖注射液则在 -11℃ ~ -13℃左右才冻结；若浓度相同，则体积大的较不易冻结。据试验，水溶液注射剂冻结后有下面三种情况。

（1）大多数注射液约在 -4℃ ~ -5℃发生冻结，解冻后药液质量一般没有变化。如常用的灭菌注射用水、氯化钠、维生素C、磺胺类、盐酸普鲁卡因等注射液。其他如复方奎宁、盐酸麻黄碱等注射液解冻后虽一度有结晶析出，但以后都可完全溶解。

（2）容器破裂，造成药液污染和损失。这主要是由于玻璃受冻后脆性增加，体积缩小，而水溶液冻结后体积膨胀，易将玻璃瓶或安瓿胀破。此时即使未被胀破，但轻微碰撞也会将容器振裂。一般来说容积大的注射液容易冻裂，容积小的较不易冻裂，如2ml以下的注射液虽然冻结，但小心轻放，溶化后基本无破损；而浓度较小、容积较大的输液，如500ml的氯化钠、葡萄糖氯化钠注射液等，在贮运过程中冻裂比例较大。如果大输液受冻后静止不动，一般也不易破裂。另外，容器质量好坏以及包装情况也是影响冻损率大小不等的因素。

（3）某些注射液受冻后发生变质，致使不可供注射用。如胰岛素注射液，因系蛋白质类物质，受冻后易变性；葡萄糖酸钙注射液系过饱和溶液，受冻后析出大量沉淀，加温处理也不易再溶；混悬注射剂受冻后分散系统破坏，解冻后不能均匀混悬等。

7. 结块、萎缩

主要发生于粉针及冻干型粉针剂。可因容器干燥不彻底、封口不严以及受光、热等因素的影响，而发生粉末粘瓶、结块、变色及冻干药品溶化萎缩等变质现象。

8. 其他

注射剂尚可因各种内外因素的影响而发生水解、氧化、变旋、差向异构、聚合等一些内在质量变化，导致变质失效。有时外观性状变化不明显，需经检测化验才能确定。

试一试

试归纳总结注射剂产生变质的原因。

三、注射剂的验收

注射剂的验收内容主要有外观性状检查、澄明度检查、理化及生物学检验。

（一）外观性状检查

1. 液体注射剂

应检查有无变色、沉淀、生霉等现象；带色的注射液应检查同一包装内有无颜色深浅不匀的情况；若有结晶析出，检查经加温后是否可以熔化；安瓿是否漏气及是否有冷爆。大输液和代血浆尚应检查瓶塞、铝盖的严密性以及瓶壁有无裂纹等。

2. 混悬注射剂

应检查有无颗粒粗细不匀或分层现象，若确分层经振摇后观察能否均匀混悬。

3. 注射用粉针剂

应检查药粉是否疏松，色泽是否一致，有无变色、严重粘瓶和结块等现象。冻干型粉针应检查是否为疏松的块状物或粉末，有无液化、剂型萎缩等现象。如为小圆瓶包装，还须检查瓶塞、铝盖的严密性，有无松动现象。

根据注射剂可能出现的问题，在入库验收时应注意检查。

（二）澄明度检查

澄明度检查亦称灯检或异物检查，是注射剂质量验收的一项重要项目。

注射剂在生产时，按规定每批逐支都进行澄明度检查，并且合格后才能出厂，但是因为漏检或者在生产过程中仍然有些异物，如色点［橡皮屑、灰尘、碳化物（又名焦头）］、玻璃屑、纤维等混入其中，经过周转运输和贮藏存放，仍然有可能发生澄明度变化，因而药品经营部门在验收、保管养护中仍应按《中国药典》的有关要求和规定比例抽样做澄明度（异物）检查。

（三）理化及生物学检验

具有化验条件的部门，可根据需要按注射剂的稳定性特点，抽取有代表性的样品，按照《中国药典》或有关质量标准的规定，对其内在质量（如含量、酸碱度、热原、灭菌等）进行理化或生物学检验。

想一想

为什么注射剂在验收入库时要进行澄明度检查?

四、注射剂的保管养护

注射剂在储存期间的保管养护，应根据其药品的理化性质并结合其溶媒的特性和包装容器的情况，通过避光、防热、防冻、防潮等措施正确存放，确保质量。

（一）根据药品性质的保管养护方法

1. 一般注射剂

应避光储存，并按《中国药典》规定的条件保管。

2. 遇光易变质的注射剂

如肾上腺素、盐酸氯丙嗪、对氨基水杨酸钠、复方奎宁、维生素类等注射剂，在保管中要特别注意遮光，防止紫外光照射。

3. 遇热易变质的注射剂

包括抗生素类、生物脏器制剂、酶类及生物制品等，它们中大部分都有“有效期”规定，除应在规定的温、湿度条件下储存外，还应注意“先产先出”，“近期先出”，在炎热季节应加强检查。各类的保管方法具体如下。

（1）抗生素类注射剂　一般性质较不稳定，遇热促使分解，效价下降，故应置阴凉处避光保存，并注意“先产先出，近期先出”。如为胶塞铝盖小瓶包装的粉针剂，还应注意防潮，干燥处储存。

（2）生物脏器制剂或酶类注射剂　如垂体后叶素注射液、缩宫素注射液、注射用玻璃酸酶、注射用辅酶 A 等。易受温度的影响，遇热可引起蛋白质变性，此外，光亦可使其失去活性，因此一般均须在凉暗处保存。有些对热特别不稳定，如三磷酸腺苷钠、细胞色素 C、胰岛素等注射剂，则应在冷处或阴凉处储存。一般说，本类注射液低温保存能增加其稳定性，但是贮藏温度亦不宜过低而使其冻结，否则亦会因变性而降低药效。此外，对于胶塞铝盖小瓶装的粉针剂，亦应注意防潮，贮于干燥处。

（3）生物制品　如精制破伤风抗毒素、精制白喉抗毒素、人血白蛋白、丙种球蛋白等，从化学成分上看，其蛋白质一般都怕热、怕光。有些还怕冻，其保存条件可直接影响制品质量。一般温度愈高，保存时间就愈短。最适宜于保存在 2 ~ 10℃ 的干燥凉暗处。但应注意，除冻干品外，一般储存温度不能低于 0℃，否则会因冻结而造成蛋白变性，融化后可能出现振摇不散的絮状沉淀，致使不可再供药用。

4. 钙、钠盐类注射液

如氯化钠、乳酸钠、枸橼酸钠、碘化钠、碳酸氢钠及氯化钙、溴化钙、葡萄糖酸钙等注射液，久贮后药液能浸蚀玻璃，尤其是盛装在质量较差的安瓶中，能产生脱片及浑浊（多量小白点）现象。这类注射液在保管时要注意“先产先出”，不宜久贮，并加强澄明度检查。

5. 中草药注射液

这类制剂往往质量不太稳定。主要是由于含有一些不易除尽的杂质（如树脂、鞣质），或浓度过高，所含成分（如醛、酚、酯、苷类）性质不稳定，在储存过程中可因条件的变化或发生了氧化、水解、聚合等反应，逐渐出现浑浊和沉淀。温度变化（高温或低温）可以促使析出沉淀。因此中草药注射液一般都应避光、避热、防冻保存，并注意“先产先出”，久贮的产品应加强澄明度检查。

（二）结合溶媒和包装容器特点的保管养护方法

1. 水溶液注射剂（包括水混悬型注射剂、乳浊型注射剂）

这一类注射剂因以水为溶媒，故在低温下易冻结，冻结后体积膨胀，往往会使容器破裂；少数注射剂受冻后，即使容器没有破裂，也会发生质量变异。因此，水溶液注射剂在冬季应注意防冻，仓库温度一般应经常保持在0℃以上。浓度较大的注射剂的冰点较低，如25%及50%葡萄糖注射液，一般在－11℃～－13℃才发生冻结，所以各地可根据冬季库温高低情况适当掌握存放地点。

2. 大输液、代血浆等大体积的水溶液注射剂

冬季除应注意防冻外，在贮运过程中切不可横卧倒置。因盛装药液的玻璃瓶口是以玻璃纸或薄膜衬垫后塞上橡胶塞，橡胶塞虽经反复处理，但由于玻璃纸和薄膜均具半透性，如注射剂玻璃瓶横卧或倒置时，会使橡胶塞长时间接触药液，从而导致橡胶塞中的一些杂质透过薄膜进入药液，形成小白点。储存时间越长，澄明度变化也越大。玻璃纸本身也能被药液浸蚀后形成小白点，甚至有大的碎片脱落，影响药品的澄明度。此外，在储存或搬动过程中，不可扭动、挤压或碰撞瓶塞，以免漏气造成污染。又因输液瓶能被药液浸蚀，其表面的硅酸盐，在药液中可分解或形成偏硅酸盐沉淀。所以，在保管中应分批号按出厂期先后次序，有条理地储存和发出，尽快周转使用。

3. 油溶液注射剂（包括油混悬液注射剂）

这类制剂的溶媒是植物油，由于内含不饱和脂肪酸，遇日光、空气或储存温度过高，其颜色会逐渐变深而发生氧化酸败，因此油溶液注射剂一般都应避光、避热保存。油溶液注射剂在低温下虽有凝冻现象，但不会冻裂容器，解冻后仍能成澄明的油溶液或均匀混悬的油混悬液，因此可以不必防冻。在冷冻或解冻过程中，油溶液有轻微浑浊的现象，只要

天气转暖或稍加温即可溶化，并对质量无影响。由于油溶液注射剂所采用的植物油不同，可因植物油凝固点不同，致使各制剂的凝冻温度不一样。如花生油的凝固点为 -5℃左右，而杏仁油的凝固点为 -20℃左右，因此在低温下用花生油作溶媒的注射剂先凝冻。

4. 使用其他溶媒的注射剂

这一类注射剂较少。常用的溶媒有乙醇、丙二醇、甘油或它们的混合溶液，或它们和水的混合溶液。因为乙醇、丙二醇和甘油的冰点较低，故冬季可以不必防冻，如洋地黄毒苷注射液系用乙醇（内含适量甘油）作溶媒，含乙醇量为37% ~53%，曾在室外 -10℃ ~ -30℃的低温下冷冻41d亦未冻结；又如氯霉素注射液用丙二醇与适量的水作溶媒，在 -45℃下亦不冻结。因此，这类注射剂主要应根据药品本身性质进行保管，如洋地黄毒苷注射液及氯霉素注射液见光或受热易分解失效，故应避光保存于凉处，并注意“先产先出，近期先出”。

5. 粉针剂

注射用粉针剂常见有两种包装，一种为小瓶装，一种为安瓿装。小瓶装的封口为橡胶塞外轧铝盖再烫蜡。从外观看封口很严密，但并不能保证完全不漏气、不受潮，尤其在潮热地区也可能会发生吸潮变质；有时因受运输、储存中的骤冷骤热变化，可使瓶内空气骤然膨胀或收缩，以致外界潮湿空气进入瓶内，从而使药品变质。因此，胶塞铝盖瓶装的注射用粉针剂在保管过程中应注意防潮（不应放在冰箱内），并且不得倒置（防止药品和橡胶塞长时间接触而影响药品质量），有“有效期”规定的药品尚应注意“先产先出，近期先出”。安瓿装的注射用粉针剂安瓿口是严密熔封的，不易受潮，故一般比小瓶装的稳定，主要根据药品理化性质进行保管，但应检查安瓿有无裂纹冷爆现象。

五、药品举例

1. 注射用乳糖酸红霉素

[规格] 每瓶含量0.25g（25万单位）；0.30g（30万单位）。

[性状] 本品为白色或类白色结晶或粉末，无臭，味苦。

[稳定性] ①红霉素有引湿性，干燥品在室温中稳定，在潮湿空气中遇光易变质；其溶液不耐热，在室温下效价逐渐下降，于60℃或60℃以上时效价下降更快；在偏碱性溶液中抗菌活性较强。pH <5时，则迅速被破坏，pH <4时抗菌效能完全消失。②本品系红霉素和乳糖酸结合的盐，易溶于水，静脉注射或静脉滴注时不宜用生理盐水或葡萄糖氯化钠注射液溶解，以免发生沉淀。静脉滴注者也可用5%葡萄糖注射液稀释，浓度不宜大于

0.1%。本品不宜肌肉注射。

［保管方法］密闭，在干燥处保存。

［功能主治］抗生素类药。用于各种炎症和感染的治疗。

2. 三磷酸腺苷注射液

［规格］2ml∶20mg。

［性状］本品为无色或几乎无色澄明液体。

［稳定性］①三磷酸腺苷（ATP）系由1分子腺嘌呤、1分子核糖和3分子磷酸所组成，因其分子中有两个高能磷酸键，一个酯键和一个苷键，故其水溶液极易水解，生成二磷酸腺苷（ADP）、一磷酸腺苷（AMP）、腺苷等而使效价降低，副作用增大（分解产物有降低血压的作用）。②影响本品水解的主要因素是溶液的pH和温度，温度升高分解加速。

［保管方法］①密闭，在阴凉处保存。②注意有效期和“先产先出”。

［功能主治］辅酶类药。用于进行性肌萎缩、脑出血后遗症、心功能不全、心肌疾患及肝炎等的辅助治疗。

3. 葡萄糖酸钙注射液

［规格］含量10%（g/L）。

［性状］本品为无色澄明液体。

［稳定性］本品为过饱和溶液。受空气、二氧化碳、矿酸或其他酸类、助溶剂以及原料纯度等影响易析出沉淀，加温较难恢复溶解状态。

［保管方法］①密闭保存。②如析出结晶经加温能恢复原来溶解状态者可供药用，否则不可供注射用。

［功能主治］补钙药。用于预防和治疗钙缺乏症，如骨质疏松、手足抽搐症、骨发育不全、佝偻病以及儿童、妊娠和哺乳期妇女、绝经期妇女、老年人钙的补充。

4. 葡萄糖注射液

［规格］含量：5%（g/ml）；10%（g/ml）；25%（g/ml）；50%（g/ml）。

［性状］本品为无色或几乎无色的澄明液体，味甜。

［稳定性］本品灭菌时可因受热分解形成5-羟甲基糠醛，并进一步变为黄色的聚合物，产生浑浊或微细状沉淀。

［保管方法］①密闭保存，冬季需防冻。②出现浑浊或絮状沉淀等，即表示有不同数量细菌存在，不可注射用（灭菌后变微黄色可用）。

［功能主治］营养药。腹泻、呕吐或大失血致体内丧失大量水分时，不能进食的重症患者，可注射本品，以补充能量；作为解救药物中毒、细菌毒素中毒、妇女妊娠中毒及肝昏迷的辅助用药等。

5. 氯化钠注射液（灭菌生理盐水）

［规格］含量0.9%（g/ml）。

［性状］本品为无色澄明液体，味微咸。

［稳定性］①本品久贮会产生多量小白点和小白块，致使注射液的澄明度不合格。药液对玻璃有浸蚀作用，能使硅酸盐析出。此外，导致注射液澄明度不合格，亦与原料纯度、包装容器的材料密切有关。②塑料输液袋包装的注射液的澄明度比玻璃瓶装的好，但会使药液的水分透失（每年可透失约1%左右）。

［保管方法］①密闭保存，冬季需防冻。②注意不得横卧倒置。③澄明度不合格者不得供药用。

［功能主治］电解质补充药。用于各种原因所致的失水，低渗性代谢性碱中毒，外用生理盐水可冲洗眼球、洗涤伤口等。

6. 胰岛素注射液

［规格］含量：10ml∶400单位；10ml∶800单位。

［性状］本品为无色或几乎无色的澄明液体。

［稳定性］①本品久贮或受光、受热后，可使蛋白质主链断裂发生变性失效，产生浑浊或沉淀。②储存不适可使效价降低，但外观可能仍无变化。

［保管方法］①密闭，在冷处保存，防冻。②有浑浊或沉淀者不得供药用。③注意有效期。

［功能主治］降血糖药。用于糖尿病的治疗。

7. 甘露醇注射液

［规格］100ml∶20g；250ml∶50g。

［性状］本品为无色澄明液体。

［稳定性］①甘露醇在14℃时在水中的溶解度为1∶7.7；20℃时为1∶5.6。本品浓度为20%，系饱和溶液，遇冷、振摇或存放一定时间后容易析出结晶。②本品性质一般较稳定，但在高温下经长时间加热时pH会下降，分解成小分子的醛与酸，色泽变黄，其变色程序与pH有关。③若封口不严，瓶身不洁，易受霉菌污染，出现生霉现象。

［保管方法］①避光，密闭保存，冬季需防冻。②若析出结晶，用热水浴加热溶解后

仍可使用。③若发现封口松动，容器有裂缝，则不可供药用。④储存、运输过程中不得横卧倒置。

［功能主治］脱水药、利尿药。用于治疗各种原因引起的脑水肿，可降低颅内压，也可应用于预防各种原因引起的急性肾小管坏死。

8. 缩宫素（催产素）注射液

［规格］1ml∶5 单位；1∶10 单位。

［性状］本品为无色澄明或几乎澄明的液体。

［稳定性］①本品系自猪、羊或牛的神经垂体中提取或化学合成的一种多肽激素的灭菌水溶液，对光、热不稳定；久贮会分解产生浑浊和沉淀，一般色泽不变，但效价降低。②据留样观察及检测情况，本品产后 3 年之内的效价尚能符合《中国药典》规定，超过 3 年者效价下降。

［保管方法］①遮光，密闭，在 20℃以下保存，并需防冻。②本品有提取物制品和合成品两种，两者效期、价格不同，应分开保存，避免混淆错发。③澄明度检查如发现浑浊和沉淀者，不可供药用；如发现仅带有少量短小纤维状物，则仍可供药用。④注意有效期，应“先产先出，近期先出”，到期后经检验合格者可延期使用。

［功能主治］子宫收缩药。用于催产、引产、产后及流产后因宫缩无力或缩复不良而引起的子宫出血。

思考题

1. 注射剂常见的有哪几种类型？
2. 注射剂的生霉变色的原因是什么？
3. 粉针剂的保管储存要注意哪些事项？

第六节　水　　剂

一、水剂简介

水剂系指用水作溶媒，或药物混悬于水中而制成的各种制剂。其应用范围较广，包括剂型较多。本章节所述的水剂主要是指验收保管方法上有较多共同点的一些液体药物制剂，如芳香水剂、溶液剂、合剂、乳剂、滴眼剂、滴鼻剂、滴耳剂等。

水剂一般有以下优点：药物分散度较大，吸收快而奏效迅速；能减低某些药物的局部刺激性或改变不适气味；老幼服用方便，易于准确量取使用；能作各种用途，如内服、外用以及冲洗、滴入等。

水剂的缺点是：稳定性较差，易分解霉败；包装材料要求较高；配伍使用时容易发生配伍禁忌；储存运输携带不方便等。

想一想　水剂类药品作为液体制剂与一般的固体制剂比较有哪些优点？为什么？

常用的水剂一般有以下几种。

1. 芳香水剂

又称含药水剂，系指挥发油或其他芳香挥发性物质的饱和或近饱和澄明水溶液。它们的气味与制备时所用的药物或芳香物质的气味相类似，且不含焦臭和其他气味。多供内服，如薄荷水、杏仁水、氯仿水等。由于挥发油或其他芳香挥发性药物在水中的溶解度很小，所以芳香水剂的浓度较低，多用作芳香溶媒或矫味剂使用，以临时调制服用的液体药剂，但也有用于治疗的，如杏仁水。

2. 溶液剂

一般系指化学药物的内服或外用的澄明水溶液，溶液剂的溶质一般均为无挥发性的化学药物，但也有例外，如氨溶液。其溶媒多为水，少数则是以油、乙醇为溶媒，如硝酸甘油溶液等。溶液剂可供内服、外用或作环境消毒用。内服的多由医疗单位自行配制；外用或环境消毒用的，如过氧化氢溶液、甲酚皂溶液等，多由医药经营部门供应。

3. 合剂

系指含有可溶性或不溶性固体粉末药物的澄明液或混悬液，一般用水作溶媒，供内服。合剂按分散系统不同可分为：溶液型合剂，如三溴合剂；胶体液型合剂，如胃蛋白酶合剂；混悬液型合剂，如复方甘草合剂等。

4. 乳剂

系指两种不相混溶或极微溶解的液体，其中一种液体以微小液滴形式分散于另一种液体连续相中所形成的相对稳定的的两相体称乳浊液，加有药物的乳浊液称为乳剂。两种液体通常是指油和水，油和水本来是不相混溶的，但可加入另外一种能降低油水界面张力的物质而使油水混合，这种物质称为乳化剂，如阿拉伯胶。乳化剂还可增加乳剂的稳定性。乳剂有以下两种类型。

（1）“水包油乳剂”　即油为分散相，水为分散媒，水包于油滴之外。这种乳剂可以用水稀释，多供内服，如乳白鱼肝油等。

（2）“油包水乳剂”　即水为分散相，油为分散媒，油包于水滴之外。油包水乳剂可用油稀释，多供外用。

5. 滴眼剂（眼药水）

系指药物制成的供滴眼、洗眼用的液体制剂，大多数是澄明溶液，如氯毒素滴眼液等；也有个别是混悬液，如醋酸可的松滴眼液。

6. 滴鼻剂

系指药物制成的供滴入鼻腔用的液体制剂，主要起收缩血管、消炎、润滑等作用。滴鼻剂多为水溶液，如滴鼻净、麻黄素滴鼻液等。

7. 滴耳剂

系指药物制成的供滴入耳腔用的液体制剂，主要起消毒、止痒、收敛、消炎、润滑等作用。常用的滴耳剂有苯酚滴耳剂、氯霉素滴耳剂、氧氟沙星滴耳剂等。

8. 其他

除上述各种剂型外，尚有凝胶剂（为黏稠的液体制剂，含有分散度较高的无机药物，用于内服，如氢氧化铝凝胶）、某些洗剂（为外用的液体制剂，专供涂敷于皮肤用，如炉甘石洗剂）等，也是用水为分散媒制成的剂型。

说一说

常用的水剂类药品包括哪几种？请举例说明它们之间的区别。

二、水剂的质量变异及原因

水剂包括的剂型很多，但都以水为主要溶媒，故在储存期经常发生的质量变异现象有许多共同之处，一般有下述几种情况。

1. 发霉

水剂一般防腐力较差，如封口不严，又有适宜的温度则易受霉菌的粘染而发霉、发臭。芳香水剂、凝胶剂、乳剂、合剂等在贮藏中发霉是比较常见的现象。

2. 沉淀

某些芳香水剂、溶液剂、合剂、滴眼剂等久贮后易产生沉淀，其主要原因是药物在水溶液中发生了水解与氧化等化学反应，也有的因吸收了空气中的二氧化碳而析出不溶性沉淀。空气、光线、温度以及玻璃容器的碱性能促进某些药物氧化水解而产生沉淀。

3. 变色

有些药物在水剂中，遇光和空气易氧化分解而变色。如盐酸肾上腺素溶液，接触空气极易氧化变成粉红色至棕色以至产生黑色沉淀，光线能促进变色；含磺胺类药物的滴眼剂遇光颜色逐渐变深等。

4. 冻结

水剂类药品在冬季严寒时易发生冻结，大多数还会冻裂容器，乳剂、凝胶剂冻结后，破坏剂型而分层，解冻后无法通过振摇均匀而恢复原状。

5. 其他

某些水剂中所含的药物在储存中还易挥发、分解，如芳香水剂中所含的芳香挥发性物质易挥发，过氧化氢溶液受光、热影响能分解失效；乳剂受温度、空气、光线的影响能分层、破裂、油脂酸败；滴眼剂、滴鼻剂、滴耳剂储存期间还能出现澄明度变化等。

三、水剂的验收

水剂属于液体制剂，验收时应检查以下项目：①检查品名、规格、外观质量（容器有无破裂，封口是否严密，有无渗漏现象）、数量、批号、生产日期、批准文号、有效期是否符合要求；②药液内有无杂质异物、浑浊沉淀、变色、发霉、异臭异味等不正常现象；③装量是否准确。

水剂的验收除按上述一般项目检查外，根据剂型的不同，还应分别做如下检查。

1. 芳香水剂、溶液剂

应检查溶液是否澄清，有无变色、浑浊、沉淀、气味不正等现象。

2. 合剂

溶液型合剂应检查是否澄清，有无沉淀、颗粒与异物；混悬液型合剂可进行振摇，观察能否均匀混悬，在数分钟内有无分层；胶体液型合剂应检查有无凝聚、结块等现象。

3. 乳剂

应检查有无酸败、异臭、分层等现象，若有分层经振摇后能否重新混合均匀。

4. 滴眼剂、滴鼻剂、滴耳剂

一般应按注射剂的方法做澄明度检查，溶液应澄明，不得有结晶及纤维、絮状物沉淀、色块等。包装容器不易用目检视时，可抽取一定数量样品移至洁净透明的玻璃容器内检查（检查后不能再移入瓶内使用）。混悬滴眼剂不做澄明度检查，可振摇后观察能否均匀混悬，有无结块现象。

水剂检查时，一般采用从瓶外对光透视的方法进行观察，装量检查可采取同一品名、规格、包装按容积进行比较。滴眼剂系无菌制剂，验收时更要注意清洁，防止微生物污染。

写一写

在进行药品验收时，哪些制剂需要做澄明度检查?

四、水剂的保管养护

水剂的溶媒是水，一般含药量较低，所以防腐力差，多不稳定，如果保管不当容易长霉，有的还会发生沉淀、变色、分层、挥发、分解，冬季严寒时还易冻结。因此水剂保管时应密闭贮藏阴凉处，注意防止污染；出库时应掌握“先产先出”，加速流转，防止久贮变质；冬季还需防冻。水剂类药品有的为玻璃瓶装，故贮运时须轻拿轻放，以防破损。

1. 芳香水剂的保管养护

多数芳香水剂不稳定，容易霉败或产生异臭，其中的挥发性物质易分解变质，尤其是含有萜烯结构的挥发油更易氧化，氧化后不但失去了原味，而且会生成树脂性黏稠物沉淀或粘着于瓶口。温度、空气、强光等均能影响芳香水剂的质量。高温能使挥发性物质挥发，低温能使挥发性物质游离，瓶塞不严能使变味并易使微生物生长繁殖，长期的光线照射能加速挥发性物质的化学变化。因此，芳香水剂一般都应密封，放阴凉库避光保存，冬季防冻，并掌握“先产先出”，储存期不宜过长。

2. 溶液剂的保管养护

很多药物的溶液剂稳定性不高，易氧化、分解、变色、沉淀，有些又容易发霉败坏。其保管方法基本上与芳香水剂相同，但是亦要根据具体品种的特点采用不同的保管方法，如有挥发性成分的溶液剂受热后药物挥散、含量下降，故储存时还须注意防热；有的药品成分见光受热后会分解失效（如过氧化氢溶液），甚至炸裂容器，应避光防热保存；具有特殊臭味的溶液剂，不能与包装严密性差或吸附性强的药品如活性炭、乳糖等存放在一起，以防串味；对人体有腐蚀毒害作用的环境消毒溶液剂应与内服药隔离存放。

3. 合剂的保管养护

合剂主要是以水为溶媒，故与水剂类药品的一般保管方法相同，也应密闭，在阴凉处避光保存；冬季防冻，不宜久贮，并掌握“先产先出”。

4. 乳剂的保管养护

这类剂型性质不稳定。其不稳定现象主要包括分层（乳析）、破裂、油类酸败等。分层的乳剂因分散相仍被乳化剂包围，只要稍加振摇，仍可恢复到原来均匀的状态。分层再进一步发展，往往引起乳剂的破裂，即乳剂的分散相合并而形成油水两层的现象。乳剂破裂后，即使经振摇也不能恢复原有乳剂的状态。

温度是影响乳剂稳定性的主要因素。储存温度过高可使乳化剂水解、凝聚，黏度下降而促进分层；温度过低可使乳化剂失去乳化作用，析出结晶而破坏乳化层。空气、光线对乳剂也有影响，如包装不严，乳剂长时间接触空气时，水包油乳剂可由于外相水分蒸发而引起油相的聚结；含植物油的乳剂，由于油被分散为小油滴，故在温处遇光和遇空气过久时容易酸败，酸败后的油脂或乳剂对人都有害。此外，乳剂还易被霉菌、酵母菌及细菌等微生物污染，出现发霉、发酵、酸败或乳剂破坏等现象。因此，《中国药典》中规定乳剂应密封避光，置阴凉处贮藏，冬季防冻。

5. 滴眼剂的保管养护

一般为药物的水溶液或水混悬液，性质多不稳定，易受空气、二氧化碳、光线、温度等影响而分解变质；如储存时容器密闭不严及储存环境不干净，还能被微生物污染，特别是受到铜绿假单胞菌、金黄色葡萄球菌、霉菌等致病微生物污染后，再应用于病人的眼中，可引起严重危害。因此，滴眼剂应密封，在阴凉处避光保存，不宜久贮，有“有效期”规定的滴眼剂，注意“先产先出，近期先出”，以防失效。

6. 滴鼻剂、滴耳剂的保管养护

其保管方法均与滴眼剂相同。

五、药品举例

1. 薄荷水

［规格］500ml；1000ml。

［性状］本品为无色澄明或几乎澄明的液体，有薄荷的特臭。

［稳定性］①本品所含的挥发油（薄荷油）主要是薄荷脑及薄荷酮等成分，均易挥发。②本品久贮易氧化变质、色泽加深，产生异臭而不能供药用。③本品系芳香水剂，如瓶塞不严易受霉菌污染而发生霉变。

［保管方法］①密封，置凉暗处保存。冬季防冻。②不宜久贮。

［功能主治］芳香矫味药与祛风药，用于胃肠胀气，或作溶剂。

2. 盐酸普鲁卡因溶液

［规格］500ml；1000ml。

［性状］本品为无色澄明液体。

［稳定性］①本品不稳定，易发生水解，降低药效。水解反应受 pH 影响很大，本品稳定的 pH 为 3.4。加热亦能促进水解，据研究在 20～75℃时，温度每升高 10℃，水解速度增加 3 倍。②本品久贮易霉败。

［保管方法］①遮光，密闭保存。②不宜久贮。如发生混浊或变色则不能供药用。

［功能主治］镇痛剂。用于治疗胃肠绞痛及胃肠功能紊乱。

3. 过氧化氢溶液

［规格］500ml；1000ml。

［性状］本品为无色澄明液体，无臭或有类似臭氧的臭气。遇氧化物或还原物即迅速分解并发生泡沫，遇光易变质。

［稳定性］①本品性质不稳定，容易分解。遇光、热、多数氧化物或还原物、碱、金属物质（铝除外）、尘埃等都可促进分解。②本品不稳定，不宜久贮，应临用前配制。

［保管方法］遮光，密闭，阴凉处保存。

［功能主治］外用消毒剂，用于化脓性外耳道炎、中耳炎、多森氏口腔炎、牙龈脓漏、扁桃体炎及冲洗伤口。

4. 益母草合剂

［规格］100ml；500ml。

［性状］本品为棕红色的澄清液体，味甜，微苦。

［稳定性］本品成分复杂，久贮可能发生少量沉淀，低温时更易发生，一般不影响使用，可摇匀后服用。

［保管方法］①装在避光容器里，密封，在阴凉处保存。②不宜久贮。

［功能主治］子宫收缩剂及解痉剂。用于产后子宫复原及痛经、产后瘀血腹痛等的

止痛。

5. 鱼肝油乳（乳白鱼肝油）

［规格］250ml；500ml。每毫升含维生素 A 300 单位；维生素 D 30 单位。

［性状］本品为乳白色或微带黄色均匀乳状液，有鱼肝油的特臭，并带有调味剂的气味。

［稳定性］①为鱼肝油的水包油型乳剂，贮藏温度较高或遇空气和光过久，容易酸败变质，产生哈喇味或酸败臭，服用后可引起腹泻或刺激咽喉（发麻）。②光、空气、热或久贮，鱼肝油中的维生素 A 和维生素 D 易破坏，使疗效下降或消失。③受冻后乳剂破坏，分成油、乳化剂、水上中下 3 层（虽经振摇亦不能恢复成均匀的乳状夜），甚至冻裂容器。④封口不严，易受霉菌、酵母菌及细菌等微生物污染，出现发霉、发酵、酸败或乳剂破坏等现象。

［保管方法］①应密封，在凉处避光保存。②温度不宜过低，冬季必须防冻，以免乳剂破坏分层。③本品性质不稳定，不宜久贮（一般不宜超过 1 年半 ~2 年左右）。④如有哈喇味、酸败臭、发霉、分层（振摇后不能恢复乳状）等现象则不可再供药用。

［功能主治］维生素类药。用于预防和治疗维生素 A 和维生素 D 缺乏症。

6. 氯霉素滴眼液

［规格］5ml；10ml；20ml；25ml。

［性状］本品为无色或几乎无色的澄明液体。

［稳定性］本品性质不稳定，遇光、受热或久贮后效价下降。原因是由于氯霉素水溶液不稳定，尤其在溶液 pH 不当时更易发生水解而变质。一般 pH 在7 以下时（酸性），主要是酰胺键水解反应；pH 在 7 以上时（碱性），水解和脱氧反应速度都要增加，分解产物则无疗效。

［保管方法］①用塑料滴眼瓶包装，熔封，可在阴凉处避光保存。②有效期 12 个月，严格掌握“先产先出，近期先出”。

［功能主治］抗生素类药。主要用于敏感菌引起的沙眼、结膜炎、角膜炎、眼睑缘炎等。

7. 滴鼻净（鼻眼净）

［规格］①浓：0.1%10ml；②淡：0.05%10ml。

［性状］本品为无色澄明液体。

［稳定性］久贮可能产生严重混浊或结晶析出，致使不可供药用。

［保管方法］①应密闭，避光保存。②本品有浓（供成人使用）、淡（供儿童使用）

两种规格，注意分开存放，防止混淆。

［功能主治］血管收缩药。用于急性或慢性鼻炎及副鼻窦炎引起的鼻塞等，亦可用于眼膜充血。

8. 苯酚滴耳液

［规格］100ml；500ml；1000ml。

［性状］本品为无色或微黄色的黏稠液体，有特臭。

［稳定性］苯酚与空气接触，或经长久储存时，由于受日光、空气氧化作用而生产带红色的醌类化合物。

［保管方法］①密封，在阴凉处避光保存。②不宜久贮。

［功能主治］本品具有消炎、止痛作用。用于中耳炎及外耳道炎。

9. 氢氧化铝凝胶

［规格］100ml；150ml；500ml。每 100ml 内含氢氧化铝作为氧化铝计算应为 3.6 ~ 4.4g。

［性状］本品为白色黏稠的混悬液，薄层半透明，静置能析出少量水分。

［稳定性］①储存温度较高，不仅“制酸力”下降（如在 37℃经 3 个月“制酸力”下降 25%），而且容易发霉变质。②本品系胶体混悬液，遇低温冻结后胶体被破坏，使氢氧化铝沉积在瓶底，失去混悬力。

［保管方法］①应密封，防冻保存。②不宜久贮。如产生网状霉块悬浮于液面或有酸败气味则不能再供药用。

［功能主治］有抗酸、吸附和保护作用。用于治疗胃病、胃肠炎、胃酸过多等症。作用缓慢而持久，但效力较弱。

说一说

请举例说明日常生活中你常见的水剂类药品有哪些？

思考题

1. 简述水剂类药品的特点及分类。
2. 简述水剂类药品常见的变异现象及原因。
3. 简述芳香水剂、溶液剂、合剂、滴眼剂的保管养护方法。

第七节　糖　浆　剂

一、糖浆剂简介

糖浆剂系指含有药物、药材提取物或芳香物质的口服浓蔗糖水溶液。糖浆剂在应用方面有独特的优点：味甜、芳香可口，能掩盖药物的苦味、咸味及其他不适臭味，使药物易于服用，尤其受儿童患者欢迎。

糖浆剂根据所含成分和用途的不同，可分为以下几种。

1. 单糖浆

为蔗糖的近饱和水溶液，其浓度为85%（g/ml）或64.74%（g/g）。不含任何药物，除可作为制备药用糖浆的原料外，还可作为矫味剂和助悬剂。

2. 药用糖浆

为含药物或药材提取物的浓蔗糖水溶液，具有一定的治疗作用。其含糖量一般为65%以上，如枸橼酸哌嗪糖浆、磷酸可待因糖浆等。

3. 芳香糖浆

为含芳香性物质或果汁的浓蔗糖水溶液。主要用作液体制剂的矫味剂，如桂皮糖浆、橙皮糖浆等。

二、糖浆剂的质量变异及原因

1. 霉败

即指糖浆剂被微生物污染后长霉和发酵，以致引起糖浆的变质。霉败的主要原因有以下几种。

（1）原料、药物不洁净　一般药材，尤其是新鲜中草药煎煮时杂质较多，如煎煮前未处理（如洗净、炮炙等），或水煎出液中含有的许多水溶性易霉变杂质未能去除，则制成糖浆剂后，易霉变。

（2）蔗糖质量不好　蔗糖中的转化酶含量超过规定或蔗糖过湿、杂质较多，则制得的糖浆容易发霉、发酵。

（3）制法不当，包装不善　制备过程中用具处理不当，防范微生物污染的措施不够或空气中的霉菌、酵母菌及其他微生物被带入制剂中，均可造成糖浆剂的霉败；灌封中在热时填充糖浆，如密塞后即直立存放，其上部的水蒸气冷后凝结为水滴，以致糖浆上层被稀释，亦可引起霉败；供包装的瓶子及塞子干燥不够，消毒不严或封口不严接触空气，糖浆也能被稀释或污染，而导致发霉、发酵。

（4）糖浆浓度较低 接近饱和浓度的蔗糖溶液很稳定，含糖量高，渗透压大，微生物不易生长，本身具有防腐作用；浓度低的蔗糖溶液为细菌良好的培养基，容易滋生微生物，致使糖浆霉败。糖浆剂含糖量在78%～85%（g/ml）之间者大多较稳定。中药糖浆一般含糖量比较低，约在50%左右，如防腐剂的选择和用量不适当，则易发霉、发酵。

（5）储存时温度、光线、空气的影响 贮藏时温度过高，糖浆剂中的水分蒸发，冷后水蒸气凝结为水而留于糖浆上部，致使表面浓度降低，而易生霉、发酵。此外，由于温度升高可使蔗糖加速水解而生成较多的转化糖，转化糖多时易引起发酵变质。贮藏温度过低，糖浆析出结晶，致表面含糖量降低，容易使微生物生长繁殖，光线能促进蔗糖水解而加速其变质。

2. 沉淀

糖浆剂在贮藏过程中有时会出现浑浊或沉淀，产生的主要原因有以下几种。

（1）糖的质量差 糖浆剂若用质量不好的糖为原料生产时，由于大量可溶性杂质的混入，很可能与黏度较大的糖液共同通过滤器。在储存过程中，高分子的胶态杂质粒子逐渐集聚，形成固体粒子而呈现浑浊或沉淀。这种沉淀一般在储存较长时间后才出现。

（2）含浸出制剂 制备糖浆所用的浸出浓缩物，如流浸膏、浸膏和酊剂等，一般都是用乙醇或水为溶媒浸制的。这些浸出物中都有不同程度的高分子杂质，呈不稳定的胶体状态而存在，所以在浓糖溶液中，由于溶媒的改变会逐渐析出。

（3）糖浆败坏 含糖浓度低的糖浆，容易增殖微生物，致使糖浆败坏，出现浑浊、变酸、糖分解等现象。

（4）配伍不当 糖浆剂的处方组成中有时因配伍禁忌也会出现沉淀。

3. 变色

多出现于加有着色剂的糖浆，这主要是由于色素遇还原性药物或在光线作用下会逐渐褪色。此外，糖浆剂（特别是酸性糖浆）在制备时加热过久或贮藏温度过高，由于转化糖的增加也会使糖浆颜色加深。

想一想

糖浆剂和一般水剂类药品发生质量变异的原因有何异同点？

三、糖浆剂的验收

（1）应检查品名、规格、外观质量（容器有无破裂，封口是否严密，有无渗漏现象）、数量、批号、生产日期、批准文号、有效期是否符合要求。

（2）对光检视：①糖浆是否澄清，有无浑浊、沉淀；②有无糖的结晶析出；③同一批号中各瓶色泽是否一致，有无变色、褪色情况；④有无杂质异物。

（3）应检查有无生霉、发酵。可疑时开瓶尝、闻有无败坏后异臭、异味。

（4）必要时检查装量是否准确。

糖浆剂在验收时以整瓶从外部观察为主，除必要情况下，应尽量不开启瓶塞，以免污染。

四、糖浆剂的保管养护

1. 糖浆剂的一般保管方法

糖浆剂如制备储存不当，易产生霉败、沉淀和变色等质量变异。温度、光线或空气均能影响糖浆剂质量发生变化。因此糖浆剂在保管时，应注意密闭，并在30℃以下避光保存。

2. 糖浆剂在储存期的防霉败措施

糖浆剂如糖的浓度适当，本身具有良好的防腐作用，含糖浓度低的一般也加有防腐剂。但是在储存保管期间，如糖浆剂包装不严、受热或被污染，则仍易出现长霉、发酵，甚至变酸、发臭，产生二氧化碳气体，严重时产生的气体较多，受热膨胀，可使容器爆破。在南方潮热地区，这种情况较易发生。

因此，糖浆剂的保管养护关键在于防止糖浆霉败，其主要措施应以防热、防污染为主。如炎热季节温度较高，应置阴凉通风处保存，或采取降温措施，梅雨季节需加强养护和检查，南方潮热地区则更应掌握“先产先出”，加速流通，不宜久贮。

说一说

糖浆剂保管养护的关键是什么？应采取什么措施？

3. 糖浆剂沉淀的处理

含浸出制剂的糖浆剂，在储存过程中往往会出现浑浊或沉淀。可根据具体情况分析后进行处理：①如含少量沉淀，摇匀后能均匀分散者，则仍可供药用；②由于糖浆败坏而产生浑浊、沉淀则不可再供药用。

4. 糖浆剂的防冻问题

糖浆剂为水性溶液，一般含糖浓度较高，故不像水剂类易于冻结，但冬季在特别寒冷的地区，有些含糖量较低的糖浆亦会发生冻结。根据初步试验，含糖量在60%（g/ml）以上的药用糖浆在－21.5℃的低温下一般不冻结，主要因为药用糖浆除含糖外，还含有流浸膏、酊剂或其他化学药物，有的还含有乙醇或甘油（糖浆中的防腐剂），这些都是降低冰点的重要因素，所以它们的冰点远远低于60%的单纯蔗糖溶液。含糖量在60%以上的药用糖浆虽然多数在－25℃的低温情况下能发生冻结，但一般仅呈凝冻状态，质地松软，亦没有包装破裂现象，放置室温中即可全部自行解冻，和留样对比，没有显著区别和变化，也无蔗糖析出的不溶现象。

因此，药用糖浆含糖量在60%以上的，一般不必防冻，个别特别寒冷地区可根据情况决定；含糖量在60%以下的制剂，则应根据处方及各地气温情况考虑是否需要防冻。若糖浆剂遇冷受冻，一般可置室温中自行解冻，受冻严重者则可置温水中缓缓溶化，解冻后复呈澄清者仍可供药用。

五、药品举例

1. 单糖浆（糖浆）

［规格］85%（g/ml）500ml。

［性状］本品为无色或淡黄白色浓厚液体，味甜。

［稳定性］①本品为高浓度的蔗糖近饱和溶液，具有良好的防腐作用，不易霉败，性质比较稳定。但如封口不严、受热或被微生物污染，仍有可能长霉（在糖浆表面）、发酵。②在较低温度下储存，可能析出蔗糖结晶，升温并予振摇即可恢复正常状态；在

-20℃的低温水箱中放置不发生冻结，受冻后质量也无变化。

［保管方法］①应密封，在30℃以下避光保存。②梅雨、炎热季节应加强养护和检查，防止长霉、发酵。③冬季一般不必防冻，严寒地区可根据气温情况决定。

［功能主治］矫味剂。用于调配处方。

2. 枸橼酸哌嗪（驱蛔灵）糖浆

［规格］10ml；50ml；500ml。每100ml内含：枸橼酸哌嗪16g，蔗糖65g。

［性状］本品为澄明的浓稠液体，带调味剂的芳香气味。

［稳定性］①本品一般呈无色或微黄色，储存过程中易变黄色、黄棕色，变色产品按《中国药典》方法检验含量未发生变化。如加有桑子红（着色剂）染成红色，遇光逐渐褪色或变为黄色。②含糖量65%（g/ml），储存不当可引起生霉、发酵。

［保管方法］同单糖浆。

［功能主治］驱肠虫药。用于蛔虫及蛲虫病。

3. 川贝枇杷糖浆

［规格］每瓶装100ml；150ml；200ml；500ml。

［性状］本品为棕红色黏稠液体，气香，味甜。

［稳定性］久贮有少量轻摇易散的沉淀，不影响质量。

［保管方法］密封，防热，防霉变。置室内阴凉处，宜在25℃以下避光保存。

［功能主治］镇咳祛痰。用于伤风咳嗽、支气管炎。

4. 复方咳必清糖浆

［规格］100ml；500ml。每100ml内含：咳必清0.2g（或0.4g），氯化铵3g，枸橼酸0.2g（或0.4g），薄荷脑0.01g（或薄荷油0.008ml），蔗糖63g。

［性状］本品为深红色或深棕色黏稠液体，味甜带咸苦。

［稳定性］本品含糖量为63%（g/ml），储存不当则可能引起生霉、发酵。

［保管方法］同单糖浆。

［功能主治］祛痰镇咳药。用于呼吸道感染引起的咳嗽。

5. 小儿止咳糖浆

［规格］50ml；100ml；168ml。每100ml内含：甘草流浸膏15ml、氯化铵1g，桔梗流浸膏3ml，橙皮酊2ml，蔗糖65g。

［性状］本品为棕褐色浓稠液体，味甜而微带咸苦。

［稳定性］本品含糖量为65%（g/ml），储存不当可引起生霉、发酵。

［保管方法］①应密封，在阴凉处避光保存。②梅雨、炎热季节应加强养护和检查，防止生霉、发酵。③冬季一般不必防冻，严寒地区可根据气温情况决定。

［功能主治］祛痰镇咳药。用于小儿感冒咳嗽、支气管炎。

6. 橙皮糖浆

［规格］500ml；内含橙皮酊 25ml，枸橼酸 2.5g，蔗糖 410g。

［性状］本品为棕黄色浓稠液体，味酸甜微苦。

［稳定性］①本品含糖量为 82%（g/ml），一般不易霉败。但如储存不当，仍有可能生霉、发酵。②橙皮酊内挥发油中的萜二烯容易氧化生成双戊烯物，而呈松节油臭。③本品中橙皮内含有大量果胶质，大部分为原生果胶质，在冷水或弱碱溶液中能析出沉淀，在弱酸中溶解。由于本品中加有枸橼酸，故可避免其在储存期间的析出。④在 -20℃ 的低温冰箱中试验，未发生冻结，受冻后质量亦无变化。

［保管方法］①应密封，在 30℃ 以下避光保存。②梅雨、炎热季节应加强养护和检查，防止生霉、发酵。③如出现松节油臭，则不宜供药用。④冬季一般不必防冻，严寒地区可根据气温情况决定。

［功能主治］芳香矫味剂，用于调配处方。

说一说

你服用过的糖浆剂有哪些？有否出现过变质现象？

思考题

1. 糖浆剂常见的质量变异现象有哪些？
2. 简述糖浆剂的储存保管方法。

第八节　含乙醇制剂

一、含乙醇制剂简介

含乙醇制剂系指用乙醇作溶媒制成的各种制剂，常见的有以下几种。

1. 酊剂

系指药物用规定浓度的乙醇浸出或溶解而制成的澄清液体制剂，亦可用流浸膏稀释制成。酊剂的浓度随药材或化学药物的性质和用途而有所不同。含有毒、剧、麻醉药品的酊剂，一般每100ml相当于原药物10g，如阿片酊（麻醉药品）、颠茄酊（剧毒药品）等；其他酊剂，一般每100ml相当于原药物20g，如远志酊、大黄酊等。但也有按习惯或医疗需要按成方配制者，如碘酊等。酊剂的含乙醇量多在40%～90%之间，含乙醇量的高低主要根据药物中所含有效成分的溶解性质而定。

2. 醑剂

系指挥发性药物的乙醇溶液，具有原药物的芳香气味，可供外用或内服，有些也可用作芳香矫味剂。挥发性药物多半为挥发油，凡用以制备芳香水剂的药物一般都可制成醑剂。含挥发性碘的乙醇溶液，应属醑剂，但习惯上仍称为“碘酊”或“碘酒”。挥发性药物在乙醇中的溶解度一般都比在水中大，所以醑剂中挥发性药物的含量比在芳香水剂中大得多。醑剂中的药物浓度一般为5%～10%，乙醇含量较酊剂为高，一般在60%～90%之间。

3. 流浸膏剂

系指药材用适宜的溶媒浸出有效成分，蒸去部分溶媒，调整浓度至规定标准而制成的液体剂型。流浸膏剂除另有规定外，每1ml相当于原药物1g，如益母草流浸膏、桔梗流浸膏等。制备流浸膏剂所用的溶媒，大多是各种浓度的乙醇；个别有以水为溶媒的，但成品中常加有乙醇（20%～25%）作为防腐剂。流浸膏剂与酊剂中均含乙醇，但流浸膏的有效成分含量较酊剂高，因此溶媒、剂量及溶媒的副作用都较小。流浸膏剂由于浓度较大，通常均须用水稀释后才供服用，并常作为配制酊剂、合剂、糖浆剂、丸剂及其他制剂的原料。

4. 其他含乙醇制剂

以不同浓度乙醇为溶媒，含乙醇较高（在60%以上），一般为成药，如十滴水、癣药水、牙痛水等。

二、含乙醇制剂的质量变异及原因

1. 酊剂、流浸膏剂

因均为乙醇浸出液，仅含药的浓度不同，所以它们在储存过程中发生的质量变异现象也很相似，主要有以下几点。

（1）沉淀　产生沉淀的原因一般不是由于有效成分的变化，大部分是由于某些杂质引起的。某些大分子的杂质（多为植物性生药中某些无效成分，如树胶、蛋白质等）经提取后有时会呈胶体状悬浮于液体中间，生产时看起来是透明的，但在储存过程中，胶体微粒可以发生聚集而产生浑浊或沉淀。流浸膏剂含有效成分的浓度一般较酊剂高5倍，比酊剂稠厚，因而贮藏过程中可能析出的沉淀亦较多。此外，如储存时温度过低，也可使酊剂、流浸膏剂发生沉淀，这主要是因为药物的溶解度随温度降低而减小。在储存过程中如包装不严密及温度高，可使乙醇挥发，药液变浓而发生沉淀，这种情况下产生的沉淀一般较多，不仅影响药液的澄清，而且使药液的浓度发生改变。其他如玻璃容器质量较差，在储存期间玻璃表面析出游离碱而使酊剂或流浸膏剂的 pH 改变，或受温度、光线等影响，都可能使之产生沉淀。

（2）变色　含叶绿素的生药所制成的酊制、流浸膏剂，久贮后其绿色渐变为绿褐色，如洋地黄酊、颠茄流浸膏等。光线能促进变色。变色后，若含量合格，仍可供药用。

（3）效价下降　某些酊剂、流浸膏剂中所含的有效成分不稳定，如洋地黄酊中的强心苷类，麦角酊、麦角流浸膏中的生物碱均易分解变质失效，故有“有效期”之规定。

2. 醑剂

因含乙醇量高，容易挥发，所含药物亦具有挥发性，若包装不严，可挥发减量或析出结晶。含挥发油的醑剂，往往由于挥发油的氧化、酯化、聚合等作用而出现颜色变黄或黄棕色，甚至使瓶口出现黏性树脂物。此外，也有个别醑剂中所含成分易氧化分解，如亚硝酸乙酯醑。

3. 其他含乙醇制剂

如十滴水、牙痛水等含乙醇的成药，均系小包装，瓶塞一般不易严密，而所含乙醇的浓度在60%以上，在贮运过程中易挥发、渗漏。乙醇挥发后，因溶剂减少，就易使药液发生沉淀或析出药物结晶，甚至全部干涸。

想一想

含乙醇制剂与水剂类药品比较，哪类制剂稳定性较好？为什么？

三、含乙醇制剂的验收

（1）应检查品名、规格、外观质量（容器有无破裂，封口是否严密，有无渗漏、挥发现象）、数量、批号、生产日期、批准文号、有效期是否符合要求。

（2）有无装量不足现象，有无杂质异物。

（3）酯剂、癣药水等成药要检查是否澄清，有无结晶析出和变色现象。

（4）含生物碱类酊剂、流浸膏剂，应检查有无显著浑浊或多量沉淀。

四、含乙醇制剂的保管养护

1. 含乙醇制剂的保管方法

大多数含乙醇制剂，在储存中比较稳定，因为乙醇具有良好的防腐作用。含乙醇量在40%以上的还能延缓某些药物的水解，只有少数品种如洋地黄酊、麦角流浸膏等易分解变质。因此，对于本类制剂应主要根据乙醇易挥发、易燃烧的特性进行保管。

（1）防受热挥发　应密封，在阴凉处保存。夏季注意防热，不宜堆码过高，应适当留出顶距和灯距。储存过程中应经常检查有无挥发减量，若有挥发应及时整理加固包装。

（2）防火　含乙醇制剂易燃烧，故贮藏地点应杜绝火源、火种，并防止与易燃物品共存一处，以防引起火灾。

（3）避光　许多含乙醇制剂的有效成分遇光易变质，如阿片酊（含吗啡）、麦角流浸膏等，受日光照射后能发生沉淀、变色、效价或含量降低等变化。所以含乙醇制剂一般都应密封在遮光容器内，在阴凉处保存。

（4）防久贮变质　有“有效期”规定的制剂或个别易于分解变质的制剂，除应按上述要求进行保管外，还应进行定期检查，严格掌握“先产先出，近期先出”的原则，以防过期失效或久贮变质。

练一练

含乙醇制剂应该如何保管养护？

2. 酊剂、流浸膏剂产生沉淀的处理

酊剂、流浸膏剂产生沉淀多系某些杂质引起，所以若有少量沉淀，一般不影响使用。但如果产生沉淀较多，则可能会有部分有效成分析出，可按下述方法进行处理。

（1）酊剂　可测定乙醇含量，调整至规定浓度，如仍有沉淀，可滤过除去沉淀，测定有效成分并调整至规定标准，仍可应用。

（2）流浸膏剂　可滤过除去沉淀，测定有效成分的含量，根据测定结果适当调整，使符合规定标准，仍可应用。

3. 含乙醇制剂的防冻问题

含乙醇制剂虽为液体制剂，但与一般水性制剂有所不同，含乙醇制剂一般冰点（液体冻结时的温度）较低不易冻结。如果不做具体分析，将其全部列入防冻范围，不仅浪费冬季暖库仓容，同时还会增加暖车发运货物的数量和费用，造成运输上的紧张，所以对含乙醇制剂的防冻问题在此有必要予以重视。

药品的含乙醇量是与其冰点呈反比的，含乙醇量愈高，冰点愈低，也就是愈不易冻结；此外，药物的浓度亦为降低冰点的重要因素，药物浓度愈高，冰点愈低，如单纯的40.5%乙醇的冰点为－23.6℃，而含乙醇量为40%的各种制剂实际上在－30℃还不冻结。因此，在研究含乙醇制剂的防冻问题时，要充分考虑含乙醇量和药物浓度对其冰点的影响。

实验表明，含乙醇量在40%以上的制剂，如大多数酊剂、流浸膏剂、酯剂、含乙醇成药，在冬季贮运过程一般可以不必防冻，因为它们的冰点往往低于我国气温最低的地区（－35℃左右）。对于含乙醇在40%以下的制剂，则可根据制剂本身含乙醇量的高低和含药浓度的大小，结合各地气温情况及防冻试验掌握防冻与否。

说一说

水剂类药品、糖浆剂、含乙醇制剂的防冻有何异同？药品冬季是否需要防冻，应考虑哪几个因素？

五、药品举例

1. 颠茄酊

［规格］100ml；500ml。含生物碱作为莨菪碱计算为0.028%～0.032%（g/ml）。

［性状］本品为棕红色或棕绿色液体，有微臭，味微苦、辣。

［稳定性］①久贮后常产生沉淀，这些沉淀大多为无效物质如蛋白质、黏液质、树脂、叶绿素、无机盐及其他胶质等。②本品中主要有效成分莨菪碱遇热或久贮后可以引起水解变质，致使含量下降。

［保管方法］①应装在遮光容器里，密封，在凉处保存。②析出少量沉淀尚可供药

用。储存时间较长或析出沉淀较多者，可滤去沉淀后测定生物碱含量，再决定是否可供药用。③含乙醇为60%～70%，冬季不必防冻。

［功能主治］抗胆碱药。用于胃及十二指肠溃疡，胃肠道、胆、肾绞痛。

2. 阿片酊

［规格］100ml；500ml。含无水吗啡1%。

［性状］本品为棕色液体，与水振摇能起大量泡沫。

［稳定性］①阿片酊中主要生物碱吗啡易氧化变质，故久贮后含量下降。②储存过久能产生大量棕黑色沉淀。

［保管方法］①密封，在30℃以下避光保存。②按麻醉药品要求保管。③含乙醇为41%～46%，冬季不必防冻。

［功能主治］中枢抑制药，具有镇痛、镇咳、镇静、抑制呼吸及抑制肠蠕动的作用，用于某些腹泻和肛门手术后。

3. 消肿止痛酊

［规格］12ml；30ml；33ml；45ml。

［性状］本品为黄褐色澄清液体，气芳香，味辛、苦。

［稳定性］久贮后可产生沉淀。

［保管方法］应密封，在阴凉处保存。冬季一般不必防冻。

［功能主治］舒筋活络，消肿止痛。用于跌打扭伤，风湿骨痛，无名肿毒，腮腺炎肿痛。

4. 碘酊（碘酒）

［规格］10ml；20ml；25ml；50ml；100ml；250ml；500ml。每100ml内含碘2g，碘化钾1.5g，乙醇50ml。

［性状］本品为红棕色澄明液体，有碘与乙醇的特臭。

［稳定性］①碘是一种强氧化剂，经放置后，受光线的作用，能使碘酊中的乙醇氧化，变成有刺激性的乙醛、三碘乙醛、碘乙烷及乙酸等，而碘被还原成碘化氢，使游离的碘减少，消毒杀菌力降低。②本品中碘与乙醇均易挥发，遇热挥发更快。③碘对软木塞、橡皮塞、金属盖均有腐蚀作用。

［保管方法］①应装在遮光容器里，密封，在阴凉处保存。②含乙醇量为44%～50%，冬季不必防冻。

［功能主治］消毒防腐药。用于皮肤感染和消毒。

5. 薄荷油酊

［规格］100ml；200ml；500ml。

［性状］本品为无色或淡黄色液体，有薄荷的香气。

［稳定性］①本品所含薄荷油为挥发性成分，温度、光可促进其挥发，氧化而变质。②久贮可使颜色变深，溶液变浑、变黏。

［保管方法］①应密封，遮光，在阴凉处保存。②含乙醇量为80%～85%，冬季一般不必防冻。

［功能主治］芳香矫味药、祛风药。用作制剂的芳香矫味剂，内服可祛风，用于胃肠胀气；外用有清凉止痒作用。

6. 益母草流浸膏

［规格］每瓶100g。

［性状］本品为棕褐色稠厚的半流体，味略苦。

［稳定性］①益母草主要含益母草碱、紫苏碱以及芸香苷、甾醇、有机酸、维生素A等成分。②久贮后产生黑色沉淀。

［保管方法］①应密封，在阴凉处保存。②产生多量沉淀不可供药用。③含乙醇量为16%～20%，冬季一般不必防冻，严寒地区可根据情况决定。

［功能主治］子宫收缩药。用于调经及产后子宫出血、子宫复原不全。

7. 甘草流浸膏

［规格］每瓶100g；含甘草酸不得少于7%（g/ml）。

［性状］本品为棕色或红褐色液体，味甜，略苦涩；与水振摇时起强烈的泡沫。

［稳定性］①产品色泽往往深浅不一，可能受原料和pH两个因素的影响。原料（甘草浸膏）本身颜色较深的，制得的流浸膏颜色也可能深一些。此外，溶液的pH愈高，颜色愈深。色泽深浅一般不影响质量，决定质量的主要是内含的甘草酸是否符合《中国药典》规定。②在储存过程中常产生沉淀。这种沉淀可能是本品主要成分甘草酸的钾、钙盐，水解或遇酸后析出溶解度极小的甘草酸，也可能是生产中带入的杂质（淀粉和胶质）和甘草细粉；甚至可能是霉变后的产物。③本品的瓶塞上面、瓶盖里面容易生霉，梅雨季节更易发生。④含乙醇量20%～25%，原箱不加防冻包装，在－21.5℃的冷库中冷冻3d，不发生冻结。

［保管方法］①应装在遮光容器内密封，在凉处保存。②本品如产生大量沉淀，应根据具体情况加以处理。沉淀如果是黏稠的软块状物或有发霉、发酵气味则不可供药用。③

梅雨季节加强养护和检查。④冬季一般不必防冻，特冷地区可根据情况决定。

［功能主治］缓和药。常与化痰止咳药配伍应用，能减轻对咽部黏膜的刺激。

8. 十滴水

［规格］5ml；10ml；20ml；25ml；50ml；100ml；250ml；500ml。每100ml内含：大黄2g，辣椒0.5g，小茴香（或八角茴香）1g，干姜2.5g，樟脑2.5g，桂皮1g，薄荷油2.5ml，乙醇（70%）适量。

［性状］本品为棕褐色的澄清液体，有樟脑臭，味辛辣。

［稳定性］本品中所含樟脑、薄荷油、乙醇等受热后均易挥发，致使药液出现浑浊或色泽变深。

［保管方法］①应密封，在凉处保存。②应经常检查有无挥发、渗漏现象，发现封口不严应及时整理加固。③含乙醇量为60%～70%，冬季不必防冻。

［功能主治］有健胃、祛风、清凉的作用，用于因中暑而引起的头晕、恶心、腹痛、肠胃不适等。

思考题

1. 含乙醇制剂包括哪些种类？
2. 分别说说酊剂、酯剂、流浸膏剂、其他含乙醇制剂的质量变异现象有哪些？
3. 简述含乙醇制剂的保管养护方法。

第九节　油　　剂

一、油剂简介

油剂系指药物的油状液体制剂。绝大多数供外用。油剂具有刺激性小、作用缓和的特点，对皮肤黏膜有柔润、安抚作用。常用于鼻腔或皮肤的炎症或烧伤、烫伤。油剂主要包括以下两种。

（1）用植物油作稀释剂或溶剂制成的油状液体制剂　如维生素AD滴剂、鱼肝油及某些搽剂（如樟脑搽剂）。常用的植物油有花生油、麻油、茶油、蓖麻油等。

（2）含有挥发油的油状液体制剂　如驱风油、四季油等。常用的挥发油有薄荷油、樟脑油、松节油等。

二、油剂的质量变异及原因

1. 植物油的酸败和干化

植物油由各种脂肪酸（主要是不饱和脂肪酸）的甘油酯组成，在储存时如与空气长期接触，就会变质，产生特别不适的败油味，口服有苦涩的味道，颜色亦变深，这种现象叫做酸败。酸败的主要原因是氧化作用。植物油中不饱和脂肪酸的双键部分受到空气中氧气的作用，氧化生成过氧化物，过氧化物继续分解或氧化产生有臭味的低级醛和羧酸。光和热或湿气可以加速油的酸败。酸败的另一个次要原因是由于微生物的作用，将油水解成脂肪酸，脂肪酸经过一系列的作用生成β－酮酸（这个过程叫做β－氧化），后者脱羧而生成具有臭味的酮。此外，由于植物油含不饱和脂肪酸，长期接触空气，还能生成复杂的聚合物，使油脂变稠而形成半固体或甚至形成树脂样物质，这种现象叫做油的干化。油类的酸败或干化，可因见光或温度升高而加速，常伴随进行，实际上酸败的油剂有时就出现发稠的现象。

想一想　比较水剂与油剂的质量稳定性，并说出原因。

2. 挥发油的挥发和氧化变质

挥发油又称精油，是从中药水蒸气蒸馏所得到的与水不相混合的挥发性油状液体。其基本组成为脂肪族、芳香族和萜类（主要是单萜和倍半萜）等三类化合物以及它们的含氧衍生物，如醇、醛、酮、酸、酚、醚、酯、内酯等，此外，还包括含氮和含硫化合物。挥发油在常温下即可逐渐挥发；如经常与日光及空气接触，还能氧化变质，使挥发油相对密度增加，颜色变深，甚至树脂化，生成具有不愉快臭味的化合物，同时失去挥发性。

三、油剂的验收

在验收油剂时，一般应做下列各项检查。

（1）检查品名、规格、外观质量（容器有无破裂，封口是否严密，有无渗漏现象）、数量、批号、生产日期、批准文号、有效期是否符合要求。

（2）用植物油制成的油剂，应检查是否已酸败变质。检查方法除通过化验测定酸度外，最简单的方法是从物理外观或尝味来识别，即嗅闻有无败油臭，尝味是否苦涩，并观察有无发稠的现象。验收时可以抽样进行检查。

（3）含挥发油的油剂，应检查有无挥发减量，挥发油是否氧化变质，颜色变深，有树脂样物，或有不愉快的臭味。

（4）应检查油剂是否澄清，有无浑浊现象，因在包装过程中容器不干燥而使油剂带水呈浑浊；混悬型油剂应检查有无分层现象，振摇后能否均匀混悬。

试一试

试比较水剂、糖浆剂、含乙醇制剂、油剂这几类液体制剂在验收时有何异同点？

四、油剂的保管养护

油剂遇空气、光线或贮藏温度过高容易发生分解变质，用植物油制成的油剂可出现油脂酸败、干化而不能供药用；含挥发油的油剂可挥发减量、氧化变质，产生不愉快的臭味，甚至生成树脂样的物质。因此，这类制剂在灌装时都应满装、密封，以减少瓶内空气防止氧化。在保管时应避光，贮阴凉处。此外，还要注意“先产先出”，防止久存变质。

油剂在低温下虽有凝冻或析出结晶现象，但不会冻裂容器，解冻后仍能成澄清的油溶液，不影响质量，因此一般可以不必防冻。但在严寒地区最好还是保温，以免销售时逐瓶加温处理。

五、药品举例

1. 鱼肝油

［规格］每1g含维生素A 1500单位和维生素D 150单位。

［性状］本品为黄色至橙红色的澄明液体，微有特异的鱼腥臭，但无败油臭。

［稳定性］①本品中鱼肝油及稀释剂植物油在空气中易氧化酸败，产生异臭、异味，遇光、热及重金属可使作用加速。酸败产物对人体有毒或刺激性。②本品所含的维生素A和维生素D，易受光线、空气、热和潮湿的影响而氧化变质，使效价降低或消失。

［保管方法］①应置避光容器里，满装（减少容器中空气的作用），密封，在阴凉干

燥处保存。②如发生酸败，有败油臭而带苦涩味，则不能再供药用。对质量可疑的产品，可按《中国药典》方法检查“酸度”是否符合规定（本品变质后，往往“酸度”不合格）。③分装时应注意量具和容器是否干燥，否则可使油剂混浊。④注意“先产先出”，久贮产品应加强检查化验。

［功能主治］维生素类药。用于治疗维生素A和维生素D缺乏症的辅助剂。

2. 复方紫草油

［规格］25ml；50ml；100ml。

［性状］本品为紫红色油状液体，有冰片香气。

［稳定性］①本品中的植物油（麻油）在空气中易氧化酸败。在储存过程中应注意温度、光线的影响，同时还应注意防止微生物的污染而引起的变质。②本品所含某些成分有挥发性，在保管过程中要防止挥发，尤其遇热挥发更块。

［保管方法］①遮光，密封，置阴凉处保存。②如发生浑浊、败油臭和苦涩味则不能再供药用。

［功能主治］清热解毒，凉血止痛。用于烧伤、烫伤、创伤溃疡、湿疹等。

3. 驱风油

［规格］1.6ml；3ml；5ml。每100ml内含：水杨酸甲酯50g，薄荷油25g，樟脑25g。

［性状］本品为无色或微黄色的澄清油溶液，有特臭。

［稳定性］本品中各种成分均易挥发，遇热挥发更快。

［保管方法］①应密封，在阴凉处保存。②应经常检查有无挥发、渗漏现象，发现封口不严应整理加固。

［功能主治］局部刺激药。外用于风湿性关节炎。

4. 风油精

［规格］每瓶9ml。

［性状］本品为淡绿色澄清油状液体，有特殊的香气，味凉而辣。

［稳定性］本品中各种成分均易挥发，遇热挥发更快。

［保管方法］①应密封，在阴凉处保存。②应经常检查有无挥发、渗漏现象，发现封口不严应整理加固。

［功能主治］清凉、止痛、祛风、止痒。用于蚊虫叮咬及伤风感冒引起的头痛、头晕、晕车不适。

思考题

1. 含植物油和挥发油的油剂分别会产生哪种质量变异现象？

2. 怎样保管养护油剂？

第十节　软　膏　剂

一、软膏剂简介

软膏剂是指药物与基质混合制成的一种容易涂布于皮肤、黏膜或创面的具有适当稠度的外用半固体制剂。一般可发挥保护、润滑皮肤的作用，同时因加入药物的不同而发挥局部消炎、杀菌、防腐、收敛、止痒以及促进肉芽生长等治疗作用。

软膏剂由药物与基质所成。

（一）软膏的基质

基质为主药的赋形剂，使软膏具有一定的黏稠性、黏着性及涂展性。基质对软膏剂的质量和主药疗效的发挥有重要关系，常用的基质有下列三类。

1. 油脂性基质

此类基质包括动、植物油脂、内脂及烃类等，目前以烃类基质凡士林为常用，固体石蜡与液体石蜡用于调节软膏剂的软硬度。类脂中以羊毛脂与蜂蜡应用较多。其共同的特点是润滑，无刺激性，能与较多的药物配伍，不易长菌，此类基质涂布在皮肤上能形成封闭性油膜，可以保护皮肤和裂损伤面，并能减少皮肤水分蒸发，促进皮肤水合作用，使皮肤柔润，防止干裂或软化痂皮。但油腻性及疏水性大，不易与水性液体结合，也不易用水洗除，故不适用于有渗出液的皮损部位。

2. 乳膏型基质

乳膏型基质与乳剂相似，由水相、油相及乳化剂三种组分组成，由于组成和所用乳化剂性质的不同，可分为下述两类。

（1）水包油型基质　又称可洗性或亲水性基质（俗称雪花膏），能与水混合并容易用水洗除，对药物的释放、穿透作用较快，适宜于需主药透过皮肤发生药效的软膏作基质；但是这类基质因含有较多的水分，对某些药物的配伍有一定的选择性，在储存的过程中还容易失水或霉败。

（2）油包水型基质　又称含水软膏基质（俗称冷霜），能与大多数药物配伍，性质也较稳定，对药物的穿透性较油脂性基质为快；容易涂布，油腻性小，且水分从皮肤表面蒸发时有缓和的冷却作用。但其缺点是仍具有油腻性，不易洗除。

3. 水溶性基质

由天然的或合成的水溶性高分子物质组成。常用的有聚乙二醇（PEG）、甘油明胶、淀粉甘油、纤维素衍生物、聚羧乙烯等。本类基质能溶于水，所以在敷用时可以吸收局部的渗出液，一般对药物的释放也较快，无油腻性，易于涂展与洗除。水溶性基质适用于湿润、糜烂创面，故有利于分泌物的排除，也常用作腔道黏膜（如避孕软膏）软膏的基质。本类基质的缺点是润滑作用较差，且易失水、干涸及霉败。

（二）软膏剂的分类

软膏剂按使用部位的不同可分为以下几种。

1. 皮肤用软膏

一般不太软，易于均匀涂布和洗涤，如鱼石脂软膏等。

2. 黏膜用软膏

（1）眼用软膏（眼膏剂） 是指供眼用的灭菌软膏，如阿昔洛韦眼膏等。

（2）鼻用软膏 用于鼻黏膜炎症，如复方薄荷脑软膏等。

（3）直肠用软膏 如痔疮膏等。

（4）阴道用软膏 如克林霉素乳膏。

二、软膏剂的质量变异及原因

软膏剂若制造方法不当或保管不善，不但主药变质，基质也会产生变异而使软膏变质。在储存期可发生下列几种质量变异情况。

1. 酸败

用植物油或脂肪性基质制成的软膏，受空气、光线的影响能发生酸败。主要原因是：植物油脂本身分子结构中含有不饱和键，性质不稳定，储存时间长，易发生氧化、分解、聚合等一系列化学反应，从而导致软膏变质。长时间露置于空气，或光线照射，含有水分，或储存温度过高，更易发生酸败。质量变异的现象表现为产生异味，颜色加深等。

2. 流油、发硬

含油脂性基质的软膏较易发生，主要原因是：基质中固体或液体成分比例不当，而使软膏剂不能耐受温度的较大变化。如液体成分较多，基质熔点低，软膏太软，温度高时则易流油。反之，基质含高熔点的固体成分较多，则温度低时易变硬。水溶性基质制成的软膏，久贮或温度过高水分蒸发，也可以使软膏发硬，甚至干裂。

3. 分离

指软膏剂在储存过程中，药物分散的均匀状态发生改变的现象。如软膏中的固体成分沉于底部，或析出水分等。主要原因是：药物性质与基质不相匹配。例如当药物为水性液体，但采用了油脂性基质时因油脂性基质吸水性较差，储存一定时间后，药液与基质发生分离。乳膏较易发生分离现象，因它所用的乳剂基质会由于各种因素的影响，导致乳剂乳析或破裂而分层。

4. 生霉

乳剂基质软膏、水溶性基质软膏、中草药软膏因含水分较多，防腐力差，易于生霉而产生异臭。

5. 变色

某些不稳定药物制成的软膏，储存中易受空气、光线、温度、容器等因素影响而变色。

6. 变质失效

药物与基质、药物与容器之间起化学作用，或药物受空气、光线、温度、湿度等影响，均可使药品失效，并可能会相应增加药物的毒性和刺激性。

说一说

油脂性基质和水溶性基质的软膏剂分别会发生什么变异现象？

三、软膏剂的验收

根据软膏剂可能发生的质量变异并结合包装情况，验收时一般可做下列检查。

（1）应检查品名、规格、外观质量（容器封口是否严密，包装有无破损及漏药等）、数量、批号、生产日期、批准文号、有效期是否符合要求。

（2）检查软膏是否均匀、细腻、软硬度是否合适（一般应软滑，但不熔化），有无流油、发硬现象。

（3）检查有无霉变、酸败、异臭和分离等现象，容易变色的软膏还应检查有无变色情况。

（4）检查软膏的装量是否符合规定，常用对比法检查。

在验收中，对锡管、塑料管装的软膏，除储存时间过长或易变质品种需抽验有无霉变、酸败、变色、分离等现象外，一般不应割开管口进行验收，主要观察有无封闭不严、漏药、流油和装运中有无压破等情况。

四、软膏剂的包装与保管养护

1. 软膏剂的包装

（1）软锡管 实系铅管，仅内、外涂锡，管内的锡层保护软膏不接触铅金属，外面锡层使油漆质量良好。软锡管是软膏剂较好的包装容器，它可以保持软膏剂不受空气、光线、温度等的影响，而且不易污染，携带使用方便。

（2）塑料管 多用高压聚乙烯、聚氯乙烯或苯乙烯等原料制成。塑料管包装的优点是轻便、性质稳定、弹性大而不易破裂。但其缺点是不耐热，易老化，对气体及水分有一定通透性。

（3）广口玻璃瓶 一般多用于盛装油脂性基质的软膏，有无色玻璃瓶和棕色瓶装两种，后者具有遮光作用。

（4）扁形金属或塑料盒 供盛装少量软膏剂用，有遮光作用。含水、酸类（如鞣酸）、碘的软膏不能用金属盒盛装。

2. 软膏剂的保管养护

软膏剂在储存期间的稳定性与软膏基质、药物的性质、储存的条件（温度、光线、湿度）、容器和包装的形式等有关。用凡士林作为基质的软膏一般比较稳定，但若含有某些不稳定的药物，也容易变质。用动、植物油脂作为基质的软膏易于酸败，光线、空气、温度等均能促使其酸败，故不易保存。乳剂基质、水溶性基质的软膏不稳定，如系用塑料管包装，久贮后易失水或霉败。因此，软膏剂应根据药物和基质的性质，结合包装容器的特点进行保管。

（1）一般软膏剂都应密闭在30℃以下保存。乳剂基质和水溶性基质制成的软膏，冬季还应防冻，避热保存，以免水分与基质分离，失去其均匀性。

（2）软膏剂中含有不稳定的药物或基质时，除应根据它们的性质加强保管外，还应掌握“先产先出，近期先出”，避免久贮。

（3）具有特殊臭味的软膏剂，应置阴凉处，并与一般药物隔离存放，以防串味。

（4）眼用软膏的包装已经过灭菌，保管中不应随便启开，以防微生物污染。

（5）根据软膏剂包装容器的特点，保管中尚须注意以下几点。

锡管装：已具备遮光、密闭的条件，在30℃以下存放即可，但在贮运中要防止重压，堆码不宜过高，以防锡管受压发生变形或破裂。

塑料管装：因质软、有透气性，装有亲水性基质、水溶性基质的软膏在南方潮热地区多不稳定，保管中应注意避光、避免重压与久贮。

玻璃瓶装：棕色瓶装的已达避光要求，可密闭在干燥处保存，若系无色玻璃瓶装的必要时还要考虑避光，贮运中应防止重摔，并不得倒置侧放，以免破碎、流油。

扁形金属或塑料盒：已达避光要求，可密闭贮干燥处，贮运中应防止重压，也不得倒置侧放，以免包装变形或流油。

说一说

结合软膏剂的基质、药物的性质及包装容器的特点说说软膏剂的保管方法。

五、药品举例

1. 氧化锌软膏

［规格］①每支15%10g，15%20g；②每瓶15%25g，15%500g；③每盒（内塑料袋）15%250g。

［性状］本品为淡黄色软膏。

［稳定性］本品性质稳定，但其中氧化锌有促使产生过氧化氢（H_2O_2）的作用，这主要是有水与某些有机物质存在时，在日光下，氧化锌对光化作用产生 H_2O_2 具有触媒的作用。经研究证明，凡有氧化锌、水、氧三者同时存在时，软膏中均产生 H_2O_2，特别是温度超过基质熔点时，产生的 H_2O_2 量最高，如55℃时 H_2O_2 的产生往往超过低温时10倍。

［保管方法］应密封，在凉暗处保存。

［功能主治］收敛药。用于皮炎和湿疹等。

2. 复方十一烯酸锌软膏

［规格］①每支（或塑料盒）10g；②每瓶500g。每100g内含：十一烯酸锌20g，十一烯酸5g，基质适量。

［性状］本品为白色或淡黄色软膏。

［稳定性］本品若用亲水性基质制成则为白色软膏，若用凡士林作基质则呈淡黄色。用亲水性基质制成的软膏含水量大，但因主药有抑制霉菌作用，故稳定性好，不容易霉败。

［保管方法］密闭保存。

［功能主治］消毒防腐药。外用于头癣、脚癣。

3. 鱼石脂软膏

［规格］①每支 10% 10g，10% 14g；②每瓶 10% 25g，10% 250g，10% 500g；③每盒（内塑料袋）10% 250g。

［性状］本品为棕黑色或棕黄色软膏，有特臭。

［稳定性］①鱼石脂系取硫酸与自鱼化石中馏出的含硫矿油相作用，再用氨水中和而制得的一种黏稠液体。因具有焦性沥青样的臭气，故与易吸附的药品存放一起时可引起串味。②本品遇热常引起鱼石脂与基质分离（鱼石脂具有亲水性）。

［保管方法］①应密闭，在阴凉处保存。②本品有特殊臭气，应结合包装情况，注意与易吸附的药品隔离存放，以防串味。

［功能主治］用于神经性皮炎、亚急性及慢性皮炎、慢性湿疹等。

4. 醋酸氟轻松软膏

［规格］①每支（锡管或塑料管）10g∶25mg；②每支（锡管或塑料管）20g∶50mg。

［性状］本品为乳剂型基质的白色软膏。

［稳定性］本品基质为水包油型乳剂基质，含水量大，久贮受热或受冻后能使其中水分与基质分离而失去其均匀性。

［保管方法］①应密闭，避热保存。②冬季防冻。

［功能主治］肾上腺皮质激素类药。用于过敏性皮炎、接触性皮炎、脂溢性皮炎、湿疹等皮肤病。

5. 清凉油

［规格］3g/盒；4g/盒；5g/盒。每 100g 内含：薄荷脑 16g，桉油 1.0g，薄荷油 10g，樟脑 16g，樟脑油 3g，丁香油 1.2g（或丁香酚 1.02g）、桂皮油 1.2g，氨水 0.6ml。

［性状］本品为淡黄色软膏，气芳香，对皮肤表面有清凉的刺激感。

［稳定性］①本品含挥发性药物较多，故遇热易挥发，在 40℃以上则熔化（熔点41～68℃）流油。②有时出现挥发油析出的现象，在软膏表面形成油滴，一般不影响使用。

［保管方法］①应密闭，在阴凉处保存。②本品有特殊气味，应与其他药品隔离存放，以防串味。

［功能主治］清凉散热，醒脑提神，止痒止痛。用于感冒头痛、中暑、晕车、蚊虫蛰咬等。

6. 复方醋酸地塞米松乳膏（999皮炎平软膏）

［规格］20g/支。

［性状］本品为乳剂型基质的白色软膏，有樟脑的特异芳香。

［稳定性］本品中含有氯霉素，氯霉素对热较稳定，在中性或微酸性（pH4.5~7.5）水溶液中较稳定，在碱性溶液中则易分解失效，尤其受光线的影响可加速其氧化。

［保管方法］应密闭，遮光在阴凉处保存。

［功能主治］激素类药：本品具有消炎、止痒及抗过敏作用。用于神经性皮炎、接触性皮炎、慢性湿疹、局限性瘙痒症等。

思考题

1. 软膏剂的质量变异有哪些现象？
2. 软膏剂应怎样保管养护？

第十一节　栓　　剂

一、栓剂简介

栓剂是由药物和适宜基质制成供腔道给药的固体剂型。其形状与重量因施用腔道不同而有所不同。栓剂在常温下通常为固体，引入腔道后，在体温条件下能迅速熔化或软化，并与分泌液混合，逐渐释放药物而产生药效。

栓剂剂型主要用于局部治疗，能起滑润、收敛、抗菌消炎、杀虫、止痒、麻醉等作用。

栓剂用作全身治疗比口服给药有下列优点：

（1）药物可通过直肠黏膜吸收，有50%~70%的药物不经过肝脏而直接进入血液大循环，不受肝脏首过效应的影响，并且减少药物对肝脏的毒性和副作用。

（2）可以避免某些药物对胃黏膜的刺激作用。

（3）直肠吸收比口服给药快而有规律，作用时间长。

（4）适用于不能吞服药物的病人。

栓剂的主要缺点是：使用不方便，成本较高，不易保存（易受温度、湿度的影响而变质）。

说一说

栓剂的作用特点是什么？

1. 栓剂的分类

根据使用的部位与形状不同，主要有下列两种。

（1）肛门栓（直肠栓）　有圆锥形、圆柱形、鱼雷形等形状，每个重约2g，长约3～4cm。小儿用肛门栓重约1g。

（2）阴道栓　有球形、卵形、鸭嘴形等形状，每个重约1.5～5g，直径约1.5～2.5cm。

2. 栓剂的基质

栓剂基质除赋予药物成型外，还应具备对腔道黏膜无刺激、无毒性，与主药无配伍变化，在室温下有适宜的硬度和韧性，在体温下能熔化或软化，遇体液溶解，储存时不产生理化改变、不软化、不变质的特点。常用的基质可分为两类。

（1）油脂性基质　常用的有可可豆脂、半合成脂肪酸甘油酯（山油酯）、香果脂、乌桕脂、半合成椰子油等。在常温下为黄白色固体，气味较好，无刺激性，与药物无配伍变化。在10～12℃时具有脆性，热至25℃即开始软化，熔点为29～34℃，在体温时能迅速熔化，是目前较理想的基质。香果脂和乌桕脂为可可豆油的代用品。香果脂为白色结晶性粉末或淡黄色固体块状物，气味较好似香果，在低温时质脆，25℃时不软化，熔点30～34℃，理化性质稳定，可在一定程度上代替可可豆油为基质。乌桕脂亦称皮油，是由乌桕种子外层制得的一种固体植物性油脂经精制而成，为白色或黄白色固体，气味特殊，熔点一般为38～42℃，软化点为31.5～34℃，37℃时软化成流动性半固体。本品贮藏时不易变质，无刺激性，但释放药物的速度较可可豆油为缓慢。半合成椰子油是一种国产栓剂新基质，由椰子油加硬脂酸与甘油相互酯化而成，为乳白色块状物，熔点34.3～35.7℃，凝固点30.2～32.6℃，与可可豆脂相比有一定的优越性。

（2）水溶性基质　常用的是甘油明胶（明胶与甘油及水制成），在体温时不熔化，但能软化并缓慢溶解于体液中，故作用缓和持久。甘油明胶基质有弹性，不易折断，一般用于制备阴道栓或尿道栓。其他尚有聚乙二醇及吐温 61 等水溶性基质。

二、栓剂的质量变异及原因

1. 软化变形

栓剂由于基质的特性，遇热受潮后均能引起软化变形，情况严重者则无法使用。

2. “出汗”

水溶性基质的栓剂，有引湿性，吸潮后表面附有水珠，俗称“出汗”。

3. 干化

久贮或气候过于干燥，栓剂基质中的水分蒸发，可使栓剂出现干化现象。

4. 外观不透明

制造不当或储存中受潮吸收了水分，水溶性基质的栓剂即变不透明。

5. 腐败

储存时间过久，由于基质酸败而产生刺激性，或因微生物繁殖而腐败。

三、栓剂的验收

（1）应检查品名、规格、外观质量（容器封口是否严密、包装有无破损）、数量、批号、生产日期、批准文号、有效期是否符合要求。

（2）检查包装是否符合要求：栓剂应置于密闭的、互不接触的容器内，对光敏感药物的栓剂一般用不透光材料如锡箔包装，大多数栓剂采用锡箔或塑料包装。

（3）按不同基质分别检查外观有无熔化走油、软化变形、干化、碎裂、不透明、腐败或酸败等现象。

四、栓剂的保管养护

栓剂由于基质之特性，易受温度、湿度的影响而发生熔化走油、软化变形等质量变异现象，因此栓剂在储存期应特别注意防热、防潮，具体保管方法如下。

（1）栓剂一般应存放于干燥凉处或 25℃ 以下储存，防止重压，并且储存时间不宜过长，以免干化或腐败。此外，因栓剂为体腔内用药，保管中还应注意清洁卫生，防止异物、微生物的污染。

（2）甘油明胶基质的栓剂引湿性强，吸潮后变不透明并有“出汗”现象，气候干燥时又易干化，故应装在玻璃瓶中密塞，于凉处保存。

（3）对受热易熔化、遇光易变色的栓剂，应密闭、避光在凉处保存。

写一写

影响栓剂质量最主要的因素是什么？栓剂在保管养护中应特别注意什么？栓剂的保存温度宜在几度以下？

五、药品举例

1. 甘油栓

［规格］1.5g；2g；3g。

［性状］本品为无色或几乎无色的透明或半透明栓剂。

［稳定性］本品系甘油、硬脂酸钠制成，受热容易软化变形，吸潮后变成不透明，久置干燥空气中还易干化。

［保管方法］①应密闭，在30℃以下保存，并注意防潮。②非必要时，不必拆开包装纸或启开瓶塞，以免污染。③不宜久贮。

［功能主治］润滑性泻药。用于便秘。

2. 痔疮栓

［规格］2.1g/粒。

［性状］本品为棕褐色至棕黑色的长圆锥形栓剂，气特异。

［稳定性］本品系半合成脂肪酸甘油酯制成，受热容易软化变形，如遇高温软化，可浸入冷水或冰箱中，数分钟取出再用，不影响药效。如已严重变形或发生腐败则不可供药用。

［保管方法］应密闭，置阴凉处保存。

［功能主治］本品具有消炎、收敛、止血、止痛、生肌作用。用于痔疮复发或痔疮术后的消炎、止痛及止血。

3. 克霉唑栓

［规格］每粒含主药0.15g。

［性状］本品为乳白色或微黄色圆锥形、鸭嘴形栓剂。

［稳定性］本品性质较稳定。

［保管方法］密封，避光，在30℃以下保存。

［功能主治］抗真菌类药。用于阴道霉菌感染引起的阴道炎。

4. 保妇康栓

［规格］1.74g/粒；每粒内含：莪术油82mg，冰片75mg。

［性状］本品呈乳白色、乳黄色或棕色的子弹形栓剂。

［稳定性］①本品是以水溶性基质聚氧乙烯硬脂酸酯为基质的栓剂，比较稳定，但遇热易软化变形。②本品主药为挥发油，易分解变质。

［保管方法］密封，在30℃以下避光保存，并注意防潮。

［功能主治］行气破瘀，生肌止痛。用于霉菌性阴道炎、老年性阴道炎、宫颈糜烂。

5. 阿司匹林栓

［规格］0.1g/粒；0.3g/粒；0.45g/粒；0.5g/粒。

［性状］本品为乳白色或微黄色栓剂。

［稳定性］①本品主药阿司匹林性质不稳定，易分解成醋酸和水杨酸，产生明显的醋酸臭或析出水杨酸的针状结晶。②本品是以半合成脂肪酸甘油酯为基质制备的，与其配伍阿司匹林，游离水杨酸的释放较少，比较稳定。③如储存不当，受热易软化变形，甚至融化，受潮易分解变质。

［保管方法］①密封，在阴凉干燥处保存。②避免重压，不宜久贮。

［功能主治］解热镇痛药。用于普通感冒或流行性感冒引起的发热，也可用于缓解轻至中度疼痛，如头痛、关节痛、偏头痛、牙痛、肌肉痛、神经痛、痛经。

6. 布洛芬小儿栓

［规格］0.05g/粒；0.1g/粒。

［性状］本品为白色或乳白色栓剂。

［稳定性］本品性质较稳定。

［保管方法］遮光，密闭，在阴凉干燥处保存。

［功能主治］解热镇痛药。适用于由感冒、急性上呼吸道感染、急性咽喉炎等疾病引起的小儿发热。

思考题

1. 栓剂易发生什么质量变异现象？原因是什么？

2. 栓剂的一般保管方法是什么？在保存中应注意哪些事项？

第十二节　气雾剂与膜剂

一、气雾剂

（一）气雾剂简介

气雾剂系指药物与抛射剂共同封装于具有特制阀门系统的耐压密封容器内。使用时借助抛射剂的压力定量或非定量地将药物以细雾状、半固体或泡沫式喷出的制剂。

气雾剂包括喷雾剂、吸入剂。喷雾剂是指通过机械（喷雾器或雾化器）作用，将药液喷成雾状的制剂。吸入剂是指主药本身具有挥发与升华的特性，供患者吸入的制剂；吸入剂分为液体吸入剂和固体吸入剂，固体吸入剂（干粉型吸入剂）是指将药物微粉由患者直接吸入呼吸道而起效的制剂。

气雾剂按内容物组成可分为溶液型、混悬液型、乳浊液型三类；按给药途径可分为呼吸道吸入、皮肤或黏膜给药、空间消毒用等。

气雾剂以往主要经呼吸道、腔道、皮肤等局部发挥治疗作用，现已发展到经肺、鼻腔黏膜、皮肤吸收发挥全身治疗作用。

气雾剂的优点是：

（1）直接到达作用部位，药物分布均匀，奏效迅速。

（2）使用方便，可避免胃肠道不良反应。防止药物在胃肠道内被破坏，避免药物的首过效应。

（3）可以用定量阀门准确控制剂量。使用时对创面的机械刺激小。

（4）药物装在密闭、不透明容器内，避光且不易与空气中的氧或水分接触，不易被微生物污染，因而提高了药物的稳定性与安全性。

气雾剂的主要缺点是：

（1）包装需要耐压容器和阀门系统以及特殊的生产设备，成本较高。

（2）抛射剂有高度挥发性，因而具有致冷效应，多次使用于受伤皮肤上可引起不适与刺激。

（3）抛射剂毒性虽小，但吸入治疗用的气雾剂对心脏病患者仍不适宜。

气雾剂是由四部分组成：耐压容器、阀门系统、抛射剂、药物与赋形剂。简单地说，抛射剂与药物一同封装在耐压容器内，器内产生压力，如将阀门打开，则抛射剂带着药物喷出，形成气雾。

耐压容器：应对内容物稳定，能耐受工作压力，并有一定的耐压安全系数和冲击耐力，外壁可选用有适当厚度的塑料防护层的玻璃瓶，金属容器如铝、不锈钢等材料，可内层涂保护层，且必须保证涂层无毒并不能变软、溶解和脱落。

阀门系统：包括阀门杆、封帽、橡胶封圈、弹簧、定量室、浸入管、推动钮几部分，当阀门关闭时，定量室与内部药液相通，药液进入并灌满定量室，掀起推动钮时阀门开放，阀门杆的内孔进入定量室，同时定量室与药液通路被关闭，定量室中的内容物从内孔经膨胀室后立即喷射出来，如此往复。每按推动钮一次就可喷出定量的药物。阀门系统的精密程度直接影响气雾剂的质量。

抛射剂：是指一些液化气体和压缩气体（后者常用于喷雾剂），是气雾剂喷射药物的动力，同时也常常是主药的溶剂或稀释剂。目前国内应用最多的抛射剂是氟氯烷烃类，如二氯二氟甲烷（氟利昂－12），沸点为 -29.8℃，常温下蒸气压约 585kPa（21.1℃时）。

药物与附加剂：药物溶于溶剂（如乙醇）中，与抛射剂互相混合。也可将药物微粉（直径在 5μm 以下，不得超过 10μm）分散在抛射剂中形成比较稳定的混悬液，制成混悬型气雾剂。

（二）气雾剂的质量变异及原因

气雾剂在储存过程中，主要质量变异体现在以下方面。

（1）气雾剂需借助抛射剂蒸气的压强而工作，储存时间过长，或容器密封不好，有可能因抛射剂渗漏而导致喷射失败。

（2）阀门失灵会引起给药故障。

（3）包装容器内部压力较高，高温或受外力撞击可使气雾剂内部压力加大，可导致爆瓶。

（三）气雾剂的验收

气雾剂由于包装容器的特殊性，验收时可做下列检查。

（1）应检查品名、规格、外观质量、数量、批号、生产日期、批准文号、有效期是否符合要求。

（2）检查塑料护套与玻璃粘贴是否紧密，有无漏气、渗漏或装量不足者（必要时可用对比法称重）。

（四）气雾剂的保管养护

由于气雾剂中药物装在拥有带色塑料兼护套的严密封闭的容器内，能长期保持清洁和无菌状态，并能避免与空气、水分和光线的接触，故性质一般比较稳定。但是气雾剂装有抛射剂具有一定的内压，目前又多为玻璃包装，遇热、受撞击后易发生爆瓶，造成损耗。因此，气雾剂应置阴凉处保存，避免受热或日光直晒，搬运时注意轻拿轻放，避免敲打、撞击，对所含药物性质不稳定的还要依据“先产先出”原则。

（五）药品举例

1. 盐酸异丙肾上腺素气雾剂（气喘灵）

［规格］每瓶总量14g，内含盐酸异丙肾上腺素35mg。

［性状］在耐压容器中的药液为无色或带黄色的澄清液体，揿压阀门，药液即呈雾粒喷出。

［稳定性］①主药盐酸异丙肾上腺素性质不稳定，久贮后易氧化变色，呈粉红色至棕色。②本品内含少量抗坏血酸作为抗氧剂，适量乙醇作溶媒。③本品含70%二氯二氟甲烷作为抛射剂，遇热、受撞击后易发生爆瓶。

［保管方法］①应密闭，在阴凉处保存，严防受热。②搬运装卸时要轻拿轻放，避免撞击。③有效期为1年，严格依据“近期先出”的原则。

［功能主治］β肾上腺素受体激动药。用于支气管哮喘及心脏传导阻滞。

2. 舒喘灵气雾剂

［规格］每瓶总量14g，内含舒喘灵20mg。

［性状］在耐压容器中的药液为无色或微黄色的澄清液体；揿压阀门，药液即呈雾粒喷出。

［稳定性］①主药舒喘灵性质不稳定，久贮后会氧化变色。②本品含二氯二氟甲烷作为抛射剂，遇热、受撞击后易发生爆炸，造成损耗。

［保管方法］①应密闭，在阴凉处保存，防止受热。②搬运装卸时要轻拿轻放，避免撞击。③有效期为1年，严格依据“近期先出”的原则。

［功能主治］β肾上腺素受体激动药。用于解除支气管哮喘、慢性支气管炎、肺气肿患者的支气管痉挛。

3. 云南白药气雾剂

［规格］60ml/瓶；100ml/瓶。

［性状］为淡黄色至黄棕色的液体；喷射时，有特异香气。

［稳定性］①主药性质较稳定。②本品含二氯二氟甲烷作为抛射剂，遇热、受撞击后易发生爆炸，造成损耗。

［保管方法］①应密闭，在阴凉干燥处保存，防止受热。②搬运装卸时要轻拿轻放，避免敲打、撞击。

［功能主治］活血散瘀，消肿止痛。用于跌打损伤，瘀血肿痛，肌肉酸痛及风湿疼痛。

二、膜剂

（一）膜剂简介

膜剂系将药物溶解或均匀分散在成膜材料配成的溶液中按制膜工艺而制成的薄膜状的药物制剂。根据外形可分为单层膜、夹心膜、多层膜3种；根据应用部位可分为口服、口含、舌下含化给药以及供眼、口腔、皮肤、阴道、黏膜、创伤或烧伤部位使用等。膜剂的厚度一般不超过1mm，其大小、形状、用量视应用部位的要求和药物的性质而定。成型膜剂中形成网状骨架结构，药物颗粒或分子填集在网状的孔隙间，所以基质对药物有一定的载量。但由于膜剂是一种很薄的膜，因此只适用于小剂量药物的制备。

膜剂是一种新发展的剂型，通过当前的研究和医疗实践，已显示出它的以下优越性。

（1）在医疗上能适应较多方面的治疗需要，能够按照治疗要求制成速效或长效定量、定时释放制剂。

（2）在医药工业生产中可节约原辅料，节省人力、设备，工艺简单，同时对刺激性或副作用较强的小剂量毒剧药物的生产有利于劳动保护（生产过程中无粉尘飞扬）。

（3）药物含量准确、稳定性好、吸收快、疗效好。

（4）体积小，重量轻，不易污染，携带、储存、运输方便。

1. 常用药膜

膜剂可以制成外科和皮肤用药膜、眼用药膜、口服膜剂、阴道用药膜及植入膜等几种，我国已生产的主要有下列几种。

（1）含膜（含服速效药膜）　用水溶性基质制成药膜含服，在口中迅速溶化，药物吸收快，起效时间短。

（2）一般口服膜剂　用多聚物为基质制成膜剂口服。如选用不溶性基质（如乙基纤维素等）制膜时尚有延效作用。

（3）贴膜　一般贴敷于皮肤或黏膜部位，可起局部或全身治疗作用。

2. 常用成膜材料

（1）聚乙烯醇（PVA）　系由醋酸乙烯酯聚合后醇解而得。聚乙烯醇的性质主要由分子量和醇解度而定，分子量越大结晶性越好，水溶性差，一般醇解率在88%时水溶性较好。聚乙烯醇口服5.5h后，100%仍在胃肠道中，在消化道中很少吸收，血液无PVA检出，48h内有80%由大便排出。低分子量的聚乙烯醇在国外作血浆使用的报道很多，还发现它能吸收、综合血液中的毒素并使其排出体外，具有解毒作用。

（2）胶原　在人体中是细胞间质的主要成分，可以从动物皮肤中大量制得。在人体内植入不引起炎症，无斥异反应，能诱导组织再生，促进组织修复，本身则为机体代谢吸收，是一种理想的人工皮肤材料。本品作为膜剂使用还有长效作用。

（3）纤维素类　为无毒、可食用的成膜材料，如水溶性的羧甲基纤维素钠、水不溶性的乙基纤维、肠溶的苯二甲酸醋酸纤维素等，已广泛地被应用在制药工业上。此外尚有羧甲基纤维素、羧乙基纤维素、甲基纤维素、醋酸纤维素等。

（4）不溶性合成高分子材料　如乙烯－醋酸乙烯共聚体（EVA），无毒、无刺激性、柔软、成膜性能好，适于体内植入之用。

（5）可生物降解的合成高分子材料　这是一类新型的膜用材料，如聚乳酸、聚氨基酸等，在体内可缓慢降解成无毒的小分子高聚物。同时慢慢释放药物，而起到长效作用。

3. 膜剂的包装材料

膜剂大多采用连续式或间隔式的单位剂量包装，或集订成小册，包装材料多半为复合纸材料，体积轻小，不易污染。国内常用的有下列几种包装材料。

（1）纸－塑复合包装材料　在一种比较薄而坚韧的纸上将聚乙烯熔化后薄薄地涂上一层，涂层厚约为2μm左右。由于聚乙烯层和纸层本身的透气、透湿、透光性都比较强，因此只用于包装稳定性较好的药物。

（2）铝箔－聚乙烯复合包装材料　在聚乙烯上即使覆一层很薄的铝箔，它的抗潮、抗透气的性能就十分优良，因而这种材料常用于包装性能不稳定的药物、挥发性药物、易吸湿的药物。

（3）铝箔包装材料　具有优良的抗潮、抗透气性能，使用时比铝箔－塑料方便，缺点是不耐皱折。

（4）玻璃纸－聚乙烯复合包装材料　其性能与纸－塑复合包装材料一样，优点是透明、光亮，被包装药物清晰可见，比较美观，但也有透光、透气、透湿的缺点。

（5）铝箔－聚氯乙烯单位剂量包装用材料　其底板是铝箔，上板是热塑性聚氯乙烯，药品可见，使用时由上面向下方用力一掀，掀破铝箔即可取出药物，较为方便。但因聚氯乙烯有透气、透湿、透光性，因此不用于包装性质不稳定的药物。

（二）膜剂的保管养护

膜剂为一种新发展的剂型，目前还未广泛生产与使用，其稳定性也有待于进一步的研究。因此，膜剂主要根据主药与成膜材料的特性，并结合包装的性能进行保管养护。膜剂的包装多有透气、透湿、透光性，故一般都应密封，在干燥处避光保存。

（三）药品举例

1. 硝酸甘油膜

［规格］0.3mg；0.6mg。

［性状］本品为半透明类白色薄片状膜。

［稳定性］本品为硝酸甘油均匀分散于聚乙烯醇基质中制成的药膜，硝酸甘油性质不稳定，遇空气和光线缓慢分解，致使含量下降。

［保管方法］①本品系用铝箔纸包装，密封于聚乙烯薄膜中，应在阴凉干燥处避光保存。②有效期暂定2年。

［功能主治］血管扩张药。用于缓解心绞痛。

2. 口服避孕膜1号（复方炔诺酮膜）

［规格］每一小格含炔诺酮0.6mg，炔雌醇0.035mg。

［性状］本品为能在水中溶胀的涂膜。

［保管方法］本品为附着在可溶胀纸表面上的膜剂，应密封于干燥处保存，避免受潮。

［功能主治］激素类药。具有抑制排卵的作用，用于避孕。

3. 复方氧氟沙星口腔溃疡膜

［规格］每一小格含氧氟沙星1mg。

［性状］本品为微黄色薄膜，味苦、微咸。

［保管方法］密封，避光保存。

［功能主治］本品具有抗菌、消炎、止痛作用，用于治疗口腔溃疡。

思考题

1. 简述气雾剂的作用机制及保管方法。

2. 简述膜剂的特点及保管方法。

第七章 中药的保管养护

学习要点

1. 理解中药、中成药常见的变质现象，熟悉中药材、中成药的保管和养护方法及各类易变质中药材的养护。

2. 能正确养护仓库中各种不同中药材、中成药。

中药的品质，除了与采收加工得当与否有密切的关系外，储存保管对其品质亦有直接的影响。储存不当，药材就会产生不同的变质现象，降低质量和疗效。

第一节 中药在储存中的质量变异与保管养护

中药大都含有淀粉、糖类、蛋白质、脂类、纤维素、鞣质等成分，而中药饮片经加工炮制后稳定性降低、规格增多、流动量大，如果储存不当，很容易发生虫蛀、霉变、变色、变味、泛油、融化、潮解、风化等变质现象。

一、中药的虫蛀与保管养护

（一）虫蛀

虫蛀就是中药被仓库害虫侵蚀的现象。

1. 仓虫的来源

（1）产地采收时受到污染或饮片加工时未彻底杀灭害虫及卵。

（2）潜伏在运输工具、包装材料或仓储容器和用具等的害虫。

（3）由害虫本能传播（成虫传播）而来。

（4）空仓未经彻底灭虫。

（5）较小的虫害和螨类（随动物、风力传播）。

想一想　中药被虫蛀会造成什么危害？

2. 仓虫的种类

主要是指以储存环境为匿居场所，能够危害商品或仓库建筑物、包装器材、仓储运输工具的昆虫和螨类。广义上还应包括啮齿目动物老鼠。

仓虫约有两纲、13 目、59 科、210 余种。其中绝大多数是昆虫纲鞘翅目和鳞翅目昆虫；极少数是蛛形纲的螨类。

危害中药商品的鞘翅目仓虫俗称“甲虫”类仓虫。鳞翅目仓虫称为“蛾类”仓虫。常见和危害最广泛的中药仓虫有 10 余种，如药材甲、玉米象、黑皮蠹、锯谷盗、大谷盗、拟白腹皮蠹、咖啡豆象、印度谷螟、地中海粉螟及螨类等。

（1）药材甲　鞘翅目，窃蠹科。成虫体长 2 ~ 3mm，长椭圆形，赤褐至深褐色。头隐于前胸下，触角鳃叶状 11 节，基部 8 节念珠状，末三节三角形。鞘翅有明显的纵行刻点 9 行（图 7 – 1）。

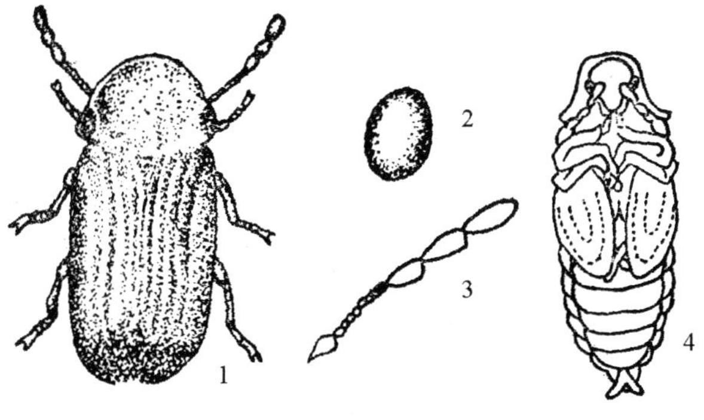

图 7 – 1　药材甲

1. 成虫　2. 卵　3. 成虫触角　4. 蛹

（2）黑皮蠹　鞘翅目，皮蠹科。成虫体长 2.8 ~ 5mm，黑褐色至黑色。触角棍棒状 11 节，末三节膨大。体上披褐色至黑褐色细毛。

（3）锯谷盗　鞘翅目，锯谷盗科。成虫体长 2 ~ 3mm，扁长椭圆形，体色深褐。头近三角形，触角棍棒状 11 节，前胸背板中央有 3 条明显的纵脊，两侧缘有 6 个锯齿状突起。鞘翅长，上有 10 条纵点纹，全身生有金黄色的细毛（图 7 – 2）。

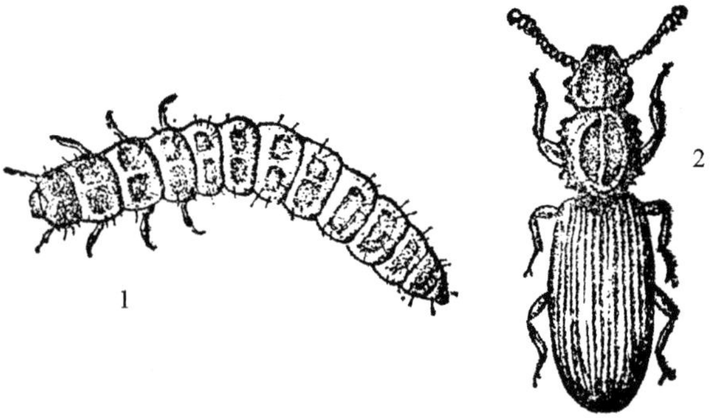

图7－2　锯谷盗

1. 幼虫　2. 成虫

（4）玉米象　鞘翅目，象虫科。成虫体长2.3～4.5mm，赤褐色。头部向前伸长呈象鼻状，触角膝状8节，第3节较长。前胸背板上有圆形刻点，明显。每个鞘翅上有两个橙黄色斑点。鞘翅稍短，使腹部末端外露。

（5）拟白腹皮蠹　鞘翅目，皮蠹科。成虫体长5.5～10mm，椭圆形，触角锤状11节。前胸背板及鞘翅基部前缘披有明显的白色毛带。腹部腹面每节生有2个黑色纹，其余部分均为白色毛，腹末一节由两块白色毛将腹末分割成3块黑斑。

（6）大谷盗　鞘翅目，谷盗科。成虫体长6.5～10mm，扁平长椭圆形，深褐色至黑色。头三角形，触角棍棒状11节。前胸背板前缘两角突出，密生小刻点。前胸与鞘翅衔接处呈颈状（图7－3）。

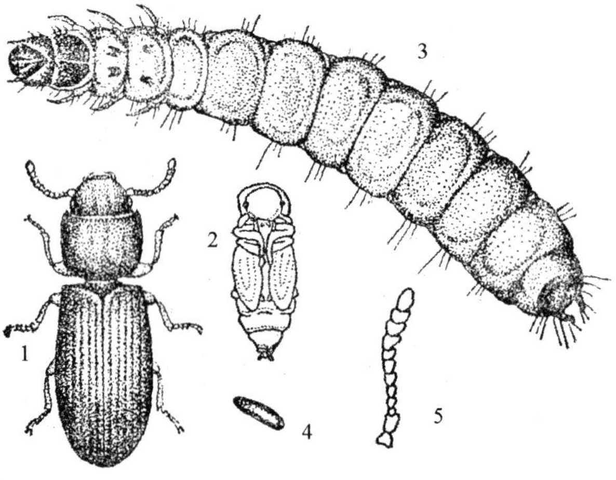

图7－3　大谷盗

1. 成虫　2. 蛹　3. 幼虫　4. 卵　5. 成虫触角

（7）烟草甲　鞘翅目，窃蠹科。成虫体长2.5～3mm，椭圆形。体赤褐色，密披白色细毛。头隐于前胸下，从背面不易看清头部。触角锯齿状11节。前胸背板近半圆形，鞘翅上无刻点（图7－4）。

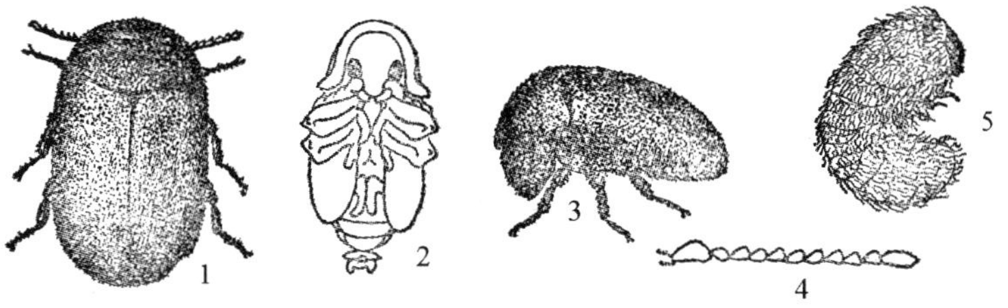

图7－4　烟草甲

1. 成虫背面　2. 蛹　3. 成虫侧面　4. 成虫触角　5. 幼虫

（8）印度谷螟　鳞翅目，卷螟科。成虫长6～9mm，翅展13～18mm，密披灰褐色或赤褐色鳞片。触角丝状多节，前翅长三角形，散生紫黑色小斑点，后翅灰白色有闪光。

（9）地中海粉螟　鳞翅目，卷螟科，俗称条斑螟蛾。成虫长8～11mm，翅展16～25mm，前翅灰色有黑色波状横纹条。幼虫长11～15mm，体淡黄色，头赤褐色。(图7－5)

（10）粉螨　蜱螨目，谷螨科。体型微小，成虫0.4～0.8mm，肉眼仅可看及。低倍镜下观察，螨椭圆形，白色，半透明，足尖及口器黄褐色，分头胸及腹部两部分，有足4对。(图7－6)

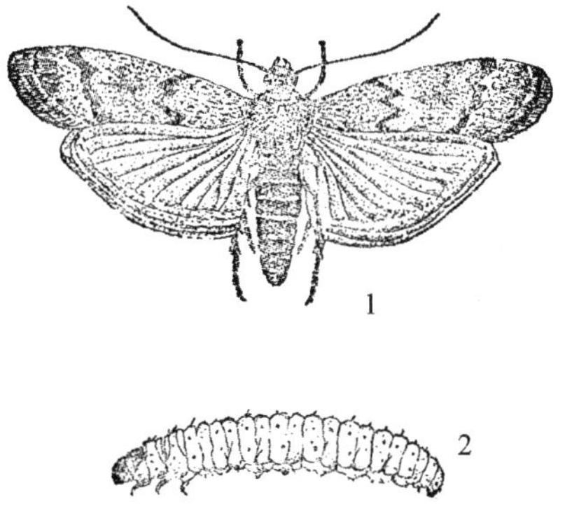

图7－5　地中海粉螟

1. 成虫　2. 幼虫

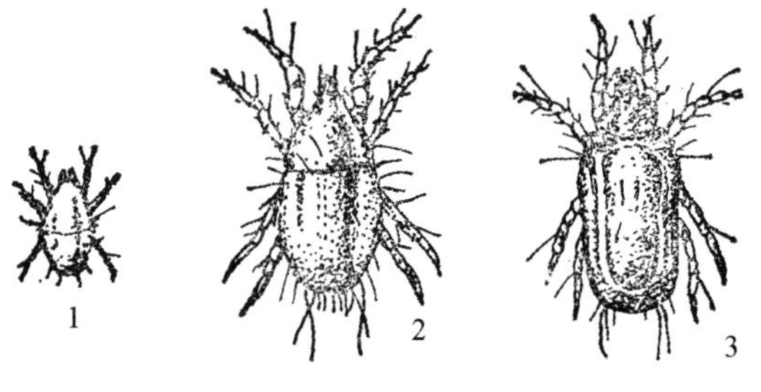

图7－6　粉螨

1. 幼虫　2. 雄虫　3. 雌虫

说一说

如何区分甲虫和蛾类仓虫？

（二）易生虫药材的保管养护

保管易生虫药材，除了要勤加检查外，必须从杜绝害虫来源、控制其传播途径、消除其孳生繁殖条件等方面着手，才能有效地保证其不受虫害。因此，储存这类药材，首先要选择干燥通风的仓库，库内地面潮湿的，应加强通风，并在地面上铺放生石灰、炉灰、木炭等，或用无水氯化钙干燥剂进行吸潮，垛底垫木应垫高到40cm以上，在垫木上最好铺上木板、芦席或油毛毡等隔潮，使药材保持经常的干燥。

其次，要保持库内外清洁。在这类药材入库前，应把空仓内的尘土、废物等清除掉。平时对仓库内外及货垛，也应经常进行打扫，不使害虫和菌类有繁殖的机会。

此外，要合理地安排出库。因易生虫的药材，一般是陈货较新货更容易生虫，因此应根据具体品种的新陈情况和质量情况，按照“先进先出、陈货先出”的原则，使容易生虫的药材先出库。同时，对这类药材的货垛，也应有明显的标志，以便引起注意。有条件的仓库最好将这类药材储存在同一仓库内。进行集中保管，以便于检查和养护。

每年5～10月间，气温较高，空气湿度较大，是害虫活动繁殖最旺盛和危害药材最严重的时期，因此在这一期间内，对易生虫药材应根据具体情况，分别先后缓急，采取各种有效的措施，积极地进行防治。

1. 预防药材生虫的几种主要方法

预防药材生虫，除了要做好经常性的保管工作以外，还要根据不同药材的性质进行合理养护。经验证明，采取密封、冷藏、对抗、吸潮等养护措施对防止药材生虫有一定的作用。

（1）密封法　药材经严密封闭后，使其与外界的光线、有害气体以及害虫细菌等隔绝，少受或不受各种自然因素的影响，就有可能保持其原有的品质，避免发生虫蛀、霉变等损失。密封时，必须在气温较低、相对湿度不大时进行，一般以梅雨季节前为宜。同时，密封的药材必须含水量正常，且是无虫、无霉的，否则密封中容易发热或发霉变质，起不到应有的效果。

密封的形式很多，采用时可以根据不同的药材性质、形状、数量、环境条件等来选择。一般有按件密封、货架（柜橱等）密封、按垛密封、库内小室密封、整库密封等多种。密封用的材料也很多，有各种容器，还有油毛毡、木板、芦席、稻糠、锯末、干沙等，都可就地取材、因地制宜地采用；如按件密封，可用缸、坛、罐、箱、桶等盛装后密封，其中木箱、木桶等还可以加涂血料封固。怕热的药材，还可以用干沙、稻糠等进行埋藏密封。在按垛密封时，可使用芦席、油毛毡、麻包或防潮纸等进行密封。

（2）冷藏法　易生虫药材，一般都适合于冷库或冰箱冷藏。温度保持在5℃左右即可。这种方法的防虫效果较好，有条件的都可采用，但一般冷库的温度较低，而湿度较大。药材在冷藏中虽不易生虫，但湿度大时，往往容易受潮，特别是没有防潮设备或包装物简陋的极易受潮发软，严重的也会发霉。因此，在冷藏前必须加固包装，需要防潮的则应该用防潮物包装，如能封固再冷藏，就更为妥当。凡经冷藏后的药材，因易吸潮，出库后都要及时通风晾晒，以免发霉变质。

易生虫药材，也可在温度较低、湿度不大的地窖内储存。如地窖内的湿度较大，可采用生石灰吸潮，但要经常检查，如生石灰失去吸潮作用，应立即更换新的。此外，在一般仓库内，如能经常保持温度在15℃以下，相对湿度不超过70%，药材即不易生虫。

（3）对抗法　也称异性对抗驱虫养护，是利用不同品种的中药所散发的特殊气味、吸湿性能或特有驱虫去毒的化学成分的性质来防止另一种药材发生虫霉变质现象的一种贮藏方法，其作用机制均是利用一种特殊气味能驱虫去霉作用的中药（或植物或其他物品）与易生虫发霉的中药一起同放共存，从而达到防止中药生虫霉变的目的，实际上也就是相当于现代生物防治中以虫治虫、以药（药材）治药的一种形式。

经长期实验表明，常见对人畜无危害而能防治仓贮中药虫害的植物、矿物、食物和中药均有很多，如灵香虫、除虫菊、闹阳花、吴茱萸、花椒、柑橘（皮、核）柚皮、黑白胡椒、野蒿、辣蓼、大蒜、苦楝、山苍子（油）、臭椿、千里光、算盘珠、姜粉、干辣椒、黄豆粉、茶油、油茶麸、花生油、菜子油等。此外，草木灰、生石灰、硫黄、乙醇、高度酒、甲鱼板、螃蟹壳、干海带等也有一定防毒除虫作用。

利用这些药材、植物等来防治仓贮害虫的使用方法，一般有混入同贮法、层积共藏法、垫底覆盖包围法、拌入密闭贮藏法和喷雾撒粉法等方法。无论采取哪种对抗同贮法来防虫防霉，一定要实施在药材被蛀、发霉之前，只有这样才能收到良好的防虫防霉效果。

泽泻、山药与牡丹皮同贮防虫保色。泽泻、山药易生虫，丹皮易变色，或三者交互层层存放或泽泻与山药分别与牡丹皮储存在一起，既可防止泽泻、山药生虫，又可防止丹皮变色。

藏红花可防冬虫夏草生虫。藏红花、冬虫夏草属昂贵药材，加强冬虫夏草保管养护，有极高经济意义，藏红花与冬虫夏草同贮于低温干燥处，可使冬虫夏草久贮不生虫。此外，冬虫夏草在装箱时，先于箱底铺放用药包好的木炭，再放些碎丹皮，然后在其上放冬虫夏草，并密封，即可防止霉蛀发生。如果能在装箱前，先将冬虫夏草按0.5kg分件用纸装箱封包，再将包件层层堆叠装箱，并在每层石灰粉，直至箱满，最顶一层同样覆撒石灰粉，盖严密封，其防虫防效果更好。

蜜拌桂圆肉可保味保色。桂圆肉富含糖类、蛋白质和脂肪，在高温梅雨季节，极易发霉生虫和变色，可将晒至干爽不粘手的桂圆放进干净的容器中，并加适量的蜂蜜拌匀，然后倒入洁净的陶瓷缸内，密封好置于阴凉干燥处贮藏。用此方法保管桂圆肉，可安全渡过两个夏季，且色味完好。同理，在容器底部，放一碗蜂蜜，然后装上带网的隔板，将肉桂置于隔板上加盖保存，也可保持肉桂色、香、味不变。

大蒜防芡实、薏苡仁生虫。芡实和薏苡仁含丰富的淀粉，在贮藏中极易造成虫害，如果在两者之中加适量用纸包好的生大蒜瓣，并在纸包上扎一些小孔，使大蒜气味得以扩散，即可起到良好的防虫效果。其作法是将中药材与生大蒜按20:1匀放，并装入缸内盖严即可。此外，大蒜与土鳖虫、斑蝥、全蝎、僵蚕等虫类药材同贮，即能使这些虫类药材不易生虫。

细辛、花椒养护鹿茸。鹿茸为名贵药材，价值很高，但易生虫难保管，若在锯茸后，将细辛碾末调成糊状，涂在锯口或裂缝边缘处，再烘干置于密闭的木箱内（尤以樟木箱最好），且在箱内撒些樟脑或细辛盖严密封后置阴凉干燥处贮藏，则鹿茸不会生虫。

此外，花椒与鹿茸同贮也能防虫，方法是将鹿茸装入盒内，盒底先铺一层花椒，盖好密封，如此保管的鹿茸也不会生虫。

姜可防蜂蜜“涌潮”。中药蜂蜜于夏季易发酵上涌，俗称“涌潮”，为防蜂蜜“涌潮”，可将生姜洗净，凉干后切片撒于蜂蜜上（每100kg蜂蜜用姜2～3kg），盖严封紧即可防止蜂蜜发酵“涌潮”。如果蜂蜜已经发生了“涌潮”现象，可用生姜汁涌入“涌潮”蜂蜜中，可使“涌潮”下落。下落之后，再在蜂蜜上撒些姜片，盖严即可防止“涌潮”。

荜澄茄驱除黄曲霉素。现代科学研究证明，黄曲霉素是诱发人体癌症的罪魁祸首，为了防治黄曲霉素的危害，可用荜澄茄（山苍子）芳香油来驱除中药和食品中的黄曲霉素及其他霉菌，有较好的防治效果，此外用山苍子芳香油熏蒸杀虫，效果也很好。此外，也可直接用山苍子防虫，其方法是在装有中药材的木箱或纸箱的四角和上下放适量山苍子（用纸包好），然后将箱四周缝隙用血料封严，置阴凉干燥处储存，即可起到防虫效果，尤其适宜于易生虫的蕲蛇、乌梢蛇、金钱蛇以及其他动物类药材的防虫防霉变。

当归防麝香走香气，变颜色。取麝香和当归各 0.5～1kg，分件用纸一起包好，然后一件件依次装入瓷罐内，将口盖严并密封，置干燥处保存。这样贮藏麝香不变色，也不失香气。

酒蒜养护土鳖虫。土鳖虫异名土元，因含有脂肪、蛋白质等营养物质，易发霉生虫，现介绍以下养护方法：

先在贮藏土鳖虫的箱底四角和中间分别放上用纸包好的 1～2 枚大蒜，大蒜要剥去外皮，用纸包好，然后在纸包上扎刺若干小孔，以利蒜味散发，再装 10cm 厚的土鳖虫，其上喷洒适量的白酒或乙醇（酒精），再放一层土鳖虫盖住，然后铺一层草纸，纸上照原法放大蒜和土鳖虫及喷酒，如此反复一层层地装箱，直至箱满，最后将箱盖严密封即可，如此包装贮藏的土鳖虫不会发霉生虫。

2. 药材生虫的治理方法

遇到药材生虫，应本着“治早、治好、治了”的原则进行彻底的治理，以尽量减少药材受到的损害。治理的方法主要有以下几种。

（1）药剂熏蒸法　这是利用化学药剂来杀灭害虫的一种方法。目前各地采用的主要有氯化苦、磷化铝和硫黄几种化学熏蒸剂。此外，虽还有溴化甲烷、二氯乙烯、氢氰酸等熏蒸剂，但因使用时其操作方法比较复杂，不易掌握，目前很少用于药材杀虫方面。

氯化苦熏蒸法：氯化苦的化学名称是三氯硝基烷。是一种无色的液体，受光的作用即变成黄绿色。氯化苦具有特殊的刺激气味，易使人眼黏膜感到强烈刺激而流泪。使用氯化苦气化后放出毒气熏杀害虫，对虫卵、蛹、幼虫或成虫都有很大的杀伤力。对于只求杀虫，不求色泽鲜艳的药材以及竹木制苫垫用具和包装物等，都适合于用氯化苦熏蒸。但氯化苦能腐蚀金属，并影响种子发芽率，因此在使用时应注意。至于熏蒸的方法，有整库密封、小室密封、帐幕或帐棚及熏蒸箱熏蒸等多种。采用时可根据药材数量多少，结合仓库条件进行考虑。用药量应根据密封熏蒸的仓库、帐幕、小室等的容积大小来计算。一般每立方米可使用氯化苦 35g。但由于各种药材的性质、质地和包装紧密程度等的不同，用药量也应有所增减。通常是动物类药材用药量应稍重，如刺猬皮每立方米容积的用量为60～70g，质地比较坚实的川芎、芡实等，每立方米容积的用量为 30～50g；体细小或大而松泡的药材，每立方米容积的用量为 20～25g。如果在泥土地面仓库内进行熏蒸，因有一些药剂会散失到泥土里去，用量也应稍多一些。此外，气温的高低，也能影响氯化苦对害虫的杀伤力。一般是气温高时，可少用一些，而气温低时要多用一些。如气温在 20℃以下时，氯化苦的气体即不易起熏蒸作用，对害虫的杀伤力就很低。因此，氯化苦熏蒸一般都应在温度高于20℃的条件下进行。氯化苦的渗透深度，纵横为1m左右，在熏蒸之前，对包装过大过紧的，应适当地进行松包，散装药材的厚度，则不宜超过1.5m。施药后，须密闭72h以上，才能渗入药体，达到杀虫效果。体积大、质地坚实的药材，密闭的时间还须更长些。此外，在操作时，还应严格注意安全，以免发生中毒事故。启封后，须通风三四天，至人进去无刺眼感觉时，才能进入场所内工作。药材经过熏蒸处理，须待药体内无残存氯化苦气味时才能使用。

磷化铝熏蒸法：磷化铝是一种灰绿色粉末，在空气中能逐渐吸水潮解，释放出磷化氢气体。磷化氢气体比空气稍重，容易积储在较低的空间，与空气混合后浓度过大（$26g/m^3$）时，遇火星即会燃烧，同时还可能产生爆炸。

片剂磷化铝，由氨基甲酸胺与磷化铝混合压制而成。每片重量约3g，能产生磷化氢1g左右。在使用时，由于有氨基甲酸胺的作用，就不会引起燃烧，且因其气体有异味容易发觉，所以比较安全，是一种安全的熏蒸剂。但在使用过程中，仍应严格掌握药剂的性能，认真执行使用规则，否则也会产生急性中毒事故，应当引起高度警惕。

使用磷化铝片剂熏蒸药材，能杀灭各种虫害。其特点是操作简便，渗透力强，杀虫效力高，排毒散发快。不仅可以整库大面积熏蒸，而且也可以对小室小面积或露天货垛用塑料或帐棚熏蒸。在熏蒸过程中还能控制湿度大的药物不致霉变。一般易受虫害的各类药材都适宜使用。不仅不变色、不变味，也不会影响种子类药材发芽。

磷化铝分解挥发的快慢与温、湿度有密切关系。一般是温度高、湿度大，其分解挥发就快，杀虫的效果也大。每熏蒸一次可防治虫害两个月左右。用药量为每立方米仓库容积约5~6g。但动物类药材的用药量需酌量增加（约增30%），每月熏蒸1次。使用时，应注意不能将磷化铝片剂集中放于货垛的某一处，以防发生燃烧。剩余的片剂磷化铝，则要严密封固，专人负责保管。

硫黄熏蒸法：硫黄燃烧后，能产生有毒的二氧化硫气体，能毒死害虫。但由于二氧化硫会灼伤正在生长的植物，并对许多种子的发芽有不良影响，因此药材种子均不宜用硫黄熏蒸处理。又由于二氧化硫遇水生成的亚硫酸有漂白的作用，易使药材变色，同时经硫黄熏过的某些药材，有时还会使味道变酸，并带有硫黄气。因此，对容易变色、变味和质地脆嫩的药材，也不宜采用这种方法。

采用硫黄熏蒸法，以小室（熏蒸房）密封或用熏蒸箱为宜。硫黄的用量不宜过多，每50kg（100斤）药材一次可用硫黄200~300g（4~6两）。体积松泡的药材应多用一些，空间大或密闭条件差的也应多用一些。但必须严格注意防火，要有专人负责管理。最好在熏蒸室的墙上开一小洞，外部用砖砌一凸形的炉灶，装上能开关带玻璃的活门，以便观察硫黄燃烧情况。硫黄燃烧所产生的二氧化硫可通过洞孔进入室内，所以有条件的地区可直接使用由化工单位供应的二氧化硫气体，这样可以杜绝火种，比较安全。如直接在室内燃烧硫黄，则危险性较大。因硫黄燃烧时，能变成液体，如不注意，极易流出，并将接触物引燃。因此，必须使用专门的炉灶或用完整的铁盆、瓦盆来盛装，在盆底还要加垫细灰；点燃后，盆上应用有孔铁皮盖盖好，并使其与易燃的物体保持一定距离，以确保安全。

采取小室熏蒸时，须注意勿使熏蒸室漏气，以免降低杀虫效果。同时应将药材码成通风垛，使气体循环均匀，充分挥发。一般每天可燃烧 2 次，应用的硫黄烧完后，需密闭 3 ~4d，然后开启门窗进行通风，排去二氧化硫气体。通风两天后，工作人员即可戴口罩进入室内操作。如果能使用风扇排除二氧化硫，还可以缩短一些时间，但通风均须选择晴天进行。

采用熏蒸箱熏蒸时，对质地脆薄或松泡的药材，因与硫黄气体接触过长，有损质量，熏蒸后密闭 2 ~3d，须开箱进行适当通风。

想一想　滥用化学杀虫剂有哪些不良后果？

（2）高温杀虫法　高温杀虫法是利用各种热力使害虫死亡的一种治虫方法。

48 ~52℃高温杀虫，害虫只需较短时间即死亡；45 ~48℃害虫处于热昏迷状态，但时间长，害虫就全部死亡；－4 ~8℃害虫处于冷麻痹状态，若时间长久，害虫也会死亡。－4℃以下害虫经若干时间后死亡。主要有以下几种。

曝晒：以太阳辐射热作用于虫体，破坏虫体软组织及生活功能，使虫死亡。曝晒适用于不怕变色、不易融化和不易碎裂的药材。作法是：选晴朗天气和干燥场地，将药材倒出，摊在烈日下曝晒。细小的药材，连续晒 6 ~8h，当热度达到 45 ~50℃时，即能将害虫及虫卵晒死。晒时要勤加翻动，使底面受热均匀。晒后应将虫尸及杂质等筛除，并待余热散尽，然后才能包装。含糖分多的天门冬、枸杞子等，因容易重新吸潮，晒后不用摊晾，应趁热装箱或装包，但要压实。

烘烤：烘烤适用于体积较大、太阳热力不易晒透或易泛油的一些药材。作法是：将药材摊放在干燥室内或火炕上，用火进行烘烤，使温度保持在50～60℃，约5～6h，即可将害虫杀死。如用明火（直接的）烘烤时，一般以选用无黑烟、无树脂气味的木炭为宜，以免影响药材的色泽和气味。特别对浅色和有特殊气味的药材，更应注意。在烘烤过程中，还要根据药材的情况，适时翻动，使其受热均匀。为了达到杀虫目的，烘烤时要用麻袋将药材盖严，这样既能保温，又能防止害虫逃逸。烘烤药材的温度不宜超过60℃；含芳香挥发油的药材，则不宜超过50℃，以免影响其质量。这类烘烤温度稍低的，可以适当延长其烘烤时间，以便将害虫杀死。

热蒸：热蒸适用于已加工制熟以及蒸后不致走失气味和不变色、不泛油的药材。作法是：将生虫的药材放入甑或蒸笼（屉）内盖严，放在沸水锅上蒸煮，待害虫被杀死后取出，晾晒干燥后再装包。蒸时应注意掌握好“火候”，以蒸至热气透顶为度；如蒸的时间过短，杀不死害虫，蒸得过久，又会使药材伤水或使气味散失并产生变色现象。

以上杀虫方法，各有优缺点和使用限制，使用时要根据具体情况，因时、因地、因药灵活掌握。

二、中药的泛油与霉变及保管养护

（一）泛油

中药材及其中药饮片在储存过程中由于季节、养护、储存方式不当经常会有中药材“泛油”的现象，也就是我们俗称的“走油”。某些含植物油脂较多的中药材及其中药饮片，如柏子仁、桃仁、杏仁、火麻仁、郁李仁、白果等，常出现果仁内外色泽暗淡，油脂渗透表皮，并时常产生“败油”气味；某些动物类中药材及其中药饮片，如九香虫、鸡内金、蕲蛇、蛤蚧等，常出现肢体残缺，色泽加深，表面出现油脂样物质，“败油”气味较为强烈；某些糖分含量较多的中药材及其中药饮片，如当归、枸杞子、党参、牛膝等，常出现药品质地变软、表面发黏、表皮内外色泽加深等现象。我们一般把这种中药材及其饮片所含的油脂成分在一些自然因素作用下溢出表面，在表面出现油润状态或者质地发生变化及内外色泽加深暗淡，或者产生“败油”味的现象称之为“泛油”。

1. 筛选检查“泛油”药的方法

（1）眼观　一般是通过目测来发现中药材及其中药饮片内外色泽的细微变化，表面是否有油质物溢出，有无干枯、粘连等现象。如枸杞子，如果枸杞子表面色泽发暗、发黑，互相粘连，糖分溢出，基本上就可以从目测中得知已经“泛油”了。

（2）手摸 一般是用手来直接检查中药材及其中药饮片的疲软程度，表面有无油腻感及发黏等现象。如党参，如果表皮内外色泽暗淡，断面有油溢且手感疲软黏乎，即为“泛油”现象；如乌梢蛇，如果蛇体呈灰暗色或者色泽暗淡，折之疲软不易断开，即是“泛油”的特征。

（3）鼻闻 通过鼻闻如果闻到中药材及其饮片发出“败油”味或者其他异常的刺激性气味时，也可以此判断此中药材或中药饮片已经“泛油”。如刺猬皮，其发出的气味应是特有的腥香味，如果产生其他异常气味，就可能已经“泛油”了。

2. 储存“泛油”中药的条件及方法

“泛油”的产生不仅会导致中药材及其中药饮片内部组织破坏、糖分和蛋白质流失、脂肪酸败，而且更会严重地影响药物应有的疗效，使药物的疗效降低或消失。所以，我们的零售仓库及门店应在仓储工作中合理储备、定期检查，采取有效措施防患于未然。

对易于“泛油”的中药材及其中药饮片，应当采取分库、分类储藏。储藏条件应为干燥、阴凉处，并有温、湿度控制及调节设备，以保证易“泛油”中药符合干燥、阴凉的储存条件。所采用的器皿应为干燥卫生和密闭性能较好的容器。

（1）对“泛油”药的调理 对于已经“泛油”的中药材及其饮片应当根据具体的“泛油”程度和中药材及其饮片自身所具有的特性采取不同的方法进行调理，一般使用以下方法。

晾晒法：常用于植物类药材，易“泛油”的中药材及其中药饮片受潮时，一般都采用晾晒的方法。如当归、防风、党参、黄芪、牛膝、麦门冬、柏子仁、枸杞、太子参等。如柏子仁，当“泛油”程度不严重时，可以晾晒几小时，待凉后再装包储藏；如果程度较为严重则可采用冷藏处理。

烘干法：烘干法的使用应分别对待，对含挥发油较多的中药材及其饮片应将温度控制在50℃以下；对于昆虫类、动物类药材应控制温度，防止出现烘焦、肢体断裂等。

炒炙法：九香虫如出现“泛油”，可以使用炒炙法。把九香虫放入铁锅内加热轻炒，出锅后放入绵纸上待其吸附部分油脂后，密闭保存。

酒润回色法：此法常用于不能用水而又易“泛油”走色的中药材及其饮片，如枸杞子等，枸杞子疲软变黑色后，可用适量的酒喷淋表面，待枸杞子回润后，再合理以硫磺火闭薰，取出后枸杞子表面即鲜红亮堂。

（2）注意事项 “泛油”多发生于夏季高温、潮湿季节，或者因某些中药材及其饮片储藏过久引起。所以说，零售仓库与门店在制订采购计划时，一定要根据具体销售情况进货，对库存量进行合理有效的控制，以减少因货物积压而产生的“泛油”。

（二）霉变

空气中含有大量的霉菌孢子，如散落在中药里，遇适宜的温度和湿度，即可萌发成菌丝，产生蛋白酶、淀粉酶、脂肪酶、纤维酶等各种酶，溶蚀中药的内部组织，使有机物分解，并形成各种代谢产物导致中药变质。中药霉变后，即使经过处理，也会使色泽变暗、气味淡薄，药性不同程度地受到影响。俗话说“霉药不治病”，正说明霉变对药材的危害性。易生霉菌的药材有花类、根和根茎类及叶类、草类。

1. 中药霉变的主要原因

（1）药材本身含水量高　一般说，药材本身含水量超过15%则很易霉变，反之，低于15%则不易霉变。但是，如果仓库内湿度过高，即使原来干燥的药材，也因不断从外界吸收水分，超过安全限度而霉变。

（2）温、湿度适宜　霉菌生长最适温度20～25℃，最适宜的相对湿度为80%～95%。10℃以下霉菌发育就延缓，0℃就停止发育，热至55～60℃霉菌就死亡，相对湿度低于70%霉菌就不易生长，这是因为霉菌体中含有85%～90%的水分，水分在细胞内为结晶质的溶剂，又为胶体的分散媒，所以水分的供给对于霉菌吸取养料、保护正常的生活机能起着重要作用。如湿度过低或干燥时，霉菌细胞内的水分就通过细胞膜蒸发，或借渗透作用渗出细胞外，即可使生活机能受到阻碍，甚至产生“质壁分离”而死亡。

（3）阴暗不通风　霉菌在阴暗相空气不流动的地方易于生长繁殖，而在阳光下或光线较强的地方（由于霉菌对紫外线的抵抗力甚弱）不易生长，空气流通良好也不利于霉菌生长。

2. 易发霉药材的保管养护

易发霉药材的保管除了要勤加检查以外，主要应严格控制药材本身水分和储存场所的温度、湿度，避免日光和空气的影响，使霉菌不易生长繁殖，使氧化酶不易活动。同时，也要兼顾这些药材的不同性质，防止发生其他变化。

想一想　日常生活中如何防止干杂食品长霉？

易发霉药材的储存，应选择阴凉干燥通风的仓库，货垛下垫高度要达到30cm以上，库内地面潮湿的，应加高到40cm以上，并应加强通风，或用生石灰、炉灰、木炭、无水氯化钙等吸潮。货垛垫高后，垫木上面还要铺上木板、芦席、油毛毡等隔潮。这类药材的货垛也不宜堆得过高，一般以不超过4m为宜，特别是易泛油的种子类药材更不宜受重压。水分过大的，还应码成通风垛，垛的宽度不宜超过3m，以利于通风降潮。为了便于在气温过高或湿度过大时进行调节，这类药材的货垛应有明显的标志。仓库内的温度，最好保持在30℃以下，湿度最好保持在70%以下。在露天存放的，要特别注意防霉，货场要选择地势较高、干燥通风、排水良好的地方，并应根据季节气候等情况，做好下垫隔潮工作，下垫不应低于50cm，货垛上要苫盖好，四周要围严，防止风吹、日晒和雨淋。

一般说来，这类药材中吸湿性强的易发霉。因此，在安排出库时必须结合以上情况考虑。

3. 预防药材发霉的方法

预防药材发霉的方法很多，有一些防止药材生虫的方法，也同样起着防止发霉的作用。例如采取通风、吸潮来降低库内温、湿度和药材本身的水分；利用密封来防止药材因受潮而发霉；采用晾晒或烘烤的方法以除去药材的多余水分，并杀灭霉菌以及使用硫黄熏蒸法来杀灭霉菌和抑制酶的活性等，都有良好的效果。除此之外，经常进行翻堆倒垛、松包敞晾等方法，也能防止药材发霉。

4. 发霉药材的救治

对一般生霉和发霉不严重的药材，可以通过整理把霉迹去掉。但整理时，须结合不同药材的性质和发霉的程度来进行。去霉的方法，大致有以下几种。

（1）撞刷发霉不严重的药材　经日晒或烘烤使之干透后，可放入撞笼或麻袋、布袋内来回摇晃，通过互相撞击摩擦，可以将霉去掉。撞刷时，还可以根据不同药材的性状加放适当的碎瓷片或稻糠等，使霉去得更快。有条件的地方，可采用机械代替人工撞刷去霉。至于长条根或片状药材，因不宜采用这种方法，可在日晒或烘烤后，用刷子将霉刷除。发霉的药材都较潮湿，如果不经过干燥，就不易把霉除掉。

（2）淘洗发霉后不宜撞刷的药材　可采用淘洗的方法将霉洗去。淘洗时可将发霉的药材放入缸或盆内，加水搓洗或刷洗，去霉后，捞出晒干即可。对要求色泽鲜洁的，洗后捞出，可将水滴净或稍晾干，每50kg（100斤）用硫黄200~250g（4~5两）熏蒸后再晒，这样可以增加色泽。洗时，霉轻的用冷水，霉重的用热水。洗时要快，不能久泡，以免伤水而影响气味，并不易晒干。某些表皮粉嫩的药材，如天麻、贝母等，尚须在水内酌加白矾粉搅匀后再洗，以免搓烂表皮，增加损耗。

（3）沸水喷洗发霉后不宜水洗的药材　可用开水喷洗，具体做法是：将发霉的药材薄摊在席上或干净无土的地面上，用沸水喷洒，并随喷随翻；喷湿后，将其堆在一起，用麻袋盖上，闷润约1h，再用少量的硫黄熏蒸，然后取出晒干即可。喷洗时水的温度要保持在90℃以上，喷得要细而均匀，翻动要快。如果水温过低，喷水不均匀，翻动得又慢，则不但不易将霉去掉，反而易使药材伤水。

（4）醋洗不能沾水的药材　如山茱萸、五味子等发霉后，可用醋喷洗。每50kg（100斤）用醋2.5～3kg（5～6斤）。具体操作方法与沸水喷洗大致相同，薄摊后，随喷随翻和搓擦，全部喷匀后，用麻袋或布盖严，闷泡1～2h，摊开晾干即可。

（5）油擦不能见水见热的药材　如各种附片等发霉后，可采用油擦的方法，将霉除掉。具体做法是用布沾无异味的食用植物油，在药材上反复搓擦，即可除去霉迹。

以上几种方法，只起除霉的作用，而并不能挽回质量上的损失。因此，绝不能以为药材发霉能治，而放松防霉工作。

三、中药的变色与保管养护

想一想　大米、茶叶、中药饮片等随着储存时间的增长会发生怎样的变化？

（一）变色

即药材的色泽发生了变化。变色的原因，可分为酶引起的变色和非酶引起的变色。前者是中药中含有黄酮苷类、羟基醌类及鞣质类等成分，在酶的作用下，经过氧化和聚合作用，形成大分子有颜色的化合物，致使中药色泽加深；后者是中药大都含有蛋白质，蛋白质中的氨基酸与还原糖作用，也能引起中药变色。此外，贮藏日久或时常翻晒，也会因氧化而变色。因为酶的活性在50℃以下随温度和湿度增加而增高，所以温度对中药变色有直接影响。

易变色药材有：月季花、玫瑰花、梅花（包括绿梅花、红梅花、腊梅花）、山茶花、红花、玉果花、莲须、玳玳花、扁豆花、槐花、槐米等。其中尤以月季花、玫瑰花、梅花等最易变色。

易变色的茎类药材有：通草、麻黄等。

这些易变色的花类和茎类药材，往往也都易生虫和发霉，其中月季花、玫瑰花、梅花、玳玳花等的气味还易散失，玉果花还易泛油。

（二）易变色药材的保管养护

储存易变色药材，应注意防潮、防热、避光和适当的通风。当库内湿度大时，要用生石灰、木炭、炉灰、无水氯化钙等吸潮，温度高时，应适当进行通风散热。一般花类药材多采用木箱或竹篓包装，堆垛时，应交叉堆叠，以利通风，并防止倒塌。但红花一般均用布袋盛装，如果潮湿而又堆得过紧过高，则往往容易发热变质。堆垛时，包与包之间应有一定的间距。在储存槐米、槐花、通草、麻黄等时，都要保持本身干燥，防止日光照射。这些易变色药材的具体养护措施如下。

1. 密封

易变色的花类药材在本身干燥的情况下，一般都可在梅雨季节前采取密封的方法储存。数量大的，可以整库密封；数量少的，可按件装箱密封。在密封的同时，最好在箱内放木炭 1~1.5kg（2~3 斤），更能防潮和避免变色。

2. 吸潮

这类药材可用生石灰吸潮的有：月季花、玫瑰花、梅花、山茶花等。吸潮前，须将药材用纸分装包好，以便上下翻动，使其能干燥均匀。在吸潮过程中要注意检查，并及时调换干燥剂，否则仍易返潮变色。

3. 烘烤

这类药材中适用烘烤办法的有：月季花、玫瑰花、梅花、玳玳花、山茶花等。如上述这些药材水分过大或受潮时，都可进行烘烤，但烘烤时应将药材摊薄，以免水气将花蒸软，影响色泽。经烘烤干燥的花类药材，火候时间等要掌握得适当，否则其色、香、味等都易产生大的变异。

四、中药的散失变味与保管养护

（一）散失变味

散失变味是指一些中药，含有易挥发的成分，如挥发油等，因贮藏保管不善而造成气味散失的现象。

易散失气味的药材，有植物的花和果实，也有藤木和草类。花和果实类中有：八角茴香、小茴香、吴茱萸、丁香、肉桂子、荜澄茄等。藤木和草类中有：薄荷、藿香、佩兰、细辛、香薷、荆芥、檀香等。

上述药材的芳香气味均易挥发散失，其散失的程度与储存条件的好坏有关。

（二）易散失气味药材的保管养护

保管这类药材，主要是防止散失气味以及部分品种的生虫、发霉，因此库内要求干燥阴凉。如因仓库条件限制，荆芥、藿香等也可堆放在货场里，但必须苫垫严密，并将垫木垫高到60cm以上，同时在垫木上应铺放芦席等隔潮。

这类药材，特别是草类的，库存期限均不宜过长。下面几种养护措施，对防止散失气味有一定效果。

1. 密封

易散失气味药材中适合密封储存的有：八角茴香、小茴香、吴茱萸、檀香、细辛、肉桂子、丁香、荜澄茄等。整仓密封时，其空气相对湿度以70%～75%最为适宜。小量的，可以用坛、缸或木箱等密封后，存放在阴凉干燥处即可。

2. 晾晒

发现这类药材受潮时，只能采取阴干敞晾方法或码成通风垛进行风干，而不能在日光下曝晒，也不要在阴雨天、空气潮湿时敞晾通风。

3. 药剂熏蒸

这类药材中的小茴香如有生虫，可用氯化苦或磷化铝熏蒸。但熏后应将结块或成串的搓散，并筛去虫体及杂质。生虫不严重的，可在日光下晒后，筛簸干净，进行储存。

五、中药的融化与保管养护

（一）融化

融化是指中药受热后，质地变软或黏结成团，甚至变成液体，失去原有形状的一种现象。如阿胶遇热则融化粘连；乳香遇热失去原有颗粒性，变软，黏结成不具一定形状的团块；鸡血藤膏则变成液体，发生融流；蜂蜡则先软化，随着温度的继续升高，就产生融流。上述现象主要是药品耐热性差、吸湿性强、品质纯度不高等原因造成。保管储存应置阴凉干燥处。

（二）易融化、怕热药材的保管养护

保管易融化、怕热的药材，必须选择能经常保持干燥阴凉的仓库，并须将药材盛装在严密牢固的包装和容器里，一般要求使温度控制在30℃以下。

主要应控制好库内的温、湿度，不使温度过高、湿度过大，以减少药材因受热而造成

的融化、挥发和升华等现象。一般库内温度以不超过30℃为宜，并不使阳光直射库内和货垛上。对易受潮发霉的，应将垫木垫高到30cm以上，并铺放隔潮物，以防潮湿。如发现库内温度较高、湿度较大时，应即通风散热和散潮。

盛装易融化、怕热药材，均应选用坚实的容器，并要求封装严密，不使通风。码垛时，必须注意牢固，不宜堆得太高，货垛以不超过3m为宜，以免因重压而使药材粘连一起。货垛与墙要保持30～50cm的距离，以免受热或受潮。有些易融化、怕热的药材，极易燃烧，因此还应注意加强消防管理，以防发生火灾事故。

六、中药的潮解与风化及保管养护

（一）潮解

含有盐类物质的结晶体药材，如芒硝、硝砂等，在潮湿空气中都非常容易吸收水分，并常因受温度影响而逐渐融化变成液体。当开始融化时，一般即称为返潮或潮解。

（二）风化

风化是指某些含结晶水的矿物类中药，经风吹日晒或过分干燥逐渐失去结晶水，在中药的表面形成粉末状物或全部形成粉末状物的现象。药物风化后其质量和药性也随之改变。如芒硝极易风化失水成为风化硝。芒硝具有泻热通便、润燥软坚、清火消肿的作用，用于治疗实热便秘、肠痈等。风化硝则善清上焦之热，用于治疗牙龈肿痛、目赤等。

（三）易潮解、风化中药的保管养护

保管养护这类中药，应选择阴凉、避风和避光的仓库，包装物以能防潮、不通风为宜。春季和秋冬季因空气较干燥，仓库不可过多的通风；夏季因空气较为潮湿，当库内温度在25～30℃时，相对湿度应控制在70%～75%。芒硝、胆矾、硼砂、大青盐、盐水蝎、白糖参等应有内外包装，内包装用能隔绝空气的塑料袋，外包装用纸箱或麻袋等或置瓷、瓦容器内密闭储存。内外包装出现散破应即时更换，始终保持密闭状态，基本上不会发生潮解和风化。这类药材品种不多，储存量也不大，不可能专库储存，因此采取整架或按件密封储存为宜。易潮解的大青盐、盐附子等产生潮解时，及时在烈日下曝晒或采用干燥设备干燥后密闭储存于通风干燥处。

第二节　特殊中药的保管养护

有些药材具有剧烈的毒性，有些则本身容易燃烧，在储存中如不注意，就会造成中毒

或火灾等严重事故。还有些细贵药材，经济价值很高，极易损耗。还有一部分鲜活及盐腌药材，极易枯萎腐烂，如果保管不好，都将会造成损失。

由于这些药材的性质较为特殊，所以它们的储存条件和养护方法与一般药材也有所不同。

一、剧毒药材的保管养护

剧毒药材有信石、马钱子、水银、藤黄等。剧毒药材绝不能和其他药材混合堆放，而必须专库储存，并由专人保管。每件包装上均须有明显的标志和唛头，以防混淆。特别是与其他药材形状相似的，如白砒粉类似硼砂粉，就须更加注意。这类药材的每一个品种，都要单独堆码，货垛之间应留适当距离。搬取时应轻拿轻放。特别是水银，一经泻地，很难收拾，须特别注意。藤黄、马钱子应储存在干燥凉爽的地方，库内地面须铺垫木与垫板，以免受潮热影响而发黏或发霉。

整件的马钱子、藤黄，一般可在霉季前即将其原件密封。少量的则可用缸箱等密封。但如有受潮，不宜日晒，否则马钱子的种皮容易破裂，种仁容易泛油，而藤黄则易变色和发黏软化，因此，只可放在干燥通风的地方敞开晾干。

二、易燃药材的保管养护

易燃药材主要有火硝、硫黄、海金沙、松香等。这类药材均不易生虫和发霉，但遇火即燃烧。因此，数量较大的都应放在危险品仓库内储存；数量较小的，也应选择与其他仓库有适当距离的仓库单独存放，并应远离电源、火源，同时应由专人保管。在仓库附近，还应放置适量的灭火机、沙箱等消防设备，以保安全。如遇这类药材着火，用土沙扑压效果最好。库内堆码不宜过高，一般以不超过3m为宜。火硝、干漆均不能重压。干漆更不宜受阳光直射，否则即易引起燃烧。库内温度以不超过30℃，相对湿度以不低于60%为宜。但湿度也不能太大，否则又易引起火硝潮解甚至沤烂包装。在不同品种垛与垛之间，最好能保持1m以上距离，以免在搬取时相互碰撞摩擦而发生事故。

火硝、硫黄如与干木炭放在一处，其粉屑容易误混在一起，稍有摩擦或着火，即会引起爆炸，应特别加以注意。

这类药材最好用油篓或缸罐等盛装后整件密封，尤其是火硝易爆燃和风化，更应用缸罐等进行密封储存。

三、细贵药材的保管养护

细贵药材主要有人参（包括山参、移山参、园参及其各种规格的成品）、鹿茸、麝香、牛黄、羚羊角、海马、海龙、马宝、狗宝、猴枣、熊胆、燕窝、三七、哈士蟆油、西红花、珍珠等。

以上这些药材，有植物类的，也有动物类的。在储存中，由于成分性质的不同，可能发生各种变异现象，如人参、海马、海龙、三七、哈士蟆、熊胆等容易生虫发霉；牛黄、麝香、燕窝、哈士蟆油等受潮后易发霉；西红花则易失油变色或干枯；羚羊角等受热又易干裂，其中有的还会产生多种变异现象。如熊胆受热后，易发软或溶化；麝香的容器如不严密，易挥发散失气味；鹿茸如没有干透，往往里面会腐烂发臭。人参则由于加工方法和规格的不同，也会产生多种变异现象。如糖参不仅易生虫，还易返糖发霉变质；白糖园参（重糖的）比白糖山参（轻糖的）容易返糖和发霉；红参因体坚质实，一般不易生虫；生晒参不仅易生虫，不干的或受潮后，还易发霉泛油。

马宝、狗宝、猴枣、珍珠等虽不易生虫发霉，但如储存不妥，也会产生变色。对这类药材，在储存过程中，也应采取定期或不定期的检查。梅雨季节时，对易发霉生虫的细贵药材，应每5天检查一次，每次检查都应有详细的检查记录。

细贵药材的养护：这类药材必须放在安全可靠的仓库内储存，并也应有专人负责保管。人参、猴枣、燕窝、牛黄等，质脆易碎，在操作时，应特别注意防止其残损。一般都应该用固定的箱、柜、缸、坛等密闭后，储存在干燥、阴凉、不易受潮受热的地方。库内温度应保持在30℃以内，相对湿度不超过70%。

四、鲜药材的保管养护

常用的鲜药材有鲜石斛（包括圆扁两种类型）、鲜地黄、鲜何首乌等。鲜药材的储存数量一般不会很多，但却很不易保管。在储存中应根据药材的性质和各地气候、土壤的不同，结合具体情况加强养护。

鲜石斛入库时，应先进行挑选，将腐烂、干枯的及有破伤的全部挑出，然后将根部放入净水内浸泡12～24h，取出放竹篓内滴尽水气，再将其根部展开，按次排列假植在砂土箱内（砂土厚度约25～30cm），上面再覆盖一层砂土（厚10～1.5cm）。每日并应洒水2次，经3～5d出芽时，可隔一日洒一次水，约10d左右即可生叶。这时须将嫩芽掐去，再过数日，待茎枝肥壮时，将嫩叶一并掐去，以保持肥壮，以后则每隔3d洒一次水即可。

冬季应存放在10～15℃以上的温室内，并保持空气新鲜，以利石斛生长。

在气候比较温和的地区，当春秋季节，可将石斛捆成很松的小把，立放在带有少量水分的砂土上，或者立放在竹筐内，每隔一天可连筐放入水内，将根浸泡5min（不宜浸得过湿），取出后再存放在空气流通的地方。冬季可平放在室内土地上或竹筐内（枝叶向外、根在内），上面再铺上蒲包即可，但仍应注意保持空气流通。夏季则可立放在空气流通和凉爽的地方，但要经常整理翻动，使其通风不受闷热。如地面过干，可洒少量的清水，以保持湿润。如果浇水过多或受雨淋，都易引起腐烂。

鲜地黄、鲜何首乌入库时，须先将有黑斑及腐烂的挑出。如果只是部分腐烂，可把烂的部分用刀切去，并在日光下将切口晒干（俗叫封口）。如果是新采摘的，还应摊晾3～5d，至表皮稍干时，用较湿润的河沙埋藏。冬季储存时，温度应不低于5℃，否则容易受冻。如在地窖内储存，可先将鲜药材晒1天，然后挑选完整的，一层一层摆在窖内，厚1～3m，用干沙埋好即可。但在春季时应注意适当通风，以免腐烂。

其他鲜药材，也可根据它们的性质仿照假植和埋藏方法进行养护。

五、盐腌药材的保管养护

盐腌药材有盐苁蓉、盐附子、全虫等。这几种药材都是经盐腌过或用盐水煮过，具有较多的盐分。因此当空气干燥时，其外表易结晶起盐霜，而当空气潮湿时，则又易吸潮使盐霜溶化。如果长期受潮、流水，即易变软、发霉或腐烂。其中全虫受潮后不仅易发霉、变色，而且还会脱尾和生虫。在储存中，同时还应防止鼠害。

盐腌药材必须放在阴凉的仓库内储存。库内的温度最好保持在30℃以内。除了可用缸或坛装后盖严密封存放在阴凉处以外，盐苁蓉、盐附子也可用芦席盖严，采取整垛密封办法，但垛底应垫高至40cm以上，以免受潮。全虫还可用以香料裱糊的木箱整件密封，但整垛和整件密封，都不如装缸、坛密封的效果好。如果在采取缸、坛密封时，能在缸、坛内底层放适量的块石灰，并用白酒1瓶，敞开瓶口立放在缸坛内，还可保持全虫头尾不致脱落。

在梅雨季节，有条件的还可将全虫放入冷库内储存，但也必须注意将包装封严，以免受潮。一般在5℃的温度内，即不会发生变异。

第三节　中成药的保管养护

中成药虽都经过粉碎、蒸煮、熬炼、配制和干燥等加工过程，但其成分仍与其原料药材相似，基本上保持了原有性质。因此在储存过程中，如受温度、湿度、空气、日光等自然因素的影响，同样会发生各种变异，只是其变异的性质和形式上稍有差异。

中成药的变异范围及程度，与原料的性质、制作方法、剂型、干燥程度、包装好坏等都有密彻的关系。同样的原材料，如制作方法和剂型不同，其变异性质往往就有显著的差异。如银翘散、银翘片、银翘膏等，其主要原料一样，但其制法和剂型不同，因此银翘散易吸潮和结团发硬，银翘片易潮解或发霉，银翘膏则易发酵变味或表面发霉。同时，中成药的包装不同，药品的稳定性也不一样，如铝箔装的密闭性要优于塑料膜装，蜡纸包装的水丸就较普通纸包装的不易发霉。

中成药常见的剂型有丸、散、膏、丹、酒、锭、胶、片剂等八种。此外，还有针剂及冲剂等剂型。

中成药入库时除了应按照一般入库手续核对其品种、规格、厂牌、商标和数量，并检查内外包装是否有异状等以外，不同的剂型，检验与养护也有不同。

一、易生虫成药的保管养护

易生虫成药，应选择干燥、阴凉的仓库储存。仓库内的温度以不超过30℃，湿度以不超过75%为宜。如温度过高，湿度过大，则应采取通风散潮和降温的调节措施，同时要做好经常性的清洁卫生工作，不使害虫有生存繁殖的条件。易生虫成药的具体养护措施如下。

1. 通风

当库内潮湿闷热、温度高于库外时，应选择晴天上午的9~11时，下午的6~8时，开启门窗进行通风。但在库外温度高、湿度大时，特别在阴雨前后都不宜通风。

2. 吸潮

当仓库内潮湿、又不宜通风或通风无效时，可用生石灰、干木炭、无水氯化钙等吸潮。但须注意勤换干燥剂，库内的相对湿度保持在65%以下。

无水氯化钙是一种白色固体，呈粒状、块状或粉状。当每年5~10月空气湿度较大时，将无水氯化钙放置吸潮的盘内（每立方米仓库面积约放30g左右），通过排风循环吸潮，使库内相对湿度保持在控制指标内即可。无水氯化钙吸潮功效显著，可代替生石灰吸潮，既适用于中成药，也适用于药材。无水氯化钙吸潮后，即溶化成液体，将液体倒入搪瓷盆内经加热使水分蒸发后，仍能恢复成块状固体，可继续使用，有利于节约费用。

3. 密封

有条件的均可在虫霉季节前进行整库或按垛密封。

4. 烘烤

对已生虫但不严重的成药，可经加工挑选整理后，将没有被虫蛀的部分放在45～50℃温度下烘烤2h，然后放在干燥器内或通风处干燥，待冷却后再包装储存。对这部分成药，应尽量先安排出库。

二、易发霉成药的保管养护

丸剂、散剂、锭剂、丹剂等，均易发霉。易发霉成药的保管条件和养护方法基本上与易生虫成药相同。但库内相对湿度以不超过70%为宜。对一些贵重的成药，装箱后放适量的矽酸进行密封保管，可防止其发霉变质。

另外，对含有油质的成药，因容易失油干枯，不宜采取通风干燥办法。同时，更应注意把包装封严。一般可集中堆码后予以整垛密封。

三、易挥发走味成药的保管养护

丸剂、散剂、膏剂、酒剂等均易挥发走味。保管易挥发走味成药，除应防止挥发走味外，同时也要注意防止受潮发霉。由于各种成药的剂型、配料以及包装情况的不同，其挥发走味的程度也就有所不同。一般说来，带蜡皮的丸剂，在储存中比较安全，而纸包的散剂则容易挥发走味，也容易受潮发霉。保管这类成药应选择不通风而又干燥的仓库，要求库内凉爽，温度越低越好，相对湿度以不超过70%为宜。在储存期间，为了防止挥发走味，全年四季都不宜通风。在堆码要求上，垛底要垫高到30cm以上，垫木上应铺油毛毡或防潮纸等隔潮。

这类成药包装容器的好坏与质量的关系非常密切，因此，一定要求密封，并经常注意保护，不使破烂损坏。其具体养护措施如下。

1. 密封

储存这类成药的仓库和货垛，应尽量采用密封方法保管。特别对含有麝香、冰片、薄荷冰、沉香、木香、肉桂等原料的成药，应作为重点养护品种，必须按件密封，以防止挥发走味。

2. 吸潮

当库内潮湿、不宜通风散潮时，可用生石灰、干木炭、炉灰、无水氯化钙等进行密封吸潮。

四、易融化、泛油成药的保管养护

易融化、泛油成药主要是油膏类，但阿胶、龟板胶、鳖甲胶、鹿角胶等胶剂，受热也易融化。丸剂中的生肌玉红丹等，除受热易融化外，也易泛油。此外，还有杏仁粉、肺宁药片等受热后也易变形或粘连。

保管这类成药应储存在低温干燥的仓库内，库内温度不应高于30℃，相对湿度以保持在70% ~75%为宜。同时要防止阳光直接射到库内或货垛上。当温度高、湿度大时，应即进行通风散热。其具体养护措施如下。

1. 密封

这类成药大部分均可采取密封保管方法。有些膏类成药如原包装封口严密，已具有密封作用的，只要选择阴凉干燥的仓库储存即可。此外，膏药装箱或码垛时，均应竖放，以防止受压走油。

2. 吸潮

这类成药通常都可加放干燥剂一起保管，例如胶类成药，习惯上多采用石灰吸潮储存办法。但主要是为了保持容器内的干燥，而也要防止使胶内所含的水分过多地吸出。因此，石灰的用量应适当，否则易使胶类成药因过分干燥而脆裂。

五、易发酵、变味成药的保管养护

易发酵、变味的成药主要是蜜膏，但各种糖浆成药有时也易发酵变味，严重时亦会在表面出现白膜。这类成药都是怕热怕潮湿的，因此必须选择低温通风的仓库进行储存。库内温度应保持在30℃以内，湿度也不宜过大。夏季气温高时，宜在晴天夜间开窗通风。平时还应注意不要使阳光直接照射到货垛上。有条件的，在夏季可将这类成药放在冷库里储存，以免受热发酵和变味。

思考题

1. 中药常见的变质现象有哪些？
2. 各类易变质中药材的养护主要有哪些措施？
3. 易生虫中成药是如何养护的？
4. 易挥发走味成药是如何养护的？
5. 中成药和西药保管养护的异同有哪些？

第三篇

仓库安全知识

第八章　安全消防

学习要点

1. 了解火灾的知识、常用的消防器材、灭火器材和仓库的消防及灭火措施，形成以防为主的安全消防意识。

2. 能正确采取仓库安全消防措施，正确使用灭火器。

第一节　燃烧与灭火

一、燃烧的条件

燃烧是一种放热、发光、剧烈的化学反应，燃烧必须同时具备以下三个必要条件和三个充分条件，三个必要条件是：①要有可燃物；②要有助燃物；③要有火源。三个充分条件是：①可燃物质与氧或其他氧化剂必须有一定的数量比例；②着火源必须有一定的温度和足够的热量；③可燃物、助燃物和着火源同时具备并相互作用，才会燃烧。因此，我们要学会运用燃烧的必要条件和充分条件，有针对性地采取措施，以防止火灾的发生。

二、灭火的方法

要扑灭火灾，就要根据燃烧发生的条件控制燃烧，就必须消除使燃烧过程继续进行的三个条件之中的任何一个或全部条件。

从灭火的原理分，灭火的基本方法有四种：隔离灭火法、窒息灭火法、冷却灭火法、抑制灭火法。

1. 隔离灭火法

就是将火源处或其周围的可燃物质隔离或移开，燃烧会因缺少可燃物而停止。如将火源附近的可燃、易燃、易爆和助燃物品搬走；关闭可燃气体、液体管路的阀门，以减少和阻止可燃物质进入燃烧区；设法阻拦流散的液体；拆除火源附近的易燃建筑物等。

2. 窒息灭火法

就是阻止空气流入燃烧区或用不燃物质冲淡空气，使燃烧物质得不到足够的氧气而熄灭。如用不燃或难燃物捂盖燃烧物；将水蒸气或惰性气体灌注容器设备；封闭起火的建筑、设备的孔洞等。

3. 冷却灭火法

就是将灭火剂直接喷射到燃烧物上，以增加其散热量，降低燃烧物的温度于燃点以下，使燃烧停止；或者将灭火剂喷洒在火源附近的物体上，使其不受火焰辐射热的威胁，避免形成新的火灾。

4. 抑制灭火法（化学灭火法）

也叫化学中断法，即用化学方法抑制火焰，中断燃烧的连锁反应，通常用1211灭火器等。

说一说

灭火的方法有哪些？具体如何做？

第二节　物品火灾起因和火的分类

一、物品的火灾起因

由于仓库储藏的物品种类繁多，所存物品火灾危险性程度不一，因而，仓库火灾原因也较复杂，大致有以下几种。

1. 违章用火

在库区内违章使用炉火取暖做饭、吸烟、使用明火照明、违章使用电气焊等。

2. 违章用电

库区内电线老化，违章使用临时线，违章安装、使用照明、电热器具和用电设备。易燃易爆物品库区内，电气线路、设备和用电器不符合防爆要求等。

3. 违章作业

商品堆放不留灯距。进入库区的机动车辆没有防火防爆措施，输送机、码垛机等由于故障摩擦生热起火等。

4. 化学危险物品混存

由于缺乏化学危险物品保管常识，将有机氧化剂和无机氧化剂混存；将可燃气体（物）与助燃气体（物）混存；将点火器材与起爆器材、爆炸性物品混存；将一些燃烧后需用不同灭火剂、灭火方法的物品混存等。

5. 自燃

由于所存物品堆垛过大、没有间距、堆放时间过长或遇潮湿、高温、通风不良等原因，使可燃物蓄热引起自燃。一些化学危险物品由于包装破损、遇水、受潮也会发生自燃。

6. 雷击和静电

化学危险物品仓库、储罐和规模较大的物资库不按要求采取防雷措施，有的虽有防雷设施，但年久失修。易燃物品的储罐、管线、输送设备等没有导除静电措施。

7. 纵火

由于仓库物资集中，常常成为一些犯罪分子的攻击目标。

二、火的分类

火分为五类，分别称为 A、B、C、D、E 类。

1. A 类

指固体可燃物燃烧的火，如木材、棉花、毛、麻及其织物，纸张，橡胶，氯酸钾，赤磷，硝酸钾，硫黄，樟脑，萘，漂白粉等。

2. B 类

指可燃性液体燃烧的火，如汽油、煤油、柴油、松节油、甲醇、乙醇、乙醚、丙酮、冰醋酸、苯、甲苯、蜡、动植物油等。

3. C 类

指可燃气体燃烧的火，如煤气、天然气、氢气、甲烷、乙炔、硫化氢、氨气、液氨等。

4. D 类

指轻金属燃烧的火，如钾、钠、镁、钛、锆、铝镁合金等。

5. E 类

指带电引起燃烧的火，如电开关、电马达、发电机等用电设备、器具。

第三节　常用的消防器材和灭火器材

一、灭火器的分类

灭火器的种类很多，按其移动方式可分为手提式和推车式；按驱动灭火剂的动力来源可分为储气瓶式、储压式、化学反应式；按所充装的灭火剂则又可分为泡沫、干粉、卤代烷、二氧化碳、酸碱、清水等。

二、常用消防器具

1. 消火栓

消火栓是接于消防供水管道上的阀门装置，供给灭火用水。

消火栓装于室内或室外。栓式消火栓装于室外；壁式消火栓装于室内。每个消火栓应配有数条合适的水龙带和消防水枪。

2. 水

水是最经济、来源丰富而且灭火效果较好的灭火剂。水的灭火作用是冷却和窒息。但不适用于油类和电器着火。

3. 砂箱（桶）

砂箱适用于盖熄少量易燃液体及不能用水或液体灭火器灭火的物质。砂子应细小，不得有石块。砂箱旁还应配置铁铲。用砂土覆盖燃烧的灭火作用是冷却和隔绝空气。

4. 灭火器

（1）水型灭火器　一般包括酸碱灭火器和清水灭火器两种，其规格有7L、9L两种。

（2）泡沫式灭火器　有手提式和推车式两种。其规格有：手提式6L、9L两种；推车式40L、65L、90L三种。

（3）干粉型灭火器　一般包括碳酸氢钠和磷酸铵盐干粉两种灭火器。其规格有手提式1kg、2kg、3kg、4kg、5kg、6kg、8kg和10kg八种；推车式25kg、35kg、50kg、70kg和100kg五种。

（4）二氧化碳灭火器　有手提式和推车式两种。其规格有手提式2kg、3kg、5kg和7kg四种；推车式20kg、25kg两种。

（5）卤代烷型灭火器　一般包括1211灭火器和1301灭火器。手提式规格有0.5kg、

1kg、2kg、3kg、4kg和6kg三种。

5. 破拆工具

如消防斧、铁锹、火钩等。

三、各种火灾适宜选用的灭火器材

在配有灭火器的场所内，一旦遇有火警，正确合理地选用灭火器，是有效扑灭初期火灾、减少火灾损失的关键。对于医药商品仓库来说，根据储存物品的着火特性，配齐备足灭火器材，是重要的安全消防措施之一。同时，要掌握扑救各种火类的灭火方法，选择和正确使用适宜的灭火器材，避免无用而造成危害。

1. 适用于A类火的灭火器材

有清水灭火器、酸碱灭火器、泡沫灭火器、磷酸铵盐干粉灭火器、卤代烷1211灭火器、卤代烷1301灭火器。

2. 适用于B类火的灭火器材

有磷酸氢钠灭火器、磷酸铵盐灭火器、泡沫灭火器、卤代烷1211灭火器、卤代烷1301灭火器、二氧化碳灭火器。

3. 适用于C类火的灭火器材

有磷酸氢钠灭火器、磷酸铵盐灭火器、卤代烷1211灭火器、卤代烷1301灭火器、二氧化碳灭火器。

4. 适用于D类火的灭火器材

我国目前尚无扑灭此类火的有效灭火器材，故有待于进一步研究。

5. 适用于E类火的灭火器材

有卤代烷1211灭火器、卤代烷1301灭火器、磷酸铵盐灭火器、磷酸氢钠灭火器和二氧化碳灭火器。

四、常见灭火器的使用方法

灭火器的种类很多，按其移动方式可分为：手提式和推车式；按驱动灭火剂的动力来源可分为：储气瓶式、储压式、化学反应式；按所充装的灭火剂又可分为：泡沫、干粉、卤代烷、二氧化碳、酸碱、清水灭火器等。（图8－1）

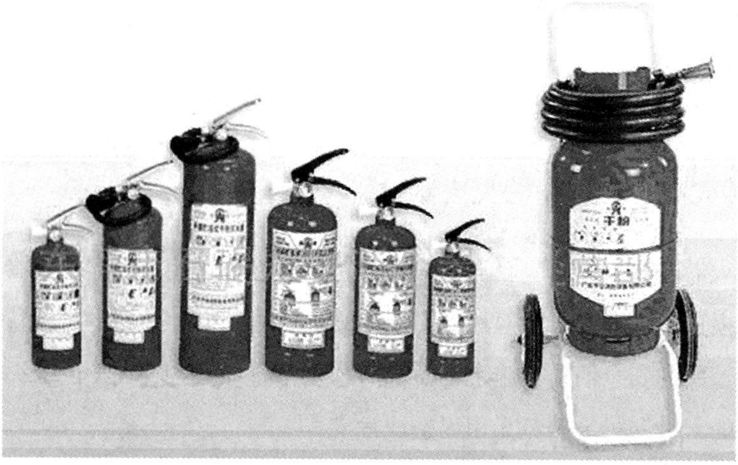

图8-1　各种类型的灭火器

各类灭火器适应的火灾及使用方法（手提式）如下。

1. 泡沫灭火器适应火灾及使用方法

（1）适用范围　适用于扑救一般B类火灾，如油制品、油脂等火灾，也可适用于A类火灾，但不能扑救B类火灾中的水溶性可燃、易燃液体的火灾，如醇、酯、醚、酮等物质火灾；也不能扑救带电设备及C类和D类火灾。

（2）使用方法　可手提筒体上部的提环，迅速奔赴火场。这时应注意不得使灭火器过分倾斜，更不可横拿或颠倒，以免两种药剂混合而提前喷出。当距离着火点10m左右，即可将筒体颠倒过来，一只手紧握提环，另一只手扶住筒体的底圈，将射流对准燃烧物。在扑救可燃液体火灾时，如已呈流淌状燃烧，则将泡沫由远而近喷射，使泡沫完全覆盖在燃烧液面上；如在容器内燃烧，应将泡沫射向容器的内壁，使泡沫沿着内壁流淌，逐步覆盖着火液面。切忌直接对准液面喷射，以免由于射流的冲击，反而将燃烧的液体冲散或冲出容器，扩大燃烧范围。在扑救固体物质火灾时，应将射流对准燃烧最猛烈处。灭火时随着有效喷射距离的缩短，使用者应逐渐向燃烧区靠近，并始终将泡沫喷在燃烧物上，直到扑灭。使用时，灭火器应始终保持倒置状态，否则会中断喷射。

（手提式）泡沫灭火器存放应选择干燥、阴凉、通风并取用方便之处，不可靠近高温或可能受到曝晒的地方，以防止碳酸分解而失效；冬季要采取防冻措施，以防止冻结，并应经常擦除灰尘、疏通喷嘴，使之保持通畅。

2. 空气泡沫灭火器适应火灾和使用方法

（1）适用范围　适用范围基本上与化学泡沫灭火器相同。但抗溶泡沫灭火器还能扑救水溶性易燃、可燃液体的火灾，如醇、醚、酮等溶剂燃烧的初起火灾。

（2）使用方法　使用时可手提或肩扛迅速奔到火场，在距燃烧物6m左右，拔出保险销，一手握住开启压把，另一手紧握喷枪；用力捏紧开启压把，打开密封或刺穿储气瓶密封片，空气泡沫即可从喷枪口喷出。灭火方法与手提式化学泡沫灭火器相同。但空气泡沫灭火器使用时，应使灭火器始终保持直立状态，切勿颠倒或横卧使用，否则会中断喷射。同时，应一直紧握开启压把，不能松手，否则也会中断喷射。

3. 酸碱灭火器适应火灾及使用方法

（1）适应范围　适用于扑救A类物质燃烧的初起火灾，如木、织物、纸张等燃烧的火灾。它不能用于扑救B类物质燃烧的火灾，也不能用于扑救C类可燃性气体或D类轻金属火灾。同时，也不能用于带电物体火灾的扑救。

（2）使用方法　使用时应手提筒体上部提环，迅速奔到着火地点。绝不能将灭火器扛在背上，也不能过分倾斜，以防两种药液混合而提前喷射。在距离燃烧物6m左右，即可将灭火器颠倒过来，并摇晃几次，使两种药液加快混合；一只手握住提环，另一只手抓住筒体下的底圈将喷出的射流对准燃烧最猛烈处喷射。同时，随着喷射距离的缩减，使用人应向燃烧处推近。

4. 二氧化碳灭火器的使用方法

灭火时只要将灭火器提到或扛到火场，在距燃烧物5m左右，放下灭火器拔出保险销，一手握住喇叭筒根部的手柄，另一只手紧握启闭阀的压把。对没有喷射软管的二氧化碳灭火器，应把喇叭筒往上扳70°~90°。使用时，不能直接用手抓住喇叭筒外壁或金属连线管，防止手被冻伤。灭火时，当可燃液体呈流淌状燃烧时，使用者将二氧化碳灭火剂的喷流由近而远向火焰喷射。如果可燃液体在容器内燃烧时，使用者应将喇叭筒提起。从容器的一侧上部向燃烧的容器中喷射，但不能将二氧化碳射流直接冲击可燃液面，以防止将可燃液体冲出容器而扩大火势，造成灭火困难。

5. 干粉灭火器的使用方法

（1）适用范围

普通干粉（BC干粉）灭火器：用于扑救液体和气体火灾，对固体火灾不适用。

多用干粉（ABC干粉）灭火器：用于扑救固体、液体和气体火灾。

（2）使用方法：①右手握住压把，左手托住灭火器底部，取下墙上挂住的灭火器。②摇动数次灭火器，使瓶内干粉均匀松散。③除掉铅封，拉开保险销。④左手把握喷管、右手提瓶并控制压把。⑤在距离火焰2m的地方，对准火焰根部，右手反复用力钳压压把，左手拿着喷管喷射干粉，覆盖火焰。⑥灭火中保持灭火器直立，不得横卧或颠倒。

练一练

练习干粉灭火器的使用。

第四节　仓库的消防及灭火措施

一、严防火灾的措施

仓库首先要严格控制各种火灾因素，做到以下几点。

（1）药品仓库应设在周围建筑不相毗连的独立建筑内。

（2）药品仓库的建筑要求为1、2级耐火等级，若耐火等级低于3级时，不得存放易燃物品。

（3）储存要求：①不燃的药品或不含易燃、氧化剂等的药品不得与乙醇、丙酮、甲醇、乙醚、高锰酸钾等危险药品混放，应分间或分隔贮藏。②苦味酸、大量的硝酸甘油片剂、亚硝异戊酸等药品，应一一单独存放。③高锰酸钾、重铬酸钾、双氧水等氧化剂不得与其他药品混放，前两者与双氧水也应分开存放。④乙醚应避光储存，储存温度不得超过30℃，夏天应将乙醚储于冷库中。如把乙醚放在电冰箱内，必须将容器严密封盖。⑤中草药库中如存放大量中草药，应定期翻堆散热，以防止自燃。

（4）中西药库内一律严禁吸烟。

（5）药品仓库必须把安全工作列入议事日程。要建立健全治保、消防等安全制度。切实做好防火、防盗、防破坏、防自然灾害、防霉变残损等工作，确保药品、器材和财产安全。

（6）药品仓库要制订安全工作的各项规章制度，制订作业的操作规程。经常开展安全思想教育和安全知识教育，使职工保持高度的警惕性和责任心。严格照章办事，杜绝违章作业。掌握各种安全知识和技能。

（7）药品仓库严格执行消防法规、《仓库防火安全管理规则》和《化学危险物品安全管理条例》。药库的防火工作要实行分区管理、分级负责的制度。保管员为防火负责人，对本责任区的安全负全部责任。药库的存货区要和办公室等严格分开，以保安全。

（8）药品仓库必须严格管理火种、火源、电源、水源。严禁携带火种、危险品进入存货区；存货区禁止吸烟、用火。药库电器设备必须符合安全用电要求，老旧电线要及时更新，仓库照明线和路灯线须分别设置。每次作业完毕要将仓库的电源切断。

（9）药品仓库必须根据建筑规模和储存药品器材的性质配置消防设备，做到数量充足、合理摆布、专人管理、经常有效、严禁挪作它用。药库消防通道要保持畅通。

为避免药库发生火灾，必须对化学药品、毒品按特性分类保管，做到防光、防晒、防潮、防冻、防高温、防氧化，经常检查。对氧化剂、自燃品、遇水燃烧品、易燃液体、易燃固体、毒害品、腐蚀品要严格管理，谨慎使用。要绝对避免因混放（如氧化剂和易燃物混放）而诱发爆炸、燃烧等事故的发生。严禁室内明火，禁止在化学药品、毒品仓库内存放食品或吸烟。易燃、易爆、剧毒药品的存放应贴好标签，标明名称、浓度、存量、进货日期、有效期或配制日期。无标签药品，必须经鉴定合格后才能使用，否则以报废处理。有毒废物（液）的处理要符合环保要求，不得随意倾倒。

二、药品仓库的安全灭火措施

当药品仓库不慎发生火灾时，除按一般消防措施如切断电源、搬移可燃物品（特别是易燃物品或爆炸物品）等外，还必须根据医药商品特性，采取相应的灭火方法。

由于药品不同于一般商品，所以不能一概采用最普通的用水扑灭的方法。有些易燃或遇水能起反应的药品，若错误地用水扑救，非但不能扑火，反而会使火势蔓延或燃烧更为剧烈。乙醚、松节油等不溶于水又比水轻的易燃液体，若用水扑救，则水会沉在燃烧的液体下面，并能引起喷溅、漂流而扩大火灾，故宜用砂土覆盖或泡沫灭火器。乙醇虽能与水任意混合，但仍以不使用水扑灭为宜，若需要水，亦只能用雾状的水流。对于粉状的易燃固体（如硫黄粉等）和氧化剂（如高锰酸钾等），不得用加压水冲击，以防燃烧物飞溅，使火势扩大，而宜用雾状水扑救，亦可用砂土覆盖；对于贵重药品的着火，可用二氧化碳灭火器扑救，但应注意空气流通，防止窒息。

一般说来，对于小型的火灾最好使用砂土、灭火器等扑救，不但安全可靠，也可以免除因大量用水而损及周围其他药品的包装和质量。

附：常用的灭火材料——水

一、水

水是最常用和使用最方便的灭火剂。它通常经液态、雾态和气态形式使用和起作用，主要可降低火场的温度和隔绝空气。其消防设施有消火栓、雨淋、雨雾、水斗、喷雾器、水蒸气喷咀和消防车等。

二、用水灭火的禁用场所

（1）忌水物质、遇水放热的物质，如钾、钠、铅粉、电石等。这些物质能与水作用生成可燃气体，形成爆炸混合物。

（2）铁水、钢水及灼热物体，能使水迅速蒸发引起强烈爆炸。

（3）可燃、易燃液体火灾。它使可燃液体浮于水面，扩大燃烧面积。

（4）电气火灾。水能导电，易造成触电和短路事故。

（5）精密仪器、贵重文物资料、档案的火灾。用水扑救，会使其毁掉。

思考题

1. 简述灭火的原理和灭火的基本方法。
2. 常见的仓库起火的原因有哪些?
3. 火分哪几类? 各由哪些物质引起的?
4. 药库的消防及灭火措施需做到哪几点?

第九章 安全用电

学习要点

1. 了解安全用电基本知识，熟悉触电现场急救方法，了解电气线路火灾原因。

2. 能够学会安全用电，正确实施触电事故救治以及正确处理电气火灾事故。

一、安全用电的基础知识

（一）电流对人体的伤害

电流对人体的伤害有三种：电击、电伤和电磁场生理伤害。电击是指电流通过人体，破坏人体心脏、肺及神经系统的正常功能。电伤是指电流的热效应、化学效应和机械效应对人体的伤害，主要是指电弧烧伤、熔化金属溅出烫伤等。电磁场生理伤害是指在高频磁场的作用下，人会出现头晕、乏力、记忆力减退、失眠、多梦等神经系统的症状。

一般认为，电流通过人体的心脏、肺部和中枢神经系统的危险性比较大，特别是电流通过心脏时，危险性最大，所以从手到脚的电流途径最为危险。

触电还容易因剧烈痉挛而摔倒，导致电流通过全身并造成摔伤、坠落等二次事故。

（二）触电

人为什么会触电？因为人的身体能传电，大地也能传电。如果人的身体碰到带电的物体，电流就会通过人体传入大地，于是就引起触电。但是，如果人的身体不与大地相连（如穿了绝缘胶鞋或站在干燥的木凳上），电流就构不成回路，人就不会触电，正如自来水一样，关了水龙头，水就无法流通。

人触电死亡的原因是：当通过人体的电流超过人能忍受的安全数值时，肺便停止呼吸，心肌失去收缩跳动的功能，导致心脏的心室颤动，“血泵”不起作用，全身血液循环停止。血液循环停止之后，引起细胞组织缺氧，在 10 ~ 15s 内，人便失去知觉；再过几分钟，人的神经细胞开始麻痹，继而死亡。

人触电伤害程度的轻重，与通过人体的电流大小、电压高低、电阻大小、时间长短，电流途经、人的体质状况等有直接关系。

（三）安全用电的措施

所谓安全用电，指在保证人身及设备安全的前提下，正确地使用电力及为此目的而采取的科学措施和手段。电气安全包括人身安全与设备安全两方面。人身安全指在从事电气工作的过程中人员的安全；设备安全指电气设备及相关其他设备，包括建筑的安全。保证用电安全的基本要素包括以下几点。

1. 电气绝缘

保持配电线路和电气设备的绝缘良好，是保证人身安全和电气设备正常运行的最基本要素。电气绝缘的性能是否良好，可通过测量其绝缘电阻、耐压强度、泄漏电流和介质损耗等参数来衡量。

2. 电气安全距离

电气安全距离，是指人体、物体等接近带电体而不发生危险的安全可靠距离；通常，在配电线路和变、配电装置附近工作时，应考虑线路安全距离，变、配电装置安全距离，检修安全距离和操作安全距离等。

3. 导体的安全载流量

导体的安全载流量，是指允许持续通过导体内部的电流量。持续通过导体的电流如果超过安全载流量：导体的发热将超过允许值，导致绝缘损坏，甚至引起漏电和发生火灾。因此，根据导体的安全载流量确定导体截面和选择设备是十分重要的。

4. 标志

明显、准确、统一的标志是保证用电安全的重要因素。标志一般有颜色标志、标示牌标志和型号标志等。颜色标志表示不同性质、不同用途的导线；标示牌标志一般作为危险场所的标志；型号标志作为设备特殊结构的标志。

5. 接地和接零

（1）接地　指与大地的直接连接，电气装置或电气线路带电部分的某点与大地连接、电气装置或其他装置正常时不带电部分某点与大地的人为连接都叫接地。

（2）保护接地　为了防止电气设备外露的不带电导体意外带电造成危险，将该电气设备经保护接地线与深埋在地下的接地体紧密连接起来的做法叫保护接地。

由于绝缘破坏或其他原因而可能呈现危险电压的金属部分，都应采取保护接地措施。如电机、变压器、开关设备、照明器具及其他电气设备的金属外壳都应予以接地。一般低压系统中，保护接电电阻值应小于4Ω。

（3）保护接零　就是把电气设备在正常情况下不带电的金属部分与电网的零线紧密

地连接起来。应当注意的是：在三相四线制的电力系统中，通常是把电气设备的金属外壳同时接地、接零，这就是所谓的重复接地保护措施，但还应该注意，零线回路中不允许装设熔断器和开关。

6. 装设漏电保护装置

为了保证在故障情况下人身和设备的安全，应尽量装设漏电流动作保护器。它可以在设备及线路漏电时通过保护装置的检测机构转换取得异常信号，经中间机构转换和传递，然后促使执行机构动作，自动切断电源，起到保护作用。

7. 采用安全电压

这是用于小型电气设备或小容量电气线路的安全措施。根据欧姆定律，电压越大，电流也就越大。因此，可以把可能加在人身上的电压限制在某一范围内，使得在这种电压下，通过人体的电流不超过允许范围，这一电压就叫做安全电压。安全电压的工频有效值不超过50V，直流不超过120V。我国规定工频有效值的等级为42V、36V、24V、12V和6V。

凡手提照明灯、高度不足2. 5m的一般照明灯，如果没有特殊安全结构或安全措施，应采用42V或36V安全电压。

凡金属容器内、隧道内、矿井内等工作地点狭窄、行动不便以及周围有大面积接地导体的环境，使用手提照明灯时应采用12V安全电压。

8. 加强绝缘

加强绝缘就是采用双重绝缘或另加总体绝缘，即保护绝缘体以防止通常绝缘损坏后的触电。

小知识

安全用电口诀

检修用电不能少，安全使用要知道，用电设备勤检查，地线零线须接好。

手提电动工器具，漏电保护要配齐，修理更换零部件，电源插头要拔掉。

金属容器潮湿处，安全电压不能超，线路插接要规范，遵章作业要记牢。

用电容量要知道，线径选择很重要，只要用电不违章，安全生产保障好。

二、触电事故急救

触电急救的要点是动作迅速，救护得法。

发生触电事故时，现场急救的具体操作可分为迅速解脱电源、简单诊断和对症处理三大部分。

（1）迅速解脱电源　一旦发生触电事故时，切不可惊慌失措、束手无策，首先要设法使触电者脱离电源，一般方法如下。①切断电源。当电源开关或电源插头就在事故现场附近时，可立即将闸刀打开或将电源插头拔掉，使触电者脱离电源。②用绝缘物（如木棒、竹杆、手套等）移去带电导线，使病人脱离电源。③用绝缘工具切断带电导线（如电工钳、木柄斧以及锄头等）断开电源。④拉拽触电者衣服，使之摆脱电源。

上述办法仅适用于220V或380V“低压”触电的抢救。对于高压触电应及时通知供电部门，采取相应紧急措施，以免产生新的事故。

（2）简单诊断　解脱电源后，病人往往处于昏迷状态或“临床死亡”阶段。只有作出以下明确判断，才能及时正确地进行急救：①判断是否丧失意识；②观察是否有呼吸存在；③检查颈动脉是否有搏动；④观察瞳孔是否扩大。

（3）处理方法　经过简单诊断的病人，一般可按下列情况分别处理：①病人神志清醒，但感乏力、头昏、心闷、出冷汗，甚至有恶心或呕吐，应当让其就地安静休息，以减轻心脏负荷，加快恢复；情况严重时，应小心送往医疗部门，途中严密观察病人，以防意外。②病人呼吸、心跳尚存，但神志不清。应使其仰卧，保持周围空气流通，注意保暖，并且立即通知或送往医院抢救。此时还要严密观察，做好人工呼吸和体外心脏挤压急救的准备工作。③如果检查发现病人已处于“假死”状态，则应立即针对不同类型的“假死”进行对症处理，若呼吸停止，则用口对口人工呼吸法维持气体交换；若心脏停止跳动，则用体外人工心脏挤压法来重新维持血液循环；若呼吸心跳全停，则需同时施行体外心脏挤压和口对口人工呼吸，同时应立即向医疗部门告急抢救。

小知识

人工呼吸法

人工呼吸法是在触电者呼吸停止后应立即采用的急救方法。各种人工呼吸法，以口对口（鼻）人工呼吸效果最好而且简单易学，容易掌握。施行人工呼吸的，迅速将触电者身上衣领、上衣、裤带等解开并取出触电者口腔内杂物，以免堵塞呼吸道。做口对口（鼻）人工呼吸时，应使触电者仰卧，头部充分后仰（最好用一支手托在触电者颈后），致鼻孔朝上，以利呼吸道畅通。实行人工呼吸和胸外心脏挤压抢救要坚持不断，切不可轻率终止。运送途中也不能终止抢救。在抢救过程中，如果发现触电者皮肤出现由紫变红，瞳孔由大变小，则说明抢救收到了效果。如果发现触电者嘴唇稍微开合，或眼皮活动，或嗓子有咽东西的动作，则应注意其是否有自动心脏跳动和自动呼吸。触电者能自己开始呼吸，即可停止人工呼吸。否则，应立即再做人工呼吸。

三、电气防火

电气火灾和爆炸事故在火灾和爆炸事故中占有很大的比例。多种事故的发生除可造成人身伤亡设备毁坏外，还可能造成大规模或长时间的停电，严重影响生产和人民生活，因此做好电气防火防爆工作，防止事故的发生是十分重要的。

（一）电气火灾和爆炸原因

在电力系统中，火灾和爆炸的危险性和原因各不相同。但总的来看，除设备缺陷、安装不当等设计和施工方面的原因外，在运行中由电流产生的热量、电火花或电弧等是引起电气火灾和爆炸的直接原因。

1. 危险温度

危险温度因电气设备过热而引起，而电气设备过热主要由电流产生的热量造成。电气设备运行时总会产生热量，只有当电气设备的正常运行条件遭到破坏时，其发热量增加，湿度升高，才会引起火灾。

引起电气设备过度发热的不正常运行，大体归纳为以下几种情况。

（1）短路　发生短路时，线路中的电流增加为正常时的几倍甚至几十倍，而产生的热量可和电流平方成正比，使得温度急剧上升，大大超过允许范围。如果温度达到自燃物的自燃点或可燃物的燃点，即会引起燃烧，导致火灾。容易发生短路的情况有：①电气设备的绝缘老化变质，受机械损伤，在高温、潮湿或腐蚀的作用下，使绝缘破坏；②由雷击等电压的作用，使绝缘击穿；③安装和检修工作中，由于接线和操作的错误；④由于管理不严或维修不及时，有污物聚积，小动物钻入等。

此外，雷电放电电流极大，比短路电流大得多，以致可能引起火灾爆炸。

（2）过载 过载也会引起电气设备发热，造成过载的原因大体有如下几种情况：①设计、选用的线路或设备不合理，以致在额定负载下出现过热；②使用不合理，如超载运行、连续使用时间超过线路或设备的设计值，造成过载；③设备故障运行造成设备和线路过载，如三相电动机单相运行、三相变压器不对称运行，均可造成过热。

（3）接触不良 ①不可拆卸的接头连接不良，焊接不良，或接头处混有杂质，都会增加接触电阻而接头过热；②可拆卸的接头连接不紧密，或由于振动而松动也会导致过热；③活动触头，如刀开关的触头、接触器的触头、插入式熔断器的触头等活动触头，没有足够的接触压力或接触表面粗糙不平，都会导致触头过热；④电刷的滑动接触处没有足够的压力或接触表面脏污、不光滑，也会导致过热；⑤对于铜铝接头，由于性质不同，接头处易受电解作用而腐蚀，从而导致过热。

（4）散热不良 各种电气设备在设计和安装时都考虑有一定的散热或通风措施，如果措施受到破坏，可造成设备过热。

除上述各点以外，电灯和电炉等直接利用电流产生热能的电气设备，工作温度都比较高，如安装和使用不当，均可引起火灾。

（二）电火花和电弧

电火花是电板间击穿放电，电弧由大量密集的电火花汇集而成。在有爆炸危险的场所，电火花和电弧是一个十分危险的因素。电火花大体分为以下两类。

1. 工作电火花

是指电气设备正常工作时或正常操作过程中产生的火花，如交、直流电机电刷接触滑动产生的小火花，开关或接触的开合产生的火花等。

2. 事故火花

是线路或设备发生故障时出现的火花。如发生短路或接地时的火花，绝缘损坏、网络及导电体松脱时的火花；保险丝熔断时火花；过压放电火花；静电火花；感应电火花及修理工作中错误操作火花等。

应当指出，电气设备本身事故一般不会出现爆炸事故，但在以下场合可能引起空间爆炸：周围空间有爆炸性混合物，在危险温度或电火花作用下，老旧设备（油断路器、电力变压器、电力电容器和老油套管）的绝缘油在电弧作用下分解和气化，喷出大量油雾和可燃气体；发电机耦合装置：漏气、酸性蓄电池排出氢气等都会形成爆炸混合物引起空间爆炸。

（三）电气灭火知识

电气灭火一般有两个特点：一个特点是火后电气设备可能是带电的，如不注意，可能引起触电事故；另一个特点是有些电气设备（如电力变压器、油断路器等）本身充有大量的油，可能发生喷油甚至爆炸事故，从而扩大火灾范围，因此在进行灭火时，应首先注意这两个方面的问题。

1. 触电危险和断电

发现起火后，首先要设法切断电源。切断电源时应注意以下几点。

（1）火灾发生后，由于受潮或烟熏，开关设备绝缘能力降低。因此，拉闸时最好用绝缘工具操作。

（2）高压应先操作油断路器而不应先操作隔离开关切断电源；低压应先操作磁力启动器而应不先操作闸刀开关切断电源，以免引起弧光短路。

（3）切断电源的地点要选择适当，防止切断电源后影响灭火工作。

（4）剪断电线时，不同相电线应在不同部位剪断，以免造成短路；剪断室中电气时，剪断位置应选择在电源方向的支持物附近，以防止电线剪断后落下来造成接地短路或触电事故。

2. 带电灭火安全要求

有时为了争取灭火时间，来不及断电，或因生产需要或其他原因，不允许断电，则需带电灭火。带电灭火需注意以下几点。

（1）选择适当的灭火机。二氟一氯一溴甲烷（1211）灭火机的灭火剂是不导电的，对设备也没有污染，可用于带电灭火。但一般 1211 灭火器能量较小，适用于扑灭电气初期起火；对于起火范围大、火势猛、能量大的情况，需采用干粉灭火器灭火。泡沫灭火器的灭火剂（水溶液）具有导电性，禁止对电气设备带电灭火。

（2）用水枪灭火时适宜采用喷雾水枪，通过水柱的泄漏电流小，带电灭火比较安全。

（3）人体与带电体之间保持必要的安全距离。

（4）对架空线路等空中设备进行灭火时，人体位置与带电体之间的偏角不超过 45°，以防导线断落伤人。

（5）如遇带电导体断落地面，要划出一定的警戒区，防止跨步电压伤人。

3. 充油设备灭火要求

充油设备中的油，闪点多在 130 ~ 140℃之间，有较大的危险性。如果只在设备外部起火，可用 1211 和干粉等灭火机带电灭火。如火势较大，应切断电源，并可用水灭火。如油箱破坏，喷油燃烧，火势很大时，除切断电源外，应设法将油放进事故储油坑内，再用泡沫扑灭。电缆沟内的油火可用黄沙覆盖灭火或用泡沫灭火器覆盖扑火。

思考题

1. 安全用电的要点是什么？
2. 触电事故现场急救措施有哪些？假如你是在触电现场紧急救伤员，如何操作？
3. 仓库电气管理规定有哪些？

第四篇

现代仓储设备

第十章　仓储现代化

学习要点

1. 了解仓储现代化的基础知识。

2. 能应用仓储现代化知识提升仓储建设和效能。

一、我国仓储业发展现状

1. 沿袭管理体制，仓储业形成了以部门管理为主的局势

我国的仓储业由于各部门、地方出于自己的利益与方便，各建属于自己的仓库，形成不同的行业和地方的“工业仓库”、“农业仓库”、“铁路仓库”、“交通仓库”、“商业仓库”、“物资仓库”、“外贸仓库”、“军工仓库”等，长期形成的这种部门分割、地区分割、自备仓库自己用，相互封闭、重复建设的局面至今尚未完全改变，仓储业社会化程度低。由于这种分散的、各自为政的管理体制，造成资金分散、管理落后、设备陈旧、仓库利用率低。有的仓库长期闲置，但有的不够用，还在继续投资建新库，由于盲目乱建、乱设仓库，使得市场竞争过度，仓储价格无序。一些城市近年来出现了大量的农民仓库、部队仓库，不景气的工厂也将闲置厂房作仓库，以低价来吸引客户，使仓储价格偏低，背离了价值规律，造成仓库管理水平低、储存条件差、服务质量低，储存物资损坏变质、失窃等，国家和企业遭受不应有的损失。

2. 现有仓库功能单一，很难适应市场经济发展的要求

现有仓库大都是平房库，其功能就是单纯储存产品。由于现在仓储市场不规范，竞争不平等，绝大多数国有仓库经济效益不好，不少长期亏损，不仅缺乏发展后劲，甚至连生存都成问题。

3. 大部分仓库设备陈旧落后

不少仓库仍处在人工作业为主的原始状态，人抬肩扛，工作效率低；“货物进不来出不去”的状态，商品在库滞留时间过长，或保管不善而破损、霉变，损失严重，加大了物流成本。

4. 仓储的信息化、网络化程度低

大部分仓储企业仍以人工作业为主，而将高速发展的信息技术和网络技术应用不多，或不够充分，这样造成物资流通上浪费更多的时间。

5. 物流观念淡薄

物流运作没有统一的技术标准，物流人才方面的教育比较落后，专业物流人才匮乏。

随着我国经济的高速发展和流通体制改革的不断深化，国民经济和对外贸易正日益深入地融入世界经济体系之中，仓储业更要有一个快速发展，实现仓储管理的现代化，以适应这一新形势的需要。

二、我国仓储现代化发展方向

随着我国改革开放的不断深入，在全球经济一体化的格局下，我国的仓储业将在建设与需求同步增长的氛围发展状大，而专业化、信息化、自动化将成为其仓储现代化的发展方向。

1. 人员知识专业化

实现仓储现代化的关键在于科学技术。而发展科学技术的关键在于人，没有知识，没有人才，现代化就是一句空话。

在生产力高度发展的今天，科学技术越来越进步，机器设备的数量和品种也越来越多，人在操纵现代化生产设备中的作用也就越来越大，要求有一大批既懂管理、又懂专业知识并掌握现代化管理方法和手段的高素质的管理人才。而对仓储业来讲，由于过去受“重商流，轻物流”思想的影响，社会上多少存在着轻视仓储工作的倾向，致使仓储队伍素质不高，技术和管理水平普遍偏低。因此，实现仓储人员的知识专业化是当前最为紧迫之事，对仓储人员的培训更为迫切和重要。必须按现代化管理的要求，加强对仓储人员的培养、教育和提高，尽快培养出一批专门从事仓储事业，具有现代科学知识与管理技术、责任心强、素质高的仓储专业队伍。强化仓储工作人员的培训工作，可以通过两条途径：一是加强在职人员的岗位培训，举办各种培训班；二是发展本专科的正规学历教育，培养高层次的仓储管理人员。职工培训是提高仓储工作人员素质的一项基础性工作，应常抓不懈。

想一想

如果你将来要当一名仓储管理人员，你现在已经具备了什么技能？还需要掌握哪些方面的知识？

2. 作业机械自动化

先进的基础设施和自动化功能是实现仓储现代化的基础，当前仓储技术是整个物流技术中的薄弱环节，因此加强仓储技术的改造与更新，是仓储现代化的重要内容。

随着生产技术的发展，生产机械化已是现代企业生产的基本要求。机械具有承重能力强、效率高、工作时间久、损害低等多种特点。仓储作业大都负荷重、作业量大、作业环境恶劣、时间紧、存在着众多系统性不安全隐患，因而仓储机械化是仓储业发展的必然。仓储企业应通过机械化实现最低的人力作业，加大企业集成度，减少人身伤害和货物损害，提高作业效率的目标。

仓储自动化是指由计算机管理控制仓库的仓储。在自动化管理的仓库中货物仓储管理、环境管理、作业控制等仓储工作，通过住处管理、扫描技术、条形码、射频通信、数据处理等技术，指挥仓库堆垛机、传送带、自动导引车、自动分拣等设备自动完成仓储作业；自动控制空调、监控设备、制冷设备进行环境管理；向运输设备下达运输指令安排运输等；并同时完成单证、报表的制作和传递。对于危险品、冷库、暖库、粮食等特殊仓储，都有必要采取自动化控制的仓储，实现物资出入库和储存保管的机械化和自动化。从我国的国情出发，重点发展物资存储过程中所需要的各种装卸搬运机械、机具等，例如研制并推广作业效率高、性能好、耗能低的装卸搬运机械，发展自动检测和计量机具，提高分货、加工、配送等作业手段和方法等。

3. 管理网络化、信息化

从传统仓储向现代仓储转变的关键时期，面对竞争日趋激烈的市场环境，要实现优质、高效、便捷、周到的服务标准，加强计算机的应用水平势在必行。传统仓储管理完全由人工来完成，以手工记录为主。而社会经济的发展和工业生产的加速，使得仓库的进出更为频繁，仓库信息更为重要。

仓储管理的信息化是现代化仓储管理的趋势，随着信息技术不断发展，尤其是信息网络化的应用，仓储信息处理越来越复杂，信息数据量也更为庞大，来源分布广而复杂。如果仍采用手工收集数据，会大大增加信息采集人员和信息输入人员，降低信息正确率和信息系统的执行效率。为了实现信息快速准确的输入，现代仓储管理中必须依靠计算机系统。运用电子计算机辅助仓储管理，进行仓储业务管理、库存控制、作业自动化控制以及信息处理等，以达到快速、准确、高效的目的。

对于存货品种繁多、存量巨大的物流与配送中心，要提高仓库利用率，保持高效率的存货流转，实施景区的存货控制，没有计算机的信息管理和处理是不可能实现的。仓储信息化管理包括对账目处理、结算处理提供实时的查询，进行货位管理，制作各种单证和报告表，进行存量控制，甚至于进行自动控制等。可以说，仓储要实现提高效率、降低损耗，从而降低成本就必须实现信息化。

仓储是物流的节点，是企业存货管理的核心环节。企业生产、经营的决策需要仓储及时地把存货信息反馈给管理部门，在充分掌握物品的存粮、储备、存放地点、消费速度的情况下，才能够准确的生产和经营决策。高效的物流管理建立在对物流进行控制和组织之上，要想实现高效的物流管理就需要仓库、厂商、物流管理者、物流需求者、运输工具之间建立有效的信息网络，实现仓储信息共享，通过信息网络控制物流，做到仓储信息网络化。

在现有仓储环境的基础上，信息网络的建设和信息技术的应用将使仓储增值业务水平进一步提高，有效地将各操作环节合理对接，并使其综合物流业务成为仓储业发展的主要方向，把仓储业的功能向上下游延伸，从而可以获得更多的增值收入。

练一练

上网查阅关于我国医药物流仓储发展趋势的文章。

思考题

1. 仓储技术现代化发展方向的主要内容是什么？

2. 影响仓储业发展的因素有哪些？

第十一章　现代仓储设备管理

学习要点

1. 理解仓储设备的管理和保养，能正确选择和使用仓储设备，合理管理和养护仓储设备。

2. 了解现代仓库设备的管理与保养原则，熟悉仓库设备的管理和保养。

第一节　现代仓库设备的配置

现代仓库设备，指的是除了现代仓库主体建筑以外，进行仓储业务所需要的一些设备、工具和用品等。借助于设备，可以合理组织商品的转运和处理，妥善维护商品质量，保障人、财、物的安全。

一、现代仓库设备配置原则

1. 适应性

设备的型号、规格应与仓库的作业数量、商品出入库频率相适应。所以首先要明确仓库的类型，被储存商品的性质、数量以及储存条件要求，同时还要考虑仓库的日平均出入库量，以配置符合仓库储存需要的设备。在进行各类设备配置时，还要注意处理好各类设备之间的衔接问题，以最大限度地发挥设备的作用。

2. 经济性

仓库设备的配置必须要从仓库的自身经营需要出发，在满足经营规模需要的情况下，以最少的资金占用来配置相对全面的设备，以实现仓库的最大经济效益。

3. 先进性

随着现代新技术的发展，各类新设备不断涌现，这些设备技术更先进，性能更适应仓储作业的要求。因此，在配置仓库设备时，要适应现代仓库作业的需要，应尽量配置较为先进的技术设备，以提高仓储企业的生产能力和生产效率。

二、现代仓库设备配置种类

现代仓库仓储工作中使用的设备，按其用途和特征不同可以分为装卸搬运设备、保管设备、计量设备、养护检验设备、通风照明设备、消防安全设备、劳动防护设备以及其他用途设备和工具等。常见仓储作业中的设备主要分为以下几种。

1. 装卸、搬运设备

指用于商品货物的出入库、库内堆码以及翻垛等作业的设备。这类设备能改进仓储管理、减轻劳动强度、提高收发作业效率。在仓库工作的实践中，装卸搬运设备可以具体划分为：装卸堆垛设备（桥式起重机、门式起重机、堆垛机等）、搬运传输设备（拖车、搬运车、输送机等）和成组搬运设备（托盘）。

2. 保管设备

指用于保护仓储商品货物质量的设备，主要包括苫垫用品（苫布、枕木、石条）和存货用具（货架、货橱）。

3. 计量设备

指用于商品货物进出库时的计量、点数，以及存货期间的盘点、检查等的设备，如地磅、电子计数器、流量仪、磅秤、卷尺等。

4. 养护检验设备

指用于商品货物进入仓库验收和在库内保管测试、化验以及防止商品变质、失效的器具、仪器等，如温度仪、测潮仪、干燥器、烘干箱、空气调节器等。

5. 通风、保暖、照明设备

主要根据商品货物保管和仓储作业的需要而配备，如抽风机、各式电扇、普通加罩电灯、防爆式电灯、暖气装置等。

6. 消防安全设备

指为了保证仓库的安全而必须配备的设备，如消防栓、灭火器、报警器等。

7. 劳动防护用品

指用于确保仓库员工在库存作业中的人身安全的设备，如工作服、安全帽、防护衣等。

8. 其他用品和用具

说一说

常见的仓储设备有哪些？

三、现代仓储设备配置选用时应考虑的因素

1. 商品特性

储存商品的外形、尺寸直接关系到货架规格的选择；储存商品的重量直接影响到货架强度的选定；商品储存单位直接影响货架类型的选择。

2. 存取性

商品货物的存取性与储存密度有着密切的关系。当储存密度过大时，商品货物的存取性就相对较差。有些货架储存密度较佳，但如果采用“先进先出”的管理方式时却很难适应。只有自动化立体仓库能够很好地解决商品货物的存取性与储存密度的问题，但投资成本较高。

3. 出入库量

在选择出入库输送设备和分拣设备时，应充分考虑储存仓库的出入库量，根据仓库的作业频率来选择相应的设备。

4. 仓库架构

在进行仓库设备选择时，仓库的可用高度、梁柱的位置、地坪承载能力、防火设施等都是决策应考虑的重要因素。

第二节　现代仓库的储存设备

一、货架

货架是用支架、隔板或托架组成的，立体储存货物的设施是用来直接储存货物的。

1. 货架的作用

随着企业仓储管理水平的不断提高，货架在仓储工作中的使用越来越广泛，在仓库中使用货架具有很重要的技术经济意义。

（1）可以充分利用空间，提高库容利用率。货架能够扩大存储空间，有效增加现代仓库的存储能力。

（2）可以保证储存安全，减少商品的损失。由于货架、隔板的承托作用，存入货架的商品互不积压，商品损耗率小。

（3）可以提高存取、拣选作业的效率。存入货架的商品，由于有货架层格的分隔，

易于定位，作业方便，便于清点。

（4）有利于实现机械化、自动化管理。新型货架的应用有利于进一步实现仓储作业机械化、自动化水平，有利于减少人力消耗、降低成本和提高作业效率。

2. 货架的种类

（1）按货架的发展分为传统式货架和新型货架。其中，传统式货架包括层架、层格式货架、抽屉式货架、橱柜式货架等；新型货架包括托盘货架（图 11－1）、旋转式货架（图 11－2）、移动式货架（图 11－3）、高层货架、重力式货架等。

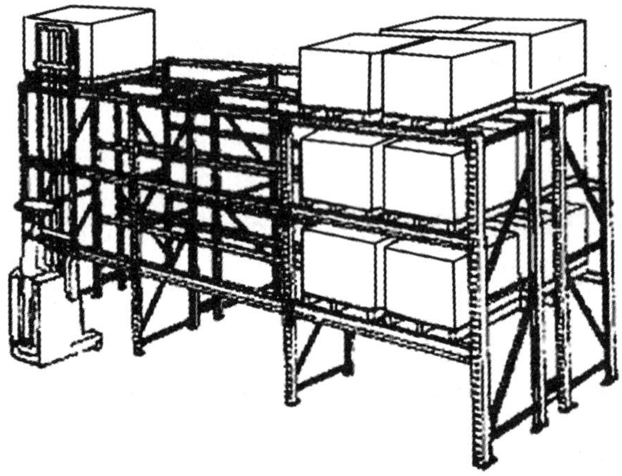

图 11－1　托盘货架

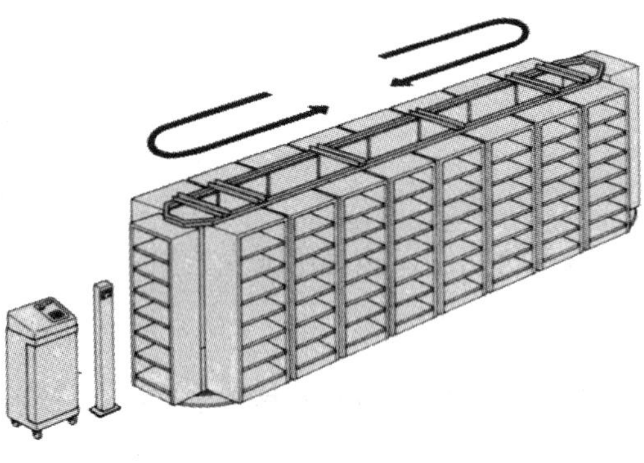

图 11－2　旋转式货架

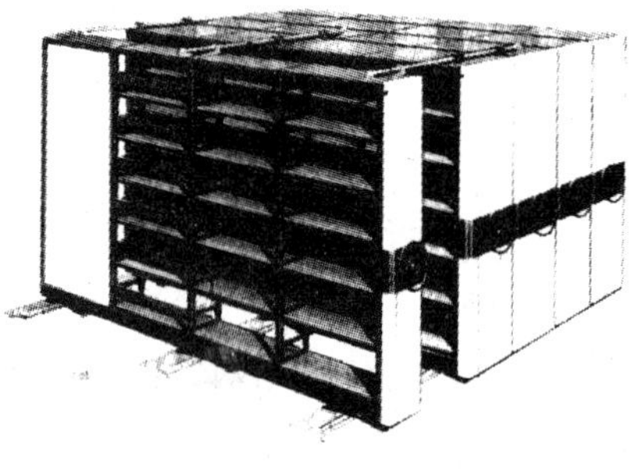

图 11－3　移动式货架

（2）按货架的适用性分为通用货架和专用货架。

（3）按货架的可动性分为固定式货架、移动式货架、旋转式货架、组合式货架、可调式货架和流动储存货架等。

（4）按货架的封闭程度分为敞开式货架、半封闭式货架和封闭式货架。

（5）按货架的结构分为整体结构式（货架直接支撑仓库屋顶和围壁）和分体式货架（货架与建筑物分为两个独立的系统）。

（6）按货架高度分为底层货架（高度在 3m 以下）、中层货架（高度在 5 ~ 15m）和高层货架（高度在 15m 以上）。

（7）按货架的载重量分为重型货架（每层货架载重量在 500kg 以上）、中型货架（每层货架或搁板载重量在 150 ~ 500kg）和轻型货架（每层货架载重量在 150kg 以下）。（图 11 －4）

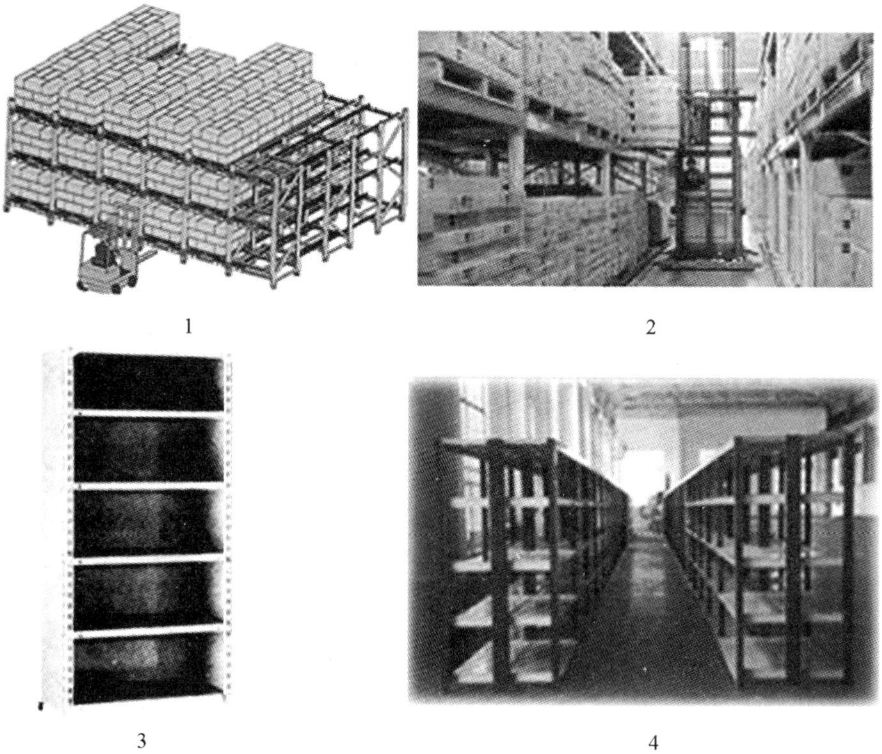

图 11 －4　各种按载重量分的货架

1. 重型压入式货架　2. 重型横梁式货架　3. 轻型货架　4. 中型货架

二、托盘

1. 托盘的概念

托盘是用于集装、堆放、搬运和运输的作为单元负荷的货物和制品的水平平台装置。在平台上集装一定数量的单件货物，并按要求捆扎加固，组合为一个运输单位，便于运输过程中使用机械进行装卸、搬运和堆存。托盘是现代化工商业生产、运输、储存及包装过程中很重要的一种工具，是在物流领域中适应装卸机械化而发展起来的。托盘的发展与叉车的发展同步，叉车与托盘共同使用，形成有效的装卸系统，极大地促进了装卸活动的机械化水平，使长期以来运输过程中的装卸瓶颈得以解决或改善。

托盘作为装卸、运输的重要机具，其主要的优点有：货物装入托盘后，搬运或出入库场可用机械操作，从而缩短货运时间，减少劳动强度；以托盘为运输单位，货物件数变少，体积重量变大，且每个托盘所装货物数量相同，便于点数、理货交接，货物装盘后可采用捆扎、紧包等技术处理，又可减少货损货差事故；托盘投资小，容易相互代用。

2. 托盘的种类

托盘的种类很多，常见的有平托盘、柱式托盘、箱式托盘、罐式托盘、翼形托盘、滚轮保冷箱式托盘、滑动板等（图 11－5）。

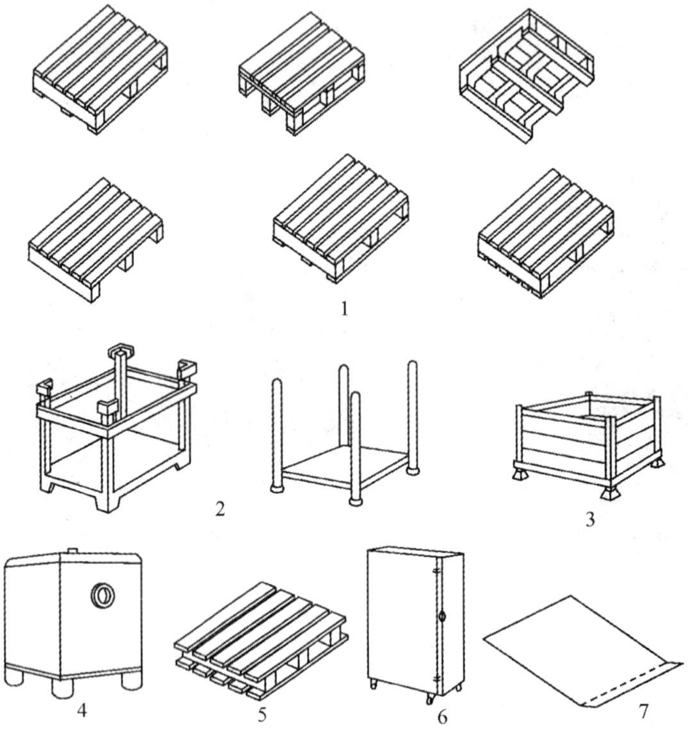

图 11－5　托盘的种类

1. 平托盘　2. 柱式托盘　3. 箱式托盘　4. 罐式托盘

5. 翼形托盘　6. 滚轮保冷箱式托盘　7. 滑动板

（1）通用平托盘　按使用面分为单面使用型和双面使用型，按进叉方向分为双向叉入型和四向叉入型，按材料分为木制平托盘、钢制平托盘、塑料平托盘和纸质平托盘。

（2）柱式托盘　其基本结构是托盘的4个角有固定式和可卸式的柱子，又可从对角的柱子上端用横梁连结，使柱子成门框形。柱式托盘的柱子部分可用钢材制成，这种托盘的作用有两个：一是防止托盘上所置货物在运输、装卸过程中发生倒垛；二是利用柱子支撑重量，可以将托盘上部货物悬空载堆，不会压坏下部托盘上的货物。

（3）仓库笼适合少品种、大批量的散装货物的储存（图11－6）。

巧固笼是由柱托盘延伸而成的，由金属网组成，尺寸一般与托盘一致，用于储存没有包装的产品，可将其直接堆放在地上，可多层堆叠，在不使用时可以折叠起来储放，以节省储放空间。

笼车是底板安装轮子的集装单元化工具，一般两只前轮为固定轮，后轮为带制动的转动轮，其优点是存取货物方便，移动灵活，不用时可以折叠，同时还可以直接作为商品的陈列货架使用。

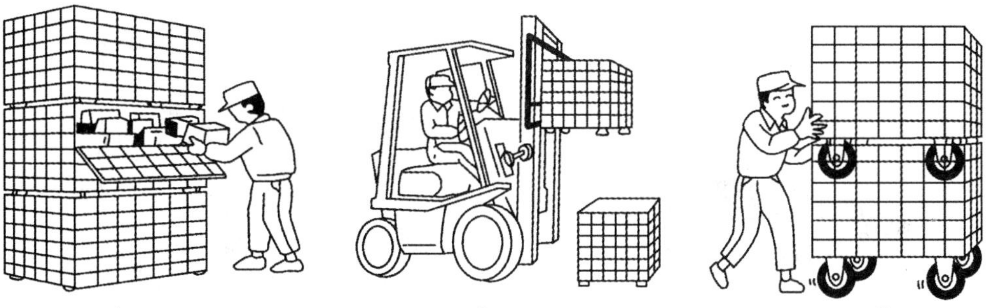

1　　　　2　　　　3

图11－6　仓库笼

1. 巧固笼　2. 仓库笼作业　3. 笼车

3. 托盘的合理使用

（1）在选购或制作托盘时，应严格保证托盘的质量。木材材种、材质和铺板、横梁尺寸应符合国家要求的标准，含水率少于25%，节疤少，边板不能有木节。钉子的规格、排列和数量要符合规定。钉子必须用80～90mm长的四线螺旋钉，而不是普通的圆钉，且钉入前要先钻孔。铺板时，钉的方向应与木纹一致。

（2）合理使用托盘。叉车叉取托盘时，叉齿要保持水平，不应上下倾斜；叉车必须对准叉孔，垂直于托盘，不应斜着进出托盘；严禁甩扔托盘，更不准空托盘以边角落地；不准用叉齿推移、拖拉托盘；空托盘应用叉车整齐叠放，避免碰撞和日晒雨淋。单块空托盘不宜平放，以免压坏；如用绳索捆扎货物，捆扎方向应与边板平行，不应垂直于铺板，以避免受力松动。

（3）加强养护和维修。要专人检查，一经发现任何损坏，应立即停止使用，同时要及时修理。

第三节　现代仓库的搬运与装卸设备

一、搬运设备

（一）水平搬运设备

1. 搬运车

（1）手推车　手推车是一种简单的、以人力为主的运输设备，适宜于在路面上水平输送商品。手推车操作灵活、简单，回转半径小，适用于短距离搬运轻型商品。(图 11 -7)

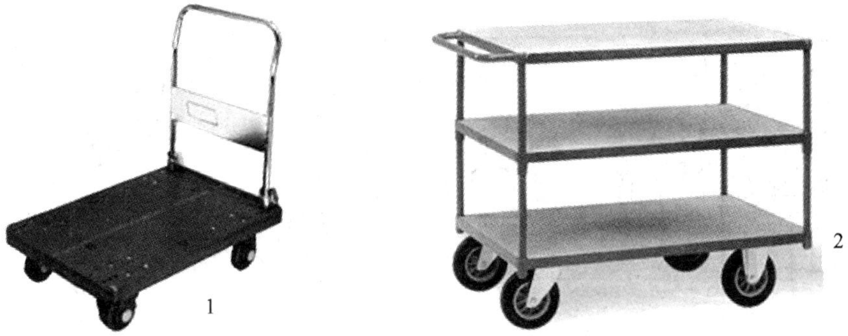

图 11 -7　各种类型的手推车

1. 折叠式手推车　2. 立体多层式手推车

（2）托盘搬运车　托盘搬运车有两个货叉式的插腿，可插入托盘底部升起 100mm 左右，抬起托盘，插腿的前端有两个小直径的行走轮，用来支撑托盘商品的重量。叉车可通过手泵油缸抬起，使托盘或货箱离地面行走（图 11 -9）。

（3）电瓶托盘车　电瓶托盘车是以蓄电池为动力的车辆，适宜于在平坦的路面上进行短距离搬运，既可以载重运输，又可作牵引车（图 11 -10）。

（4）无人搬运车　无人搬运车是一种能自动导向、自动认址、自动程序操作的搬运车，其主要由导向系统、移动装置、转向机构以及安全设施组成。按运行路面有无能源可分为有源式无人搬运车和无源式无人搬运车。

2. 输送机

按有无动力来源可将其划分为重力式和动力驱动式两类。重力式输送机是以输送物品本身的重量为动力，在一倾斜的输送机上由上而下滑动，又分为重力式滚筒输送机和重力式滚轮输送机。动力驱使式输送机一般以电动机等为动力，可分为辊子输送机和胶带式输送机。

（二）垂直搬运设备

垂直搬运设备是在楼房、仓库或多层建筑内使用的搬运设备，一般有间歇作业的载货电梯和连续作业的垂直输送机两种。

1. 载货电梯

是利用桥厢在钢丝绳的牵引下或其他方式驱使下沿着垂直导轨升降来运送货物的一种垂直搬运机械，适用于需要垂直运送货物的各种作业场所。

2. 垂直输送机

是一种连续搬运单件或托盘货物的垂直搬运设施，能逆向运行，按适应的层数分为单层输送和多层输送(图 11－8)。

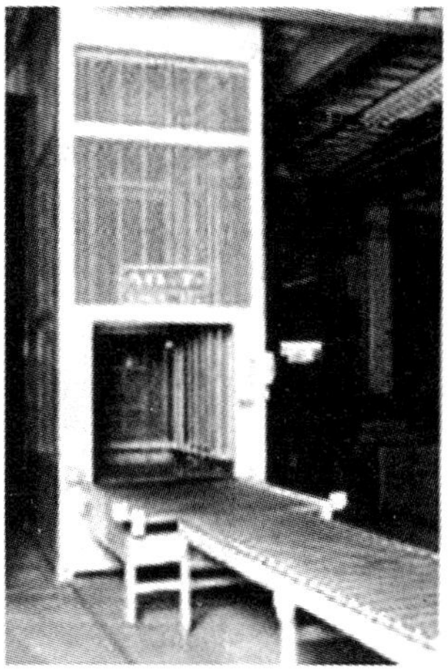

图 11－8 垂直输送机

二、叉车

叉车在仓储作业过程中是比较常用的装卸设备。

1. 叉车的概述

叉车是指具有各种叉具，能够对货物进行升降和移动以及装卸作业的搬运车辆。叉车与托盘相结合形成一种集装单元化装卸搬运的新作业方式，在物流技术中应用广泛。

叉车是用来提取、搬运、堆码单元物质的车辆，能完成出库、搬运、装卸、入栈等复合作业，与其他装卸搬运工具相比其优点如下。

（1）集装卸和搬运于一体，减少了物流操作环节，提高装卸效率。

（2）实现装卸机械化，有利于减轻劳动强度，节省劳动力，缩短装卸时间，加速运输车辆的周转。

（3）增加了货物堆垛高度，提高仓容利用率。

（4）叉车的转弯半径小，能在较窄的通道内转弯，操作灵活，室内外都能使用。

2. 叉车的种类

叉车主要以较安全的方式来举升及搬运负载。以举升高度区分，主要可分为：低举升的叉车，举升高度在 100～150cm；高举升的堆高机，最高可举升达 12m。还可由负载能力及不同的应用加以细分。以操作员的操作方式分，则可分为步行式及坐立式两大类。(图 11－9)

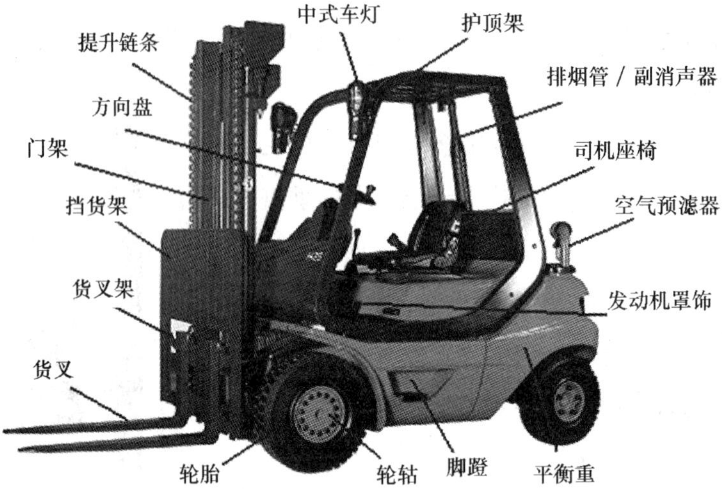

图 11－9　叉车结构

（1）低举升叉车　即一般的托板车，有手动与电动的方式。手动的方式，一般即称为“栈板千斤顶”，是以人力操作水平及垂直的移动。电动的方式是以电瓶提供动力做举升及搬运用。所有的动力型式都可站立于地板上来操作，为步行式搬运车辆。如其具有一安全的操作平台及手可以抓的护栏，则可像立式搬运车辆的操作方式（图 11－10）。

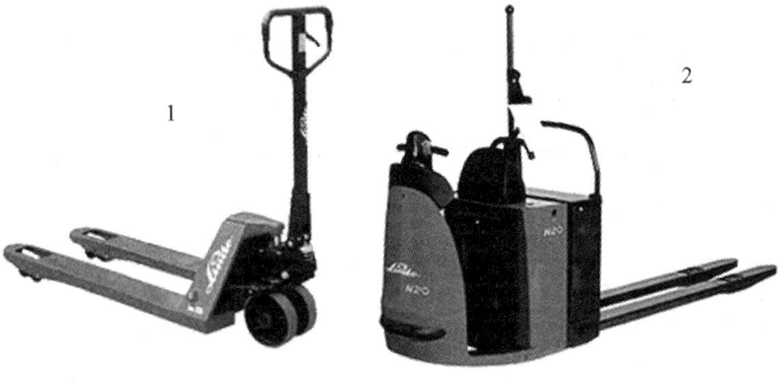

图 11－10　低举升叉车

1. 人力托盘车　2. 电瓶托盘车

（2）高举升叉车　即一般的堆高机（图 11－11），举升高度可达 12m。依操作员乘坐的方式可分为步行、立式及坐立式。一般步行、立式的，可举升高度 2. 7 ~ 3. 9m，由于应用上的不同，因此也发展出多种型式，如转叉式叉车等（图 11－12）。

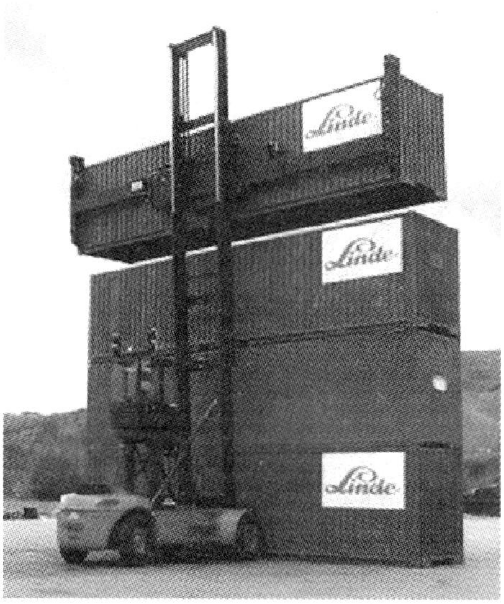

图 11 - 11　空箱堆高机

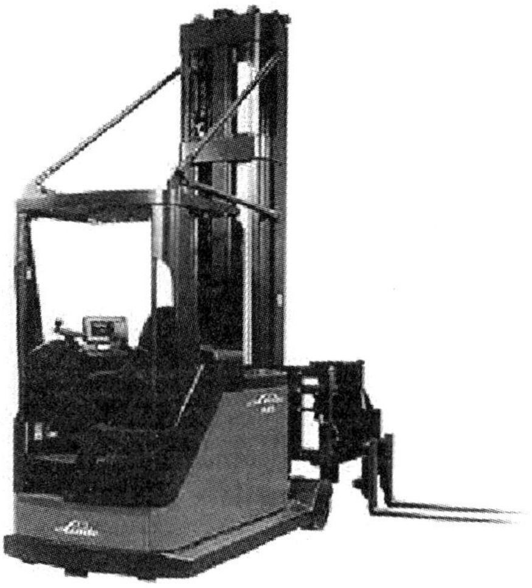

图 11 - 12　三向转叉式叉车

说一说

叉车的类型和用途。

第四节　自动分拣设备

自动分拣是现代化仓储的一项主要功能，把许多目的地不同的货物，按各自的货物流向分开。在分拣货物量较大时就必须依靠相应的分拣设备。自动设备主要有：钢带推出式分拣机、胶带浮出式分拣机、翻板式分拣机、滑块式分拣机、气缸侧推式分拣机、链条带动侧推式分拣机、旋转挡臂式分拣机等。(图 11 - 13)

一、钢带推出式分拣机

其堆垛主体是整条钢带输送机由一个大直径的飞轮驱动，单机长度由分拣道口的数量而定。

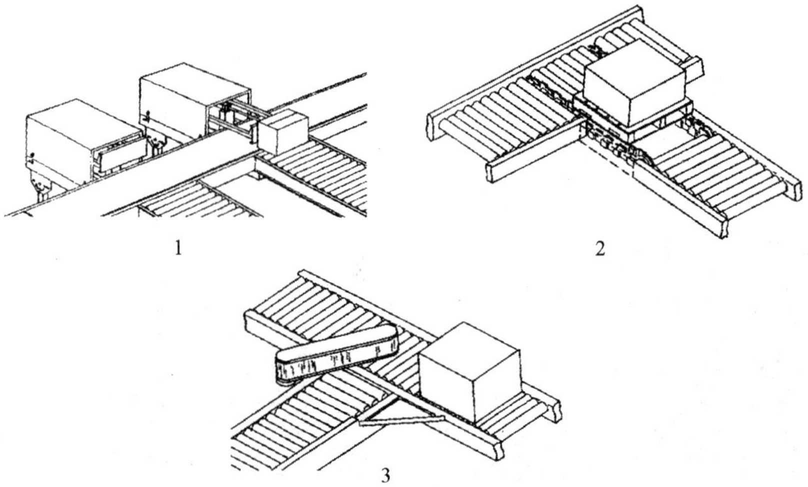

1　　2　　3

图 11－13　自动分拣设备

1. 气缸侧推式　2. 链条带动侧推式　3. 旋转挡臂式

二、胶带浮出式分拣机

其主体是分段的胶带输送机。分拣道口处设置一排可以向两侧转向并可上下浮动的橡胶斜轮。斜轮在传送带平面以下，被拣货物在经过斜轮时，不受任何影响。当货物抵达设定的分拣道口时，斜轮上浮，把货物斜移转弯，送入分拣道口。被分拣货物经过分拣道口信号设定装置后，通过鱼骨状辊道的合流输送机，进入主传送带。

三、翻板式分拣机

其传送装置是一排由链条拖行的翻盘，翻盘到设定的分拣道口，向左倾斜，被分拣货物靠重力滑入分拣道口。翻板式分拣机的传送部分是由并列的窄状帆板组成。帆板的块数取决于被分拣货物的长度。在分拣货物时，每一承载单元前后的翻板陆续倾翻，使长件货物能平稳地转向翻入分拣道口。

四、滑块式分拣机

其传送装置是一条板式输送机，其板面用金属板条或管子组成，每块板条或管子上各有一枚导向块能做横向滑动。导向块靠在输送机一侧上，当被分拣货物到达指定道口时，控制器使导向滑块顺序地向道口方向滑动，把货物推入分拣道口。

第五节　现代仓库设备的管理与保养

一、现代仓库设备的管理

现代仓库设备的管理要求做到“有条不紊、使用方便、精心养护、检修及时、不丢不损、购置有计划、领退有手续、物质专人管、职责分明、账物相符”等要求。在管理上，要对仓库设备进行分类、编号、登账、记卡、调配、保养、报废、处理等一系列工作。

二、现代仓库设备的正确使用

要保证仓库设备能保持良好的技术状况，正确、合理使用是关键，为此，在使用设备时要求做到以下几点。

1. 遵守操作规程和相关的规章制度

健全组织保障体系，做好设备安装工作。从企业领导到一线操作人员都应树立关心设备、爱护设备的思想，人人参与设备管理。在使用前首先要严格按质量标准安装设备，安装后要经试运转验收合格才能投入使用。

2. 合理负荷，按额定标准使用

在安排设备工作量时，要根据设备本身的性能参数和物流作业任务量，及科学的计算，合理确定设备工时定额。不同设备，其性能、结构、效率、使用范围、工作条件和能力都不相同，故在安排工作量时，需按照设备的不同技术性能分别确定。既要充分发挥设备的效能，有利于提高设备利用率，又要防止设备的过度疲劳和磨损，更不能超负荷使用。合理安排设备工作量也为设备的计划维修打下基础。

3. 须持证上岗，操作者必须经过培训，考试合格方准上岗

设备操作人员、使用人员必须熟知设备性能、操作和使用程序。要不断对操作使用人员进行技术培训，严格考核制度。合格的操作人员必须做到“四会四懂”，即懂性能、懂结构、懂原理、懂用途；会使用、会维护保养、会检查、会排除故障。

4. 要做好日常保养和修理

严格执行设备的保养和维修操作规程，良好的保养和维修是设备正常运行和有效使用的前提和保障。

三、现代仓库设备的维护保养

现代仓库要经常处于完好状态，除正确使用设备外，正确的维护保养也非常重要。维护保养是对设备进行清洁、润滑、调整、防腐、检查等一系列工作的总称。

清洁是指各种物流机械设备要干净，做到无灰、无尘、整齐，保持良好的工作环境。

安全是指设备的安全保护装置要齐全，各种装置不漏水、不漏油、不漏气、不漏电，保证安全，不出事故。

润滑是指对设备各运动摩擦部位要定时、定点、定量加注润滑油，保证运动部件得到正常的润滑，减少摩擦磨损，保证运转畅顺。

防腐是要防止设备腐蚀生锈，提高设备运转的可靠性和安全性。

总之，仓库管理人员需要随时了解设备的运转情况，经常擦洗灰尘和油垢，按照规定加注润滑油，紧固松动的部位，及时调整和排除故障等。

思考题

1. 现代仓库设备配置的原则是什么？
2. 货架的作用是什么？
3. 叉车与其他装卸搬运工具相比，其优点是什么？
4. 现代仓库设备的管理与保养原则是什么？

附录　药品仓储与养护技术实训

实训一　医药仓储企业调研能力训练（1）

一、项目内容

参观、调研医药仓储企业。

二、教学目标

1. 通过参观、调研医药物流仓储企业，了解仓储工作的流程、任务、组织结构、岗位职责、岗位能力的要求。

2. 通过对仓储工作的感性实践认知，促进仓储专业知识和技能的学习，提高学习的自觉性和目的性。

三、教学时间

4 学时。

四、教学程序

教师联系好后组织学生参观医药物流仓储公司。

1. 10 人一个小组，每位同学带好记录纸、笔。

2. 每小组各成员单独根据教学目标和要求做好参观调查记录。

3. 以小组为单位整理讨论调研记录，各自完成调查总结。

五、理论知识

教材第一章第一节。

六、注意事项

数据和图片也是调研材料的主要内容，外出调研要讲究方法和策略、注意交通安全，遵守纪律，讲文明礼貌。

七、评价要求

调研记录内容完整详实，总结及时、全面、认真。纪律表现好，着装、仪表、礼节得体。

实训二　医药仓储企业调研能力训练（2）

一、项目内容

药品流通包装调查。

二、教学目标

1. 通过调查，让学生认识药品流通包装的形式、用途。
2. 体验包装材料的多样性以及不同外观的包装带来的视觉和心理感受。

三、教学时间

4 学时。

四、教学程序

参观药品陈列室（展示中心）。

1. 10 人一个小组，每位同学带好记录纸、笔。
2. 每小组各成员单独根据教学目标和要求做好参观调查记录。
3. 以小组为单位整理、讨论调研记录，各自完成调查总结。

五、理论知识

教材第二章。

六、注意事项

数据和图片也是调研材料的主要内容，外出调研要讲究方法和策略，注意交通安全，遵守纪律，讲文明礼貌。

七、评价要求

调研记录内容完整详实，总结及时、全面、认真，纪律表现好，着装、仪表、礼节得体。

实训三　审核首营品种能力训练

一、项目内容

如何审核首营品种。

某医药物流股份有限公司经市场调研拟引入某药业公司生产的维 C 银翘胶囊，目前公司正经营该公司的维生素 C 颗粒剂。请完成该品种经营的审核。

二、教学目标

1. 理解首营品种的含义，正确判别首营品种。
2. 熟悉首营品种审核程序流程，正确完成首营品种审核的操作。
3. 形成严谨细致的工作作风。

三、教学时间

2 学时。

四、教学程序

1. 复习首营品种审核流程图及采购员向厂方索取的相关资料。
2. 由厂方（教师扮）提供首营药品，把其包装标示的内容写在黑板上。
3. 由采购员（学生扮）制作《首营品种审批表》，并认真根据黑板上提供的内容填写，把需要向厂方索取的相关资料的名称写在表末附注里。

4. 采购部（组长扮）业务审核。

5. 由质管部（组长扮）质量审核。

6. 主管领导（学习委员扮）审批。

7. 主管领导审批同意后，《首营品种审批表》及相关资料存档留于质管部。

五、理论知识

教材第三章第一节。

六、注意事项

注意首营品种的判别，按审批程序规范审核，表格制作认真，填写工整、正确。

七、评价要求

1. 实训细致、认真、负责、主动参与，守纪律。

2. 《首营品种审批表》制作及时、工整、内容完备、正确。

实训四　药品入库验收能力训练

一、项目内容

验收中药材和中成药入库。

某医药物流有限公司仓库拟调入中药当归饮片 100kg、复方丹参注射液 40 件，需验收入库。请完成验收入库。

二、教学目标

1. 掌握药品验收的标准和内容。

2. 掌握中药材和中成药验收方法的操作。

3. 能正确完成药品验收办理。

三、教学时间

2 学时。

四、教学程序

1. 每 5 人一小组，定组长 1 名。

2. 以小组为单位完成药品验收工作的方案策划，送审执行。方案要注意以下问题：

（1）药品验收的标准和内容。

（2）中药材质量验收的方法。

（3）中成药质量验收的方法。

（4）药品存放色标管理。

3. 教师指导现场验收。

4. 教师提问讨论结果并做小结。

五、理论知识

教材第三章第二节。

六、注意事项

明确验收程序和方法，验收工作方案要详细完整、合理可行，一丝不苟认真做好各个环节工作。

七、评价要求

程序正确，方案可行，记录完整、整洁，操作熟练，遵守纪律，有条不紊。

实训五　堆叠药品技术训练

一、项目内容

堆叠药品。

某医药仓储中心批量药品入库，经验收合格入库堆叠。请完成入库堆叠。

二、教学目标

1. 掌握“六距”的安排、药品“分区分类，货位编号”的储存管理方法。

2. 熟悉药垛堆叠的基本形式，正确完成药品堆叠操作。

三、教学时间

2 学时。

四、教学程序

1. 每 5 人一小组，定组长 1 名。

2. 备有板片状物品 50 片，方形物品 50 块，圆筒形物品 50 筒，长条形物品 50 件。

3. 要求根据药品分类储存的基本原则把仓库划分为若干区域，并将药品按性质和所要求的储存条件划成若干大类，分类集中存放于相应的区域中。

4. 遵循药品堆叠的基本原则，按照“六距”的要求（药品离墙、柱、顶、灯、垛、地要有一定距离），将入库药品放于指定货位（区）上，向上和交叉堆放，药垛堆放尽量做到合理、牢固、定量、整齐。

5. 按照药品外包装的特点和堆垛要求，码出药垛适合的基本形式（行列式、重叠式、交错式、通风式、屋脊式等），使药垛稳固牢靠，便于点数和发货，并在堆叠过程中掌握好“搭、咬、牵、量、蹲、嵌”等技巧。

五、理论知识

教材第四章第一节。

六、注意事项

小心轻放，注意安全。

七、评价要求

正确堆叠，方法得当，认真钻研。

实训六　温、湿度管理技术训练（1）

一、项目内容

正确使用与校正温、湿度计。

二、教学目标

1. 掌握温、湿度计的使用与校正方法。

2. 养成爱护仪器、规范操作的良好职业素质。

3. 加深误差概念的认识。

三、教学时间

2 学时。

四、教学程序

1. 每 5 人一小组，定组长 1 名。

2. 温度计：通风干湿表温度计（WQG－12）、地面温度计（WQG－15）、最高温度计（WQG－13）、最低温度计（WQG－18）等各 10 支。

3. 湿度计：干湿球温湿度计（干湿温度计）、毛发湿度计、通风湿度计、自记湿度计等各 10 支。

4. 教师现场指导、学习识别，使用，校正温、湿度计的方法。

五、理论知识

教材第四章第二节。

六、注意事项

观测温、湿度计时，视线与水银的顶端保持同一高度，不要把头、手、躯体部位靠近温、湿度计的感应球部。误差是客观存在的，也是可以合理规避的。

七、评价要求

能正确识别出所用仪器的类型、准确的名称，熟知每种类型的温、湿度计的测量范围及使用要求，学会并正确使用不同类型的温、湿度计。爱护仪器，小心轻放，严肃认真，遵守纪律。

实训七 温、湿度管理技术训练（2）

一、项目内容

仓库温、湿度的记录和措施。

某药业有限公司的仓储保管员按规定需要每天对仓库温、湿度进行定期测量，同时根据测量结果和储存药品对温、湿度的要求，决定是否需要采取措施调整仓库的温、湿度。

二、教学目标

1. 掌握仓库温、湿度的检查和记录方法。
2. 能正确采取措施处理仓库温、湿度超标。
3. 培养严谨细致、实事求是的责任心和持之以恒、吃苦耐劳的品质。

三、教学时间

2 学时。

四、教学程序

1. 每 5 人一小组，定组长 1 名。
2. 干湿球温湿度计 10 支，药品制剂包装 10 盒。
3. 每个学生根据仓库温、湿度的管理要求填写《仓库温、湿度记录》表（参照教材表 4－1 自制表格 1 张）。

记录当天上课 10 分钟的即时温、湿度，根据药品包装上的储存要求判别温、湿度状况，内容包括温度、湿度分别超标及温度、湿度均正常的情况（如温度过高，湿度过高；温度过高，湿度过低；温度过低，湿度过高；温度过低，湿度过低；温度、湿度均未超标）。

4. 组长检查每个组员的填写结果（注意记录时间，温、湿度超标与否和控制的措施及采取措施后的温、湿度是否达到要求范围）并记录成绩，不合格者退回重新填写。
5. 组长把成绩交到学习委员处登记作为实验成绩，教师随机抽查部分表格的填写情况并讲评结果。

五、理论知识

教材第四章第二节。

六、注意事项

观测温、湿度计时，视线与水银的顶端保持同一高度，不要把头、手、躯体部位靠近温、湿度计的感应球部。根据药品包装储存条件的温、湿度要求判别。

七、评价要求

判别准确，措施得当，操作熟练，记录规范工整，严谨细致，遵守纪律。

实训八　库藏药品养护检查能力训练

一、项目内容

库藏药品的养护与在库检查。

二、教学目标

1. 掌握库藏药品的检查时间、方法和检查的内容及要求。
2. 培养认真、仔细的工作作风和良好的职业道德。

三、教学时间

2 学时。

四、教学程序

1. 每 5 人一小组，定组长 1 名。
2. 以小组为单位完成药品出库工作的方案策划，送审执行。

（1）养护员要熟知药品在库检查的时间和方法：一般药品每季检查一次（“三三四”检查法）；重点药品每月检查一次；质量不稳定的药品随机检查。

（2）每个同学在检查过程中注意查看库内的温、湿度，药品储存是否分类存放，“六距”是否符合要求，药品包装及外观性质是否正常等，并按检查的内容填写《仓库药品的养护检查记录》（参照教材表4－2自制表格1张）。

（3）在检查过程中如发现药品质量问题时，应挂黄牌暂停发货，并填写《药品质量复检通知单》（参照教材表4－3），同时向质管部门汇报。

（4）每位学生写一份检查记录，并对检查结果做讨论、分析。

3. 教师指导现场验收。

4. 教师提问讨论结果并做小结。

五、理论知识

教材第四章第二节。

六、注意事项

熟悉各个步骤环节的技术要求，按管理规范训练。

七、评价要求

程序正确，方案可行，记录完整、整洁，操作熟练，遵守纪律，有条不紊。

实训九　药品出库作业能力训练

一、项目内容

药品出库。

某医药物流有限公司仓库调出复方丹参注射液40件，需备货出库。请完成出库。

二、教学目标

1. 了解药品出库的原则，掌握药品出库作业的正常流程，并熟悉各种出库单据的管理和使用。

2. 能正确处理药品出库过程的问题。

三、教学时间

2学时。

四、教学程序

1. 每5人一小组，定组长1名。

2. 以小组为单位完成药品出库工作的方案策划，送审执行。方案内容如下：

（1）核对出库凭证。

（2）配货。

（3）复核。

（4）出库。

（5）记账。

3. 教师指导现场验收。

4. 教师提问讨论结果并做小结。

五、理论知识

教材第五章第一节。

六、注意事项

熟悉各个步骤环节的技术要求，按管理规范训练。

七、评价要求

程序正确，方案可行，记录完整、整洁，操作熟练，遵守纪律，有条不紊。

实训十　消防安全能力训练

一、项目内容

使用干粉灭火器。

二、教学目标

1. 正确掌握干粉灭火器的使用方法。

2. 形成安全生产的意识，培养冷静细致的工作作风。

三、教学时间

2 学时。

四、教学程序

1. 教师简要介绍常见的灭火器种类。
2. 教师示范干粉灭火器的使用方法。
3. 同学轮流实践使用灭火器。

五、理论知识

教材第八章第三节。

六、注意事项

实地灭火训练在室外露天进行，一切行动听从指导教师指挥，除上场操作的选手外，其余同学离火源 3m 以上。训练结束彻底清理现场，不留后患。条件许可应选择多种灭火器材进行训练。

七、评价要求

操作正确，沉着、冷静。

参考文献

[1] 国家药典委员会. 中华人民共和国药典 [M]. 北京: 化学工业出版社, 2005.

[2] 李松涛. 中药购销员国家职业资格培训教程 [M]. 北京: 中国中医药出版社, 2003.

[3] 总后勤部卫生部. 医药仓储技术 [M]. 北京: 人民军医出版社, 1984.

[4] 朱圣和. 中药材贮存保管知识 [M]. 北京: 人民卫生出版社, 1983.

[5] 徐良. 中药养护学 [M]. 北京: 科学技术出版社, 2006.

[6] 刘毅. 仓储作业实务 [M]. 北京: 机械工业出版社, 2006.

[7] 梁毅. 药品经营管理规范 [M]. 北京: 中国医药科技出版社, 2003.